AF344805

SORTIR DU COMA

FRANÇOIS COHADON

SORTIR DU COMA

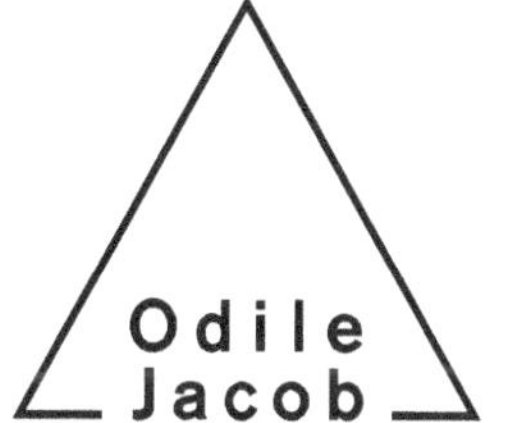

Je vous ai regardé souffrir. Là, bien qu'abaissé, vous étiez une eau verte, et encore une route. Vous traversiez la mort en son désordre. Pour finir vous vous dirigiez vers nous…

René CHAR, Tracé sur le gouffre

Introduction

Le coma est une perte durable de la conscience et, comme tel, il constitue un symptôme majeur de différentes affections qui ont en commun de toucher gravement le cerveau et de menacer la vie. Mais le coma est aussi un état pathologique en lui-même : comme la douleur est autre chose que les désordres qu'elle révèle, le coma ne se confond pas avec les atteintes cérébrales dont il est le signe. Le coma a son existence morbide distincte, ses significations particulières, son mystère propre. Il déploie une souffrance spécifique et réclame une prise en charge spécifique.

Le coma s'installe en général brutalement et persiste de quelques heures à deux ou trois semaines. À ce stade une prise en charge médicale lourde et très technique est nécessaire pour pallier les désorganisations de toutes les fonctions du corps, pour traiter, ou au moins prévenir, l'aggravation des pathologies en cause. Cette période initiale est celle du danger vital immédiat, le coma menace toujours d'aller plus loin, de « se dépasser » comme on dit, et de finir dans la mort.

Après le coma vient le temps de l'éveil et du retour, qui est l'envers du coma comme la remontée est l'envers d'une plongée profonde. Tout l'édifice ébranlé de l'organisme reprend corps et, à partir de ce corps, la conscience se fait jour à nouveau. L'éveil peut se jouer en quelques heures, mais aussi venir, par longs paliers sans progrès, sur plusieurs mois. Le patient réveillé est loin d'être retrouvé, un temps d'inventaire et de rééducation est nécessaire pour tous les rouages du corps et de l'esprit immobilisés dans le coma et peut être en partie détruits. Après vient un temps de réadaptation parce qu'il faut faire avec ce qui reste, et un temps de réinsertion parce qu'il faut réhabiter, d'une façon ou d'une autre, comme on peut, parmi les hommes. Durant cette remontée, de l'éveil à la réinsertion, la prise en charge évolue, le patient d'abord objet de soins doit devenir le sujet retrouvé de sa propre histoire, plusieurs équipes successives s'associent et se relaient pour faire émerger ce sujet, protéger son retour.

Quelques patients ne reviennent jamais. Ils survivent dans des sortes de limbes, on parle de non-retour, d'un état « végétatif ». Pour un temps indéfini ils survivent suspendus aux soins, entre le rejet, la détresse et l'acceptation de leurs proches, de nous tous. La prise en charge des états végétatifs épuise les énergies, détruit les familles, et encore elle défie la raison et questionne l'éthique.

Les comas sont très divers, divers par les circonstances et les causes, divers par les terrains et les pronostics, divers par les durées où s'inscrit l'ensemble de l'aventure. Les aspects techniques de la prise en charge sont aussi très différents selon les étapes et les modalités de l'évolution. Pourtant tous les patients dans l'état de coma, à tous les stades et pour tous ceux qui les entourent, donnent à voir le même mode d'existence profondément étrange et troublant : ils sont présents et absents en même temps, ils sont totalement dépendants, ils semblent accomplir une traversée opaque, difficile, ils sont dans une sorte de nuit.

Les comas, et tous les états dérivés du coma, ont partie liée avec la Nuit. Dans les théogonies grecques où les mythes racontent une doctrine savante et pessimiste sur nos vies, la

Nuit toujours est obscure et redoutable. Sa postérité est innombrable et funeste [1,2,3]. Au premier rang de ses enfants viennent les jumeaux Hypnos et Thanatos. Hypnos, le sommeil, « le doux, l'imberbe, le suave comme le miel » et Thanatos, la mort, « le terrible, le barbu, le cœur de fer, l'impitoyable ». La lignée de la Nuit n'est jamais close : les états que nous allons étudier sont ses enfants nouveaux, ils viennent entre le sommeil et la mort : ils ressemblent au sommeil dont on peut s'éveiller, ils peuvent conduire à la mort. Tous ces états sont du côté sombre et menacé de l'être, ils font peser une angoisse spécifique et réveillent les interrogations primordiales devant la nuit.

Ces nouveaux enfants de la Nuit sont tout à fait modernes et même contemporains. Naguère le coma, que l'on connaissait de toujours, ne posait pas de problèmes durables : le coma de l'ivresse ou du traumatisme minime était vite réversible spontanément, il ressemblait au sommeil. Le coma de l'apoplexie, de l'urémie ou d'autres affections graves, évoluait vers le pire, rapidement dans tous les cas ou presque : il ressemblait à la mort, il était l'entrée même dans la mort.

Le coma que nous connaissons aujourd'hui est dans une large mesure une situation rendue possible par l'essor, à partir des années 1960, des techniques de réanimation. Il n'y aurait pas de coma durable sans les gestes de premier secours qui rattrapent les situations, sans la prise en charge spécialisée qui assure et qui maintient la survie du comateux. Nos réanimateurs, modernes Sisyphe, qui eux aussi ont enchaîné la mort, toujours remontent leurs lourds malades. Mais, plus aimés des dieux que Sisyphe, souvent ils réussissent, ils arrachent le malade à la pente, la médecine véhémente qu'ils pratiquent est par là justifiée. Cependant, de nombreux malades ou blessés resteront dans une sorte de nuit. Certains retours résistibles de comas graves qui laissent de lourds handicaps, les états de coma dépassé, le spectre enfin des états végétatifs sont aussi les conséquences, sans doute inévitables, des prises en charge de réanimation.

Les comas sont devenus des situations fréquentes, sinon banales. Le coma est dans le journal, le coma est à la télévision, le coma apparaît dans les œuvres de fiction. Les médias font leur travail : des patients témoignent, des familles témoignent. On nous montre des documentaires de vies improbables, des trajectoires cassées, des situations sans issue, des projets en miettes et quelquefois aussi des guérisons quasi miraculeuses. Les récits, les images presque toujours sont fortes et véridiques. Cependant, elles sont livrées à nos sensibilités sans explications, sans critique, sans hiérarchie, sans un ordre lisible. La fascination et le mystère restent entiers, toujours les mêmes questions devant la nuit reviennent. Ces questions sont posées dans l'urgence par les proches de celui qui vient d'être admis en réanimation, elles seront inlassablement posées tout au long de l'évolution jusqu'à la sortie du centre de rééducation et au-delà. Elles sont aussi posées par un public plus large qui n'est pas loin d'avoir inscrit le coma dans la liste ouverte des risques de la vie, ce qui peut arriver à tous, ce qui est violent, incompréhensible et injustifié, ce qui est tenu obscurément pour manifestation inévitable et moderne du sacré.

Quelle expérience traverse-t-on dans le coma ? Qu'est-ce qu'il en reste pour celui qui émerge ? Quelles limites au sauvetage de ces patients, quelles frontières nouvelles entre la vie et la mort ? Quelle vie après le coma et dans quel état ? Qu'est-ce que la conscience, qu'est-ce qu'une conscience amoindrie ou perdue ?

Ce livre voudrait apporter sur ces sujets une information accessible, dissiper certaines confusions, mettre en forme quelques difficultés, dire nos incertitudes et nos espoirs. Au-delà ce livre voudrait plus encore dessiner les perspectives de la prise en charge, nécessairement si particulière, de ces patients et de leurs familles. Le coma et ses suites constituent une pathologie complexe à la frontière du corps et de la conscience. Le coma brise bien souvent le destin d'un homme touché dans toutes ses dimensions, dans son identité même, dans son devenir, ses liens affectifs, son insertion sociale. Le médecin et chacun de ceux qui, à un stade ou à un autre, interviennent auprès d'un patient au cours du coma ou dans les suites du coma, accomplissent les gestes médico-techniques qui sauvegardent sa vie, préservent et restaurent le fonctionnement de son corps. Mais ils doivent encore dans un autre registre affronter sa nuit et son abaissement. Pour redire les mots de René Char, ils doivent croire que cette « eau verte » est encore « une route » et sur cette route aller à sa rencontre.

Cet ouvrage s'autorise d'une expérience dont il faut situer le cadre et dire les limites. Je suis un neurochirurgien clinicien hospitalier, entré dans les responsabilités de la carrière au début des années 1960, à l'époque justement où, du fait des progrès de la réanimation, les comas durables devenaient un problème quotidien de nos services.

Ce que je sais de la phase aiguë du coma, je l'ai appris du travail ordinaire du service, avec ses unités de soins intensifs, travail partagé avec mes collègues et collaborateurs réanimateurs. Les neurochirurgiens traitent chaque jour de nombreux patients atteints de lésions cérébrales diverses, vasculaires, tumorales et surtout traumatiques ayant conduit au coma. Mon expérience est essentiellement celle de ces pathologies et mon équipe a particulièrement étudié l'évolution et le devenir des comas traumatiques.

Très tôt les problèmes spécifiques de l'après-coma se sont posés à nous. Pour chercher les moyens et les conditions d'une restauration possible, d'un retour, les structures n'existaient pas. À mon instigation, L'ADAPT ouvrait en 1969 le centre de Château-Rauzé à Cénac, institution destinée à la prise en charge des comas traumatiques, de la rééducation à la réinsertion [4]. Ce que j'ai compris du long trajet de retour des comas je le dois à l'équipe du centre de Château-Rauzé. Le docteur Edwige Richer, ma collaboratrice depuis trente ans, est le médecin directeur du centre. Elle a réuni et formé là une équipe forte et rayonnante, elle a développé une expérience reconnue comme unique et exemplaire. J'ai depuis le début suivi cette expérience avec passion, j'y adhère sans réserves. J'ai essayé ici d'en rendre compte, de la mettre en perspective. Cette expérience pourtant ne m'appartient pas, c'est le travail d'Edwige Richer et de toute son équipe qui est derrière chacune des pages de ce livre concernant le retour du coma.

Première partie

LA TRAVERSÉE DE LA NUIT
LE TEMPS DU COMA

CHAPITRE PREMIER

Le voile noir

Alors dit Pantagruel : si les signes vous faschent, ô quant vous fascheront les choses signifiées ! Tout vray à tout vray consone...

François RABELAIS, Le Tiers Livre

Coma est un mot grec qui signifie « sommeil, assoupissement profond ». Le mot désigne surtout le sommeil de l'ivresse et par extension un sommeil lourd, continuel. En dehors de l'ivresse, le coma désigne aussi d'autres assoupissements profonds mais heureux, celui par exemple qui ferme les yeux de Zeus après l'amour[1], celui qui pourrait accompagner la mort douce que souhaite Pénélope désespérée de l'absence d'Ulysse[2]. Ainsi, chez Homère déjà, le coma est situé entre le sommeil et la mort, du côté cependant de l'apaisement et du repos. L'idée de coma n'a, pour les Grecs, de connexion précise ni avec les atteintes de la tête et du cerveau, ni plus généralement avec rien de mauvais ou de menaçant. La perte de conscience inquiétante, celle qui conduit au sommeil dangereux ou à la mort horrible est une perte du souffle et résulte d'une atteinte des poumons[3].

À quel moment le coma, comme trouble de la conscience, et le trouble de la conscience comme signe d'atteinte du cerveau, ont-ils été mis en correspondance ? La médecine grecque, longtemps après l'époque héroïque, n'avait pas semble-t-il unifié ces notions. Les traités hippocratiques « du mal sacré », l'épilepsie clairement rapportée au cerveau, et « des plaies de la tête », ne parlent ni de conscience, ni de coma. Galien qui, comme médecin des gladiateurs de Pergame, avait une longue expérience des traumatismes crâniens, serait le premier, nous sommes au IIe siècle, à avoir rapporté le coma à une atteinte du cerveau [4].

UN CONSTAT SIMPLE

Le coma est un symptôme massif, évident presque toujours. Le patient repose les yeux clos dans une attitude de relâchement, il semble dormir. Mais le dormeur se réveille, il peut-être réveillé par un appel, un contact. Le comateux ne se réveille pas, ne répond pas à l'appel. De fortes stimulations peuvent parfois obtenir l'ébauche d'une brève réaction sans contenu, sans suite, après quoi le comateux sombre à nouveau.

On rapporte à la fin du XVIIIe siècle l'histoire suivante : « Monsieur Chevalier, chirurgien à Paris fut attaqué d'une affection " soporeuse " dans laquelle il ne donnait aucun signe de sensibilité. On l'avait agité et secoué fort rudement en toute manière, sans succès. On l'avait appelé en vain par son nom à voix fort haute ; quelqu'un qui le connaissait pour un grand joueur de piquet s'avisa de prononcer assez vivement ces mots : quinte, quatorze et le point. Le malade en fût tellement frappé que dès cet instant il sortit de sa léthargie [5]. »

Le symptôme coma est tout entier dans cette scène : un sommeil anormal et les stimulations véhémentes et personnalisées pour faire revenir le patient. Les pratiques n'ont à cet égard pas changé. Nous avons seulement dans l'époque

moderne standardisé la nature et le programme des stimulations qu'il convient d'utiliser pour reconnaître et pour
évaluer la profondeur du coma[6].

Si le coma est décidément trop profond, s'il ressemble
trop à la mort qu'il paraît annoncer et comme commencer,
il n'y a plus de réactions du tout, quelle que soit la force des
stimulations. Jusqu'au siècle dernier une dernière stimulation ritualisée était de mise devant la mort presque avérée :
la *conclamatio*, le rappel solennel à haute voix du nom de
baptême[5]. Pratique toujours en usage, dit-on, à la mort du
pape.

Le coma n'est pas un symptôme positif, ce n'est pas
l'apparition de quelque chose de nouveau et d'anormal
comme une fièvre, une douleur ou une éruption, c'est au
contraire un symptôme négatif, l'arrêt, le manque le plus
souvent soudain, des manifestations du fonctionnement
cérébral normal, l'arrêt de notre interaction permanente
avec le monde environnant, de notre vie mentale habituelle,
de notre conscience. Parce que périodiquement notre
rapport au monde, notre vie mentale, notre conscience sont
interrompus par le sommeil, le coma ressemble au sommeil
au moins superficiellement. Cependant le coma est immédiatement distingué du sommeil puisque des réactions, des
réponses aux stimulations fortes qui réveillent toujours le
dormeur, sont ici impossibles à obtenir.

Les définitions du coma en sémiologie médicale restent
au niveau de ces constatations simples. Un dictionnaire de
médecine, couramment utilisé par nos étudiants, donne :
« Coma : pathologie caractérisée par la *perte* de conscience
et par une *absence* de réactions aux stimuli externes. » Nos
collègues anglo-saxons, de même, décrivent pragmatique-
ment le comateux comme *unarousable, unresponsive* : pas
d'éveil, pas de réponse. En somme une panne globale des
fonctions cérébrales au moins, des fonctions dites « de
relation ».

Un examen médical même élémentaire du comateux

montre que, par contraste, les fonctions dites « végétatives » du système nerveux, celles qui assurent la régulation automatique de la respiration, de la circulation, des grands équilibres du milieu intérieur, sont maintenues. Elles sont conservées spontanément dans les comas les moins sévères, elles peuvent rapidement être compromises et déficientes dans les comas les plus graves. Elles doivent alors être rétablies et éventuellement suppléées par la réanimation, faute de quoi le coma s'achève dans la mort.

LE SIGNE D'UNE ATTEINTE CÉRÉBRALE

Le symptôme coma est interprété, sans doute donc depuis Galien, comme un signe, le signe même d'une pathologie sérieuse du cerveau. Le signe n'est pas la maladie et, comme le dit fortement Pantagruel, les choses signifiées sont plus redoutables que les signes, mais il y a bien ici consonance entre la gravité du signe lui-même et celle des affections qu'il annonce.

Le coma est un signe spécifique d'atteinte cérébrale en ce sens qu'aucun désordre de l'organisme ne peut conduire au coma si, directement ou indirectement, il n'affecte pas le fonctionnement cérébral. Ce n'est pas un signe spécifique d'une pathologie cérébrale particulière, au contraire on peut dire que toutes les pathologies cérébrales peuvent conduire au coma à condition qu'elles se présentent soit comme suffisamment globales, soit comme d'installation brutale ou au moins rapide, soit comme suffisamment massives. Dans ces conditions le coma est un signe sensible, il n'y a guère de pathologie cérébrale globale et/ou brutale et/ou massive qui ne conduise tôt ou tard au coma.

Ces pathologies conduisent au coma parce qu'elles altèrent plus ou moins directement l'appareil cérébral de la conscience et de la vigilance. Cet appareil, son dispositif anatomique, sa place dans l'organisation nerveuse, doivent être décrits au moins à un niveau élémentaire pour comprendre les mécanismes de base des comas.

VIGILANCE ET CONSCIENCE

Notre présence au monde et à nous-même – notre conscience d'un côté, notre possibilité de répondre aux stimulations et d'être éveillé –, notre vigilance d'un autre côté, représentent deux fonctions cérébrales distinctes, dépendant de deux ensembles différents de structures : le cortex cérébral pour la conscience, le tronc cérébral pour la vigilance.

Le premier ensemble, à l'étage supérieur, comprend la totalité du cortex cérébral et quelques noyaux sous-corticaux associés. Le fonctionnement intégré de ce premier ensemble constitue le support de nos activités conscientes. Les modalités changeantes de notre conscience, les contenus infiniment divers qui l'habitent, nos perceptions, nos émotions, notre vie cognitive au sens large, correspondent à la mise en jeu de différentes configurations spatiales et temporelles d'activités qui se construisent, s'effacent et se succèdent, au sein des architectures illimitées qu'offrent les quelques cent milliards de neurones du cortex avec leurs quelques dix mille ou cent mille milliards de connexions.

Cependant, le cortex est soumis à la régulation activatrice d'un deuxième ensemble, d'étage inférieur, où s'organisent nos états de vigilance. Les structures correspondantes sont localisées dans le tronc cérébral, cette région intermédiaire de l'encéphale qui va de la moelle à la base des hémisphères cérébraux, et comprend de bas en haut le bulbe, la protubérance et le mésencéphale. On peut mettre en évidence à ce niveau un ensemble de noyaux et de voies nerveuses organisés comme les nœuds et les mailles d'une sorte de filet, on parle globalement de système réticulaire. On a pu identifier au sein de ce système une série de réseaux distincts, chacun responsable d'un état de vigilance particulier [7, 8]. On distingue ainsi le réseau effecteur de l'état d'éveil, le réseau effecteur du sommeil lent, le réseau effecteur du sommeil paradoxal.

Les neurones de ces réseaux envoient massivement leurs axones vers les relais supérieurs du thalamus et de l'hypothalamus, vers la base des hémisphères et finalement vers le cortex. Par l'intermédiaire de ces projections, chaque réseau tour à tour organise et maintient au niveau supérieur un état d'excitation de base, une modalité définie d'activation qui conditionne l'état de vigilance correspondant [9].

— Dans l'état d'éveil normal, ce niveau est élevé, le cortex est globalement activé, toutes ses différentes fonctions peuvent se développer, se conjuguer et apparaître dans la conscience.

— Dans l'état de sommeil ordinaire, le sommeil lent, cette activation est interrompue, le cortex privé d'excitation cesse son travail de l'éveil.

— Dans l'état de sommeil paradoxal, une activation particulière, différente de celle de l'éveil, envahit le cortex, elle serait le support de cette conscience spéciale dont nous faisons l'expérience au cours du rêve.

Les états de sommeil ne nous intéressent pas directement ici. Pour s'en tenir à l'état d'éveil, nous comprenons maintenant comment l'éveil est une condition nécessaire de la conscience : c'est finalement l'activité des populations de neurones du cortex qui est responsable des manifestations comportementales de l'éveil et de la conscience, mais cette activité elle-même est réglée par le niveau et les modalités de l'activation organisée par le système réticulaire du tronc cérébral [10]. On pourrait dire de façon simplifiée que le système réticulaire activateur produit au niveau du cortex cet état de disponibilité que nous appelons l'état d'éveil. Dans cet état particulier, et seulement dans cet état, le cortex peut développer une modalité de son activité propre, l'activité consciente : la conscience. L'état d'éveil est donc bien une condition nécessaire de la conscience, mais la conscience est toute autre chose que l'éveil.

UN SOMMEIL DONT ON NE S'ÉVEILLE PAS

La mise hors fonction des structures cérébrales, supports de la conscience et de l'éveil, représente le mécanisme de base des comas.

Tantôt des lésions de nature diverse détruisent ou compriment une partie significative des structures activatrices de l'éveil, provoquant ainsi une déconnexion du cortex : le support de l'éveil est touché directement, la conscience est abolie en conséquence. Plusieurs types de lésions cérébrales entraînent un coma en détruisant, presque sélectivement, les structures d'éveil alors que le reste de l'encéphale n'est pas touché : les traumatismes cranio-cérébraux, les accidents vasculaires, différentes lésions infectieuses ou tumorales du cerveau [11].

Tantôt des troubles métaboliques ou toxiques atteignent plus globalement l'ensemble de l'encéphale. Le cortex et les structures d'éveil sont atteints à des degrés divers : le support de l'éveil et le support de la conscience sont concernés en même temps. Dans des situations nombreuses et cliniquement très diverses, le coma traduit ainsi une sorte de mise en panne de l'ensemble du cerveau. Dans certaines circonstances, l'atteinte fonctionnelle est assimilable à une panne d'énergie : c'est le cas de tous les comas provoqués par des accidents respiratoires ou circulatoires qui privent brutalement le cerveau d'oxygène ou encore de glucose. Ailleurs la panne fonctionnelle résulte de la présence dans le sang d'une substance toxique qui interfère avec le trafic des neurones : c'est le cas de tous les comas par intoxication médicamenteuse ou encore des comas marquant l'évolution de certaines pathologies rénales ou hépatiques sévères.

Très généralement dans tous ces processus qui touchent

l'ensemble du cerveau de façon diffuse, il n'y a pas au départ de zones de destruction tissulaire et en principe, si la cause est réversible, l'effet peut être aussi réversible, rapidement et sans séquelles. Le moteur arrêté par une panne d'essence repart quand le réservoir est à nouveau rempli. Cependant, ici, l'arrêt et la déviation du métabolisme normal par la panne déclenchent des réactions biochimiques en cascade qui aboutissent, dans des nombreux cas, à la constitution de lésions secondaires qui pourront laisser des séquelles neurologiques plus ou moins sévères.

On comprend bien, sur les bases de ces mécanismes, les symptômes caractéristiques du coma : apparence du sommeil, impossibilité de l'éveil. Le sommeil ordinaire correspond à un silence du cortex par suspension de l'activité réticulaire, cette mise au repos périodique normale est essentiellement réversible : une stimulation sensorielle quelconque peut à tout moment relancer les structures activatrices et réveiller le dormeur. Le coma correspond aussi à un silence du cortex entraînant l'abolition de la conscience, mais la situation ici n'est pas réversible. Les structures activatrices ne sont pas fonctionnellement suspendues comme dans le sommeil, elles sont détruites ou comprimées, ou encore le cortex lui-même est intoxiqué ou métaboliquement inactivé. Dans les deux cas aucune stimulation sensorielle ne peut relancer le système et réveiller le comateux.

DES NIVEAUX DIFFÉRENTS D'ALTÉRATION

Jusqu'ici par simplification nous avons parlé du coma comme s'il s'agissait d'une situation pathologique simple et homogène, opposée à l'éveil comme la nuit à la lumière dans un effet de tout ou rien. La réalité est évidemment bien différente : on peut décrire plusieurs types et niveaux d'altération de la conscience et de la vigilance entre l'éveil normal et le coma, on parle d'obnubilation, de stupeur, et dans le coma proprement dit on peut distinguer des degrés. Longtemps, et depuis les Grecs, on décrivait le coma en trois stades dont les limites n'étaient fixées par aucune sémiologie précise : coma léger ou vigil de stade 1, coma proprement dit de stade 2, coma profond ou carus de stade 3 [12]. Par la suite de nombreux systèmes ont été développés que l'on présente comme des échelles de profondeur du coma. Ces échelles, que nous retrouverons plus loin, évaluent un niveau de réactivité neurologique du patient qui correspond globalement à un degré de sévérité de l'atteinte encéphalique. Cette correspondance cependant n'est pas absolue : ni les niveaux de réactivité reconnus, ni la sévérité de l'atteinte ne peuvent être considérés comme des grandeurs mesurables, ce sont des réalités complexes, hétérogènes, variables, qui ont entre elles une corrélation simplement générale et imprécise.

Le coma et la profondeur du coma sont des signes opaques. Ils ne permettent de reconnaître de façon précise ni la nature, ni la sévérité, ni la réversibilité éventuelle de l'atteinte cérébrale, qui conditionnent entièrement l'avenir du patient. Le coma reste un voile noir sur le cerveau blessé.

CHAPITRE 2

Pourquoi et comment cette nuit ?

> *Ainsi de l'homme : un daïmon ouvre la route. Quelque chanteur invisible dispose les temps de vie. La grâce des dieux fait les mesures plus ou moins longues. La part de l'homme consiste à savoir prendre les tournants...*
>
> Clémence RAMNOUX, *Héraclite*

La diversité des comas est frappante : diversité des causes, diversité des circonstances, diversité des effets proches, diversité des retentissements. Dans ces diversités accumulées, on verra nécessairement la diversité même du destin. Le coma, plus que toute autre pathologie, est un moment de destin, et on notera en passant que les Moires, qui règlent le cours de nos vies, qui fixent la part de chacun, sont filles de la Nuit, et donc sœurs du coma. La physionomie de chaque coma, l'ambiance autour du patient, les représentations développées par la famille et par nous tous, sont liées, et d'une certaine manière reflètent l'intervention, et notre reconnaissance de l'intervention, de ces divinités obscures et fatales.

Les décrets, les proportions et les mesures de chacune sont différents dans les comas liés à un accident, dans les comas du suicide, dans les comas des maladies ordinaires.

De très nombreux comas surviennent au cours d'un accident. Ils relèvent de la Fatalité et du Hasard, mais aussi viennent en même temps de quelque rupture, peut-être minuscule, de l'être, d'un moment de négligence, d'un relâchement de l'attention, du jeu toujours caché du *daïmon*. Beaucoup de comas résultent encore d'une tentative de suicide, passage à l'acte où s'actualise la pulsion de mort, où l'Inconscient et la Nécessité se confondent. Coma par accident et coma par suicide sont fortement marqués par une violence inaugurale. D'autres comas apparaissent très différents, aucune violence extérieure ou pulsionnelle ne les provoque. Ils appartiennent au registre plus ordinaire de la maladie, ici particulière parce qu'elle est grave et parce qu'elle est brutale. Bien des maladies directement ou indirectement cérébrales peuvent être en cause.

Sans prétendre à aucune exhaustivité dans la liste très longue des situations qui peuvent conduire au coma, et sans chercher à décrire pour elles-mêmes chacune de ces pathologies souvent très complexes, nous allons envisager quelques exemples des comas les plus fréquents en insistant chaque fois sur les mécanismes responsables du coma d'un côté, et d'un autre côté sur le contexte et l'ambiance développés autour du patient.

LES ACCIDENTS DE VIE

Le coma peut être la sanction brutale d'un accident proprement dit, d'un événement imprévisible et imprévu, accident de la circulation, accident domestique, accident du travail, accident thérapeutique... Sur le plan des mécanismes, l'accident tantôt met en jeu des forces physiques, et c'est le cas de tous les traumatismes crâniens, tantôt déclenche une suspension de la fourniture d'oxygène au cerveau, c'est le cas de tous les drames au cours desquels la respiration ou la circulation sanguine ou les deux sont brutalement rendues défaillantes.

Le contexte d'accident vient surcharger le coma d'un registre complexe de signification : tantôt nous sommes du côté de la malchance ou de la fatalité, le destin est mis en avant. Tantôt nous sommes davantage du côté de l'affrontement, un dommage majeur a été infligé ou subi, il faut que l'accident ait une cause attribuable, que l'on identifie et que l'on dénonce responsable et/ou coupable. Toujours l'accident implique une violence et inaugure une circulation de violence qui souvent pèsera sur toute l'évolution, qui infiltrera la souffrance du sujet lui-même et celle de sa famille. La violence a bien des visages : violence des causes et des circonstances certes, mais aussi violence de nos réponses, violence des soins toujours invasifs et persécutifs, violence des attitudes institutionnelles, sociales, juridiques, violence en retour parfois de l'entourage ou du sujet lui-même.

Les traumatismes crânio-cérébraux

Les comas traumatiques [1,2] sont particulièrement marqués par la violence, surtout par cette violence de l'accident de la route que notre société n'est pas loin au fond d'accepter justement comme une forme imparable et moderne du destin. La violence prend ici une force symbolique singulière parce qu'elle vise la tête, notre partie la plus divine, disait Platon, la tête qui dans l'imaginaire a une place « capitale » si l'on ose dire, la tête qui est le « chef », l'homme même. Et le coma, qui abolit la conscience et la raison, fait bien justice à cet imaginaire. De surcroît, la violence est ici constamment ou presque ressentie et représentée comme une agression : l'accident n'est pas dû à une fatalité, il est toujours d'une manière ou d'une autre causé par un adversaire. Du coup, voilà ouvertes toutes les perspectives conjuguées de la vengeance et de la réparation, perspectives jamais absentes, parfois dangereusement à l'œuvre dans l'évolution à long terme du blessé.

La présentation clinique est évidemment déterminée au premier degré par la biomécanique de l'accident, les grandeurs physiques en jeu, le type des lésions produites, l'étendue de ces lésions, leur physiopathologie. Les comas traumatiques relèvent tantôt de phénomènes de commotion, tantôt de phénomènes de compression cérébrale. Certains comas particulièrement graves voient s'associer les deux mécanismes et/ou peuvent être aggravés par une insuffisance secondaire de la circulation cérébrale.

• Les commotions cérébrales

Dans la grande majorité des accidents, la tête subit des forces d'impulsion, accélération ou décélération brutale, qui provoquent au sein même de la substance cérébrale des mouvements de faible amplitude : le cerveau est secoué, « commotionné » comme on disait autrefois. Ce vieux mot mérite ici d'être utilisé à condition de lui retirer toute signification de bénignité.

La commotion affecte essentiellement les fibres nerveuses, les axones longs, fins et fragiles qui parcourent l'encéphale, groupés en grandes voies au sein de la substance blanche. Ces voies véhiculent tout le trafic de l'activité nerveuse et, notamment, les messages d'éveil des structures réticulaires qui montent au cortex et les messages qu'échangent entre elles les différentes régions corticales. Tout atteinte globale à ce niveau aura comme effet immédiat un trouble plus ou moins sévère, plus ou moins durable de la conscience[3]. Les phénomènes de commotion, lorsqu'ils sont suffisamment sévères, sont responsables de comas installés « d'emblée », à l'instant même de l'accident.

Telle est l'histoire de Jean-Claude : pour célébrer une brillante mention au baccalauréat, Jean-Claude s'est vu offrir une moto rutilante qu'il « pousse » sans doute à fond pour la première fois. Il double une voiture. Le conducteur racontera qu'aussitôt après le dépassement, sans raison évidente, la moto a quitté la route. Jean-Claude sera relevé à onze mètres de sa machine. Il est en état de coma profond sans impact crânien évident. Son scanner ne montre aucune lésion localisée, mais quelques microhémorragies dispersées qui sont le signe caractéristique des commotions graves. Jean-Claude ouvrira les yeux après vingt jours de coma, sa rééducation s'étalera sur plus de deux ans. Aujourd'hui, sept ans après, il garde des séquelles neuropsychologiques lourdes, il vit dans sa famille à la campagne, il est employé à mi-temps comme garçon d'écurie dans un élevage voisin.

• Les compressions cérébrales

Avec ou sans commotion cérébrale importante, le traumatisme entraîne dans de nombreux cas des lésions intracrâniennes localisées. Ces lésions comportent soit des ruptures vasculaires soit des zones de contusion et de dilacération plus ou moins étendues de la matière cérébrale. Ces lésions sont évolutives : les vaisseaux ouverts saignent et des hématomes se collectent ; les contusions s'entourent d'un œdème réactionnel. Elles ont ainsi un caractère « expansif », leur volume global augmente progressivement.

Or le crâne est une boîte fermée et lorsqu'une lésion intracrânienne augmente de volume elle ne peut prendre sa place qu'en repoussant les structures du voisinage conduisant à un coma par compression des structures d'éveil du tronc cérébral. L'histoire d'Amélie illustre typiquement ce mécanisme [4] : Amélie a vingt et un ans, elle est étudiante dans une école de commerce de bon niveau. Une nuit de fête de vendanges quelque peu alcoolisée, elle fait une lourde chute en arrière et sa tête heurte le bord d'un trottoir. Elle se relève pourtant seule, se plaint de la tête, vomit. Ses camarades la soutiennent et l'entraînent, elle marche à peu près jusque chez elle et se couche sans se déshabiller. Il est 4 heures du matin. Trois heures plus tard sa voisine de lit est alarmée par un fort ronflement – un gargouillement, dira-t-elle –, Amélie est appelée, secouée par sa voisine et chacun de ses camarades tour à tour. Un médecin l'examine à 8 heures, reconnaît un « coma réactif, et sans doute une hémiplégie gauche ». Amélie est transportée en hélicoptère sur un trajet de vingt-cinq kilomètres jusqu'à notre service où elle sera admise à 10 heures. Elle est en coma profond avec une dilatation de la pupille droite. Le scanner montre un volumineux hématome. L'intervention neurochirurgicale est immédiatement mise en œuvre, la compression cérébrale est finalement levée à midi, soit huit à neuf heures après l'accident.

Amélie ouvre les yeux le cinquième jour, elle présente une hémiplégie gauche assez lourde. Sa rééducation durera un an. Aujourd'hui dix ans après, elle garde des séquelles motrices modérées compatibles avec une vie normale. Ses perspectives professionnelles ont quelque peu changé : elle est aujourd'hui assistante d'anglais dans une école hôtelière, elle pratique régulièrement le golf.

• Le risque ischémique

Dans la pathologie traumatique on peut donc observer deux types de coma liés à des effets bio-mécaniques différents : d'un côté, les comas de la commotion cérébrale institués dès le moment de l'accident en rapport avec une atteinte diffuse de fibres blanches ; d'un autre côté, les comas d'apparition ou d'aggravation secondaire liés à l'évolution des masses expansives, qui compriment progressivement le tronc cérébral.

Ces deux situations peuvent encore être compliquées par l'apparition secondaire de phénomènes ischémiques, en rapport avec l'hypertension intracrânienne et aussi avec d'éventuels désordres généraux. L'ischémie signifie littéralement l'arrêt de la circulation sanguine mais, ici, dans un sens plus large, on désigne ainsi toutes les situations où l'apport d'oxygène est insuffisant pour couvrir les besoins métaboliques du tissu cérébral.

Les commotions cérébrales graves peuvent s'accompagner de gonflement et d'œdème qui augmentent le volume global du cerveau ; les masses expansives, nous venons de le voir, représentent également un volume parasite se développant progressivement. Ces volumes nouveaux ne sont accommodés à l'intérieur de la boîte crânienne fermée et inextensible, qu'au prix d'une augmentation proportionnelle de la pression intracrânienne. Or une pression intracrânienne élevée représente un obstacle mécanique pour la circulation cérébrale.

D'un autre côté il existe très fréquemment dans le contexte des traumatismes graves des désordres importants de la respiration et de la circulation générale. Ces désordres peuvent être en rapport avec un polytraumatisme, ou être secondaires au coma lui-même. La tension artérielle peut être effondrée par une hémorragie abdominale ou encore l'oxygénation du sang compromise par des lésions thoraciques. La pression qui règne dans les artères qui arrivent au cerveau peut être insuffisante pour forcer l'obstacle que représente l'élévation de la pression intracrânienne. Au total le haut débit d'oxygène nécessaire au fonctionnement des neurones est compromis, le plus souvent par plusieurs mécanismes additionnés. Une ischémie cérébrale globale relative va se développer, particulièrement au niveau du cortex de façon diffuse. Cette ischémie, d'apparition souvent tardive, constitue un facteur d'aggravation considérable des lésions cérébrales déjà provoquées par l'accident [5].

Les pannes d'énergie cérébrale

Les mêmes phénomènes ischémiques cérébraux, qui apparaissent donc comme une complication redoutable de certains traumatismes, peuvent représenter la cause unique, massive et inaugurale de beaucoup d'autres comas au cours d'accidents de nature très diverse. Dans toutes ces circonstances le coma résulte directement d'une brusque panne de l'énergie cérébrale. Le travail des neurones est totalement dépendant d'une fourniture constante de glucose et d'oxygène. Si l'un, l'autre ou les deux viennent à manquer, le cerveau n'est plus capable de produire l'énergie nécessaire à son fonctionnement et les troubles de la conscience surviennent en quelques minutes. Le manque de carburant, le glucose, s'observe en général dans le contexte assez particulier du diabète ; le manque d'oxygène représente, toutes circonstances confondues, une cause très fréquente de coma.

L'oxygène peut manquer soit parce que l'air n'arrive pas au niveau des poumons, c'est ce que l'on observe dans de nombreux accidents comme les noyades par exemple, soit parce que le sang ne peut plus transporter l'oxygène, c'est le cas des intoxications par l'oxyde de carbone ; soit, et c'est la circonstance la plus communément observée, parce que le sang ne parvient pas au cerveau avec un débit suffisant, c'est le mécanisme du coma qui accompagne toutes les défaillances cardio-circulatoires graves. Dans tous les cas, l'arrêt de la fourniture d'oxygène touche simultanément toutes les structures cérébrales et l'arrêt du fonctionnement est quasi immédiat.

Pour décrire ces situations on peut choisir, comme exemple le plus simple, l'arrêt cardiaque et reprendre brièvement une observation récente connue de tous [6].

Le 2 septembre 1998 monsieur le ministre de l'Intérieur, admis la veille à l'hôpital du Val de Grâce pour une intervention chirurgicale banale sur la vésicule biliaire, présente au début de l'anesthésie un choc anaphylactique grave avec arrêt cardiaque [7]. La France va suivre pendant plus d'une semaine le coma très médiatisé de Jean-Pierre Chevènement. Nous apprendrons que le choc initial a été provoqué par un curare d'utilisation commune, accident fort rare mais cependant connu ; que les manœuvres de réanimation ont comporté l'injection massive d'adrénaline, un massage cardiaque externe persistant, une ventilation par de l'oxygène pur ; que le cœur après des chocs électriques répétés n'a repris un rythme normal qu'après cinquante-sept minutes.

Ces données objectives n'incitaient guère à l'optimisme et pendant une semaine, malgré le caractère réactif du coma noté dès le deuxième jour, on pouvait craindre le pire, c'est-à-dire au mieux une survie avec persistance de séquelles neurologiques sévères. Cependant, trois mois après cette aventure, Jean-Pierre Chevènement reprenait sa vie normale et sa fonction exigeante avec apparemment la présence tonique, le rythme et les capacités intellectuelles qu'on lui avait toujours connus.

On a parlé de « miracle républicain », l'image est belle et fera date. Elle fait entendre, à tout le moins, que les arrêts cardiaques d'ordinaire ne finissent pas si bien. L'absence absolue de séquelles, notamment de séquelles cognitives, qui compte tenu de l'exposition publique constante du ministre, ne laisseraient pas d'être évidentes si elles existaient au moindre degré, est sans doute exceptionnelle. On doit penser que pendant une heure d'arrêt cardiaque les neurones n'ont pas subi d'altérations anoxiques, que la circulation précaire permise par le massage cardiaque externe d'une part, l'oxygénation du sang d'autre part ont suffi, ou encore que les neurones, mis au repos et protégés par les drogues déjà injectées, avaient peu d'exigences métaboliques. Des conditions de réanimation optimale étaient certainement réunies dans le bloc opératoire du Val de Grâce. Comme tel collègue réanimateur, interviewé au décours de cette histoire, je ne parlerais pas ici de miracle. Plutôt je saluerais l'équipe tout entière du Val de Grâce et plus encore la belle solidité tissulaire de notre ministre.

En fait, le coma qui résulte d'un arrêt cardiaque est une situation d'une extrême gravité. Dans les statistiques de 1988, aux États-Unis, il est rapporté que parmi les malades ayant présenté un arrêt cardiaque suivi d'une réanimation par massage externe, 30 % seulement survivait et seulement 10 % de ces survivants pouvait reprendre une vie normale. L'étendue des lésions cérébrales paraît très étroitement liée à la profondeur et à la durée de la défaillance circulatoire subie.

À côté des arrêts cardiaques, différentes circonstances aboutissent à une suspension de la fourniture d'oxygène, telle l'intoxication par l'oxyde de carbone[8] ou de la fourniture du glucose, telle l'hypoglycémie[9]. La présentation et le pronostic des comas correspondants sont très variables, alors que les mécanismes de base de la souffrance cérébrale restent les mêmes.

LES TENTATIVES DE SUICIDE

Les tentatives de suicide sont responsables de certains comas anoxiques, noyades, pendaisons, asphyxies rattrapées *in extremis* et surtout de très nombreux comas par empoisonnement utilisant des substances diverses. Sans doute ces divers moyens et styles de suicide correspondent-ils à des formes très différentes de volonté de mourir, mais la violence très particulière du projet autodestructeur est toujours présente.

En pratique, ce sont les médicaments psychotropes pris à doses massives qui sont responsables de la grande majorité de ce type de comas. Ils sont en cause dans moins de 25 % des suicides réussis, mais dans plus de 80 % des tentatives. Les médicaments psychotropes sont aujourd'hui légion. Ceux qui sont couramment utilisés dans les intoxications suicidaires appartiennent à plusieurs familles pharmacologiques : hypnotiques, tranquillisants, antidépresseurs, neuroleptiques. Le mécanisme de l'action de ces drogues est en général bien connu. Les barbituriques et les benzodiazépines, les plus fréquemment rencontrés sont utilisés quotidiennement par les anesthésistes et l'anesthésie peut, dans une certaine mesure, représenter une sorte de modèle de ces intoxications : comme on l'a dit souvent, l'anesthésie constitue en fait un coma thérapeutique programmé et maîtrisé [10, 11]. Les intoxications par psychotropes ne sont cependant pas superposables au modèle de l'anesthésie pour bien des raisons. Les médicaments sont souvent consommés en associations plus ou moins insolites et dans bien des cas mélangés à une forte quantité d'alcool. Surtout les doses utilisées sont grossièrement anormales et peuvent entraîner, en dehors des effets dépresseurs sur les neurones, des altérations directes des fonctions cardiorespiratoires.

Les comas par intoxication sont relativement faciles à identifier même lorsque les circonstances de survenue ne sont pas élucidées. Il n'y a pas de signes d'atteinte localisée du système nerveux et les réactions des pupilles à la lumière sont conservées. Sauf complication propre du coma, l'évolution se fait le plus souvent vers le réveil sans séquelles lorsque le toxique est totalement éliminé [12, 13].

Les benzodiazépines [14] sont aujourd'hui les médicaments le plus souvent consommés dans un but de suicide : ce sont des médicaments courants, facilement prescrits par les médecins comme tranquillisants ou comme hypnotiques. Les intoxications par ces drogues sont rarement très graves si aucun autre toxique n'a été pris en association. Le réveil est souvent facilité par l'utilisation d'un antidote spécifique, le flumazénil.

Les barbituriques [14] sont depuis quelques années moins souvent en cause. De nombreux dérivés peuvent être utilisés dont les propriétés, et surtout le temps d'élimination, sont variables. Le phénobarbital ou Gardénal, un barbiturique « lent », est le plus commun. La profondeur du coma dépend de la dose absorbée. Celle-ci peut être considérable. Michel Leiris relate dans *Fibrilles* toute l'histoire de sa tentative de suicide et notamment comment, depuis plusieurs mois, il stockait des lentérulés de phénobarbital, prescrits par son médecin « pour améliorer son équilibre nerveux… », jusqu'à obtenir la dose qui lui semblait critique avant de passer à l'acte.

Devant un coma barbiturique, les réanimateurs en se basant sur le taux sanguin du toxique peuvent, soit attendre et favoriser l'élimination rénale spontanée, soit éventuellement recourir à une épuration par rein artificiel. En cas d'intoxication massive le coma peut durer plusieurs jours et s'aggraver de complications multiples, cependant le plus souvent l'évolution est finalement favorable.

Au total la prise en charge des intoxications par psychotropes ne pose que rarement des problèmes médicaux difficiles. L'évolution immédiate se juge rapidement et l'évolution à long terme n'est qu'exceptionnellement grevée de séquelles neurologiques. Le problème véritable n'est pas ici celui du coma mais bien celui du suicide qui toujours nécessite une attention psychologique particulière des soignants au niveau des services de réanimation et sans doute le relais d'une prise en charge médico-psychologique ou psychiatrique systématique [15]. Une tentative de suicide, quel que soit le degré de sa réussite, est toujours un appel au secours et la menace de récidive est un risque constant.

LES AFFECTIONS CÉRÉBRALES

Toutes les pathologies cérébrales ou méningées peuvent conduire au coma. Un coma soudain est le signe inaugural très caractéristique des atteintes vasculaires. Dans les méningites graves ou certaines encéphalites, le coma s'installe comme une aggravation plus ou moins rapide des troubles de la conscience. Dans les tumeurs cérébrales, un coma brutal peut marquer certains accidents d'évolution et souvent un coma progressif annoncera les derniers moments.

Les accidents vasculaires

On disait autrefois : il a eu une « attaque », une « attaque d'apoplexie » pour décrire tous les comas brutaux sans cause extérieure évidente. Madame de Sévigné le 3 février 1672 mande à madame de Grignan : « Cette nuit, madame la princesse de Conti est tombée en apoplexie. Elle n'est pas encore morte, mais elle n'a aucune connaissance ; on la martyrise pour la faire revenir[16]... » Apoplexie et coma étaient quasi synonyme dans la médecine du XVIIᵉ siècle et leur cause la plus commune, découverte par les premières autopsies, était l'hémorragie cérébrale. Dans le premier traité presque moderne sur le coma, Cheyne à la fin du XVIIIᵉ siècle à Londres distinguait clairement, à côté de l'hémorragie, l'anémie cérébrale, nous dirions aujourd'hui l'ischémie, comme cause habituelle de comas vasculaires.

La notion actuelle d'accident vasculaire cérébral regroupe les hémorragies cérébrales (10 à 15 %) ou méningées (5 à 10 %) et les infarctus ou ramollissements (70 %), provoqués par l'occlusion d'un vaisseau par embolie, ou beaucoup plus souvent, par thrombose athéromateuse[17, 18].

Les *accidents ischémiques*, dans leur très grande majorité, se présentent comme des déficits neurologiques transitoires ou plus durables des mouvements d'un côté ou du langage, sans coma véritable. Ces pathologies ne conduisent au coma que dans une proportion limitée de cas. En fait, le coma survient soit parce que la lésion siège directement au niveau des structures d'éveil, soit parce que la lésion a un volume considérable qui repousse et/ou détruit en même temps ces mêmes structures.

Les hémorragies cérébrales de l'hypertension artérielle[19], quand elles siègent au niveau de la région profonde des hémisphères, peuvent réaliser des dilacérations sévères et constituer de volumineux caillots de sang se comportant comme des véritables tumeurs aiguës [20]. Les malades présentent un coma brutal inaugural ou bien des troubles de la conscience rapidement progressifs sur quelques minutes, et ils sont dans le coma lors de l'admission à l'hôpital.

Le coma des accidents vasculaires cérébraux apparaît bien différent du coma traumatique pour plusieurs raisons. Les accidents vasculaires surviennent dans la très grande majorité chez les patients qui ont dépassé soixante-cinq ans. Le coma est ici toujours en rapport avec une atteinte lésionnelle massive facilement identifiée au scanner, il n'y a en général aucun doute sur la sévérité du pronostic. Une ischémie étendue du tronc cérébral avec coma d'emblée, une hémorragie cérébrale massive profonde ne laisse en règle aucune chance de survie. Ces faits bien connus des neurologues et des réanimateurs sont souvent rappelés pour discuter l'admission des comas vasculaires dans les unités de réanimation, ou en tout cas pour limiter cette admission à quelque situation précise où des facteurs de pronostic plus favorables peuvent être identifiés.

Le coma qui inaugure un accident vasculaire ou qui survient précocement dans son évolution apparaît comme un signe de haute gravité. Il ne pose pas de problèmes en lui-même, en dépit de toutes les prises en charge, il est seulement le commencement de la mort.

D'autres lésions cérébrales

En dehors des pathologies traumatiques et vasculaires, bien d'autres lésions cérébrales peuvent conduire au coma par une atteinte des structures d'éveil, principalement des atteintes de nature infectieuse (abcès, encéphalite, méningite grave) ou tumorale.

L'histoire de la neurologie garde l'exemple d'une encéphalite particulière touchant électivement les structures d'éveil. Au cours de la grave épidémie qui déferla sur l'Europe à la fin de la Première Guerre mondiale – on parlait à l'époque de « grippe espagnole » –, de nombreux malades présentaient des états de léthargie profonde et de coma. Les études anatomiques mettaient en évidence des lésions inflammatoires localisées à l'hypothalamus postérieur et à la région proche du mésencéphale. Le neurologue viennois Constantin von Economo, bien avant la découverte des systèmes activateurs, avait reconnu la signification de ces observations anatomo-cliniques et proposait de considérer l'hypothalamus postérieur comme « centre de l'éveil » (Wachzentrum [21]).

Toutes les lésions qui réalisent une masse intracérébrale déplaçant les structures voisines peuvent à un stade avancé de leur évolution aboutir à un coma par compression du tronc cérébral. Les tumeurs malignes, certaines lésions inflammatoires peuvent être en cause. Les troubles de la vigilance sont d'autant plus sévères que la lésion est plus proche du tronc cérébral, plus volumineuse et surtout plus rapidement évolutive. Ces lésions en fait se comportent exactement comme l'hématome traumatique décrit plus haut. L'évolution au lieu de se compter en quart d'heure ou en heures se compte en jours ou en semaines.

LES MALADIES GÉNÉRALES

L'insuffisance rénale et l'insuffisance hépatique grave s'accompagnent de l'accumulation dans le sang de substances hautement toxiques, responsables d'une souffrance cérébrale qui peut aller jusqu'au coma.

Le coma urémique était naguère la fin habituelle de l'insuffisance rénale chronique. Roger Martin du Gard a longuement décrit dans *Les Thibault* la mort difficile du père Oscar Thibault, l'installation progressive du coma entrecoupé de convulsions et son évolution sur plusieurs jours. Ce tableau saisissant, et cliniquement exact, nous dit assez ce que pouvait être, avant le temps de la réanimation hospitalière, la prise en charge à domicile d'un coma grave [22]. L'encéphalopathie urémique s'installe de façon rapidement progressive chez les malades dont le taux d'urée est en général élevé [23]. La souffrance des cellules cérébrales a des composantes multiples. L'hormone parathyroïdienne, sécrétée en excès, pourrait être la neurotoxine principalement responsable par intermédiaire des désordres du calcium qu'elle induit. Les insuffisants rénaux sont aujourd'hui traités régulièrement par dialyse ou bénéficient d'une transplantation rénale. Le coma urémique classique est devenu rare.

Le coma de l'insuffisance hépatique est aujourd'hui plus fréquemment observé. Dans sa forme aiguë, l'encéphalopathie fait suite à une nécrose massive du foie par hépatite virale, médicamenteuse ou toxique [24]. Les formes les plus sévères des hépatites A, B et C, des médicaments aussi communs que le paracétamol, ou encore la redoutable amanite phalloïde, ou bien d'autres substances peuvent être responsables.

Le malade présente d'abord des troubles de la conscience, il est confus et ralenti, avec de curieux mouvements involontaires des mains (astérixis). La stupeur et le coma s'installent ensuite et peuvent être, comme dans l'urémie, accompagnés de convulsions. La souffrance cérébrale est complexe : parmi les toxines incriminées, l'ammoniaque joue un rôle important ; surtout l'encéphalopathie hépatique grave conduit constamment à un œdème cérébral diffus majeur dont l'évolution propre domine le pronostic.

Il n'existe pas à ce jour de foie artificiel comme il existe un rein artificiel, qui puisse suppléer la fonction hépatique effondrée : le seul recours est ici la transplantation hépatique [25].

CHAPITRE 3

Derrière la porte close
Les services de réanimation

*La réanimation est une discipline médicale qui a pour
but de traiter comme de prévenir les désordres mettant la
vie en danger...*

Maurice GOULON et François NOUAILHAT,
Encyclopaedia Universalis

*La réanimation réalise l'assistance, la suppléance et la
surveillance d'une ou plusieurs fonctions vitales...*

Philippe GAJDOS,
Réanimation et neurologie

Prenons le coma le plus ordinaire. Christian, dix-neuf
ans, sort d'une discothèque ; il roule un peu vite sur une de
ces routes traîtresses, toute droite, des Landes. Le téléphone au milieu de la nuit : « Ici la gendarmerie de N. Vous
avez bien un fils qui se prénomme Christian... », et l'univers
bascule. Tant de témoignages, toujours les mêmes : le choc,
le vide, l'irréparable, le coup de téléphone qui sépare la vie
pour toujours entre un avant et un après. C'est un accident ? Un suicide ? Quoi ? Où ? Comment ? Pourquoi ? « On
voudrait le voir, le toucher, le prendre dans nos bras, agir,
faire quelque chose[1]... »

Christian est dans le coma, service de réanimation de l'hôpital de N. Courir vers cet hôpital, vers ce service. Dans le monde toujours mystérieux et toujours menaçant de l'hôpital, les services de réanimation, « la RÉA », annoncent le pire, un mystère plus dangereux, une menace plus immédiate, la circulation même de la mort. Les définitions canoniques de la réanimation sont calmes, porteuses d'assurance technique et d'espérance. Littéralement, *ré-animer* veut bien dire faire revenir l'âme dans le corps qui l'avait perdue. Cette image rassurante n'est pas la plus répandue, bien des clichés, bien des fantasmes, au contraire, courent sur la RÉA et aucun n'épuise cette réalité nue : c'est bien là en effet que le destin bascule, que l'on peut rendre l'âme plutôt que de la recouvrer, que l'on peut mourir. C'est bien ce que savent tous ceux qui brutalement se retrouvent dans l'antichambre de la RÉA, à imaginer derrière la porte close l'enfant, le frère, celui que, il y a juste un moment, ils ont laissé intact, normal, vivant tel que toujours.

DES ÉQUIPES ET DES HOMMES

La prise en charge médicale d'un malade et d'un blessé dans le coma est en pratique toujours mise en œuvre par des équipes spécialisées travaillant au sein de structures de réanimation dans les centres hospitaliers. Ces équipes, ces structures sont précieuses et de toute façon incontournables. Le traitement à domicile d'un tel malade est aujourd'hui presque inimaginable. En cas d'accident, l'hospitalisation de première intention est automatique ; en cas de coma découvert à domicile, le médecin estimera dans tous les cas qu'il n'a pas les moyens techniques de faire face à la situation, ni les moyens humains d'organiser une surveillance. Une hospitalisation sera proposée et acceptée par la famille sans discussion, quelles que soient les circonstances et même lorsque d'emblée l'issue fatale de l'aventure ne fait de doutes pour personne. En fait, le recours à l'hospitalisation va de soi, il est imposé par mille raisons médico-techniques convaincantes, il est entré dans nos mœurs.

Les structures de réanimation hospitalière sont diverses : services d'urgence, services de réanimation médicale et chirurgicale, unités de soins intensifs des services de neurologie, de neurochirurgie et de certains services de médecine interne. Ces unités sont dotées d'un personnel soignant nombreux assurant une présence permanente le jour et la nuit et disposant d'équipements techniques adaptés pour l'assistance fonctionnelle et la surveillance électronique. Les équipes médicales œuvrant au sein de ces structures sont largement composées de spécialistes de la réanimation qui, en fonction des pathologies rencontrées, coopèrent éventuellement avec les collègues d'autres disciplines impliquées. Un traumatisé, par exemple, sera en général secouru sur les lieux de l'accident par une équipe de premier secours du SAMU, des pompiers, de la gendarmerie ; il sera ensuite admis dans un service d'urgence pour les premières heures, puis durablement traité dans une unité de réanimation chirurgicale ou dans une unité de soins intensifs de neurochirurgie.

Dès le début, et pour toute la période du coma proprement dit, réanimateurs et neurochirurgiens discutent ensemble les prises de décision nécessaires, chacun assurant ensuite les gestes techniques relevant de sa spécialité. Ces coopérations indispensables ne vont pas toujours sans quelques grincements. Les cultures et les raisons des uns et des autres sont distinctes, les froissements d'autorité sont possibles.

LA PRISE EN CHARGE MÉDICALE

Comme toujours en médecine, la démarche diagnostique, la surveillance de l'évolution, la mise en œuvre des différents traitements vont de pair, s'organisent en séquences pragmatiques pour faire face à chaque situation concrète. C'est cela qui se passe derrière la porte close de la réanimation.

Le diagnostic des causes et des mécanismes

Les problèmes du diagnostic des causes et des mécanismes du coma peuvent être très complexes. Ils sont cependant le plus souvent éclairés ou, au moins, orientés par l'enquête sur les circonstances de survenue et de découverte du coma.

On sait d'emblée et on vérifie facilement qu'il y a eu, ou non, un traumatisme crânien. On sait en général assez vite que le coma survient comme un accident dans le cadre d'une pathologie connue, hypertension artérielle, arythmie cardiaque ou diabète ; ou encore comme une évolution presque attendue d'une pathologie avérée, insuffisance hépatique grave ou tumeur cérébrale par exemple. On sait aussi, assez souvent, qu'un contexte de suicide est plausible et que des plaquettes vides de médicaments ont été retrouvées.

Bien entendu, ces renseignements recueillis n'ont qu'une valeur d'orientation et doivent être confirmés. Des situations complexes sont possibles. Le coma peut avoir plusieurs causes additionnées ou encore une cause apparente peut en cacher une autre : par exemple, un traumatisé crânien peut être dans le coma non du fait de son traumatisme, mais parce qu'il présente une intoxication alcoolique massive. Lorsque aucune indication ne vient de l'interrogatoire des proches ou des témoins, l'expérience a prouvé que l'éventail des causes se répartit en trois tiers à peu près égaux : intoxication par les drogues, lésion intracérébrale, pathologies métaboliques.

La poursuite du diagnostic comporte un examen général et neurologique détaillé et le recours à différentes investigations complémentaires, neuro-imagerie et dosages biologiques. Sans détailler ce processus diagnostic qui appartient à la technique médicale de routine et serait ici sans intérêt, on peut schématiquement distinguer :

— Les malades chez lesquels l'examen neurologique, même sommaire, que permet le coma, montre des signes d'une atteinte probablement structurale et localisée de l'encéphale. Le scanner apportera presque toujours les images décisives de la lésion, de sa topographie et de sa nature : image de l'hémorragie cérébrale, de la contusion traumatique, de l'hémorragie méningée massive.

— Les malades chez lesquels il n'y a aucune indication d'atteinte neurologique particulière. Un coma métabolique est probable et une série de recherches biologiques nécessaire. On peut être très vite fixé sur le niveau du glucose sanguin, de l'équilibre osmotique, acido-basique et électrolytique du sang. D'autres recherches, en particulier l'identification de certains toxiques, peuvent être plus longues.

Ces investigations sont en pratique assez rapidement conduites, et il est exceptionnel qu'une orientation ne soit pas définie dans les quelques heures qui suivent l'admission du patient, permettant les gestes thérapeutiques spécifiques appropriés.

La profondeur du coma

Le diagnostic de la profondeur du coma répond à des préoccupations différentes. La profondeur du coma est un repère essentiel de surveillance. Les comas sont des situations instables, toujours évolutives et seules les variations de la profondeur de l'atteinte permettent de juger de cette évolution et de prendre les décisions adaptées. D'un autre côté, il est largement établi que, toutes choses égales quant à la nature du coma, la profondeur initiale et l'évolution de la profondeur dans les premières heures et les premiers jours ont une signification pronostique majeure. La profondeur du coma sera pour cette raison, explicitement ou non, au centre des explications prudentes que donnera le médecin lors de sa rencontre avec la famille.

En fait, en parlant ici de profondeur, nous sommes sur le plan de la métaphore plutôt que celui de la mesure. On ne peut mesurer la profondeur d'un coma comme on mesure la profondeur d'un fleuve à l'aide d'une échelle d'étiage linéaire et graduée en intervalles égaux. Le système d'évaluation très généralement utilisé est pourtant présenté comme une échelle : c'est l'échelle de Glasgow (*Glasgow Coma Scale*, ou GCS) proposée en 1974 par nos collègues Teasdale et Jennett[2]. Il s'agit en fait du résultat d'un examen neurologique simplifié et standardisé qui identifie les différents modes de réaction du patient à des stimulations conventionnelles. Les réponses sont classées sur des bases à la fois physiopathologiques et empiriques entre un meilleur et un pire. Chacune de ces réponses est affectée d'une note et ces notes totalisées en un score.

L'échelle de Glasgow, proposée initialement pour l'examen des comas traumatiques, a été largement étendue à toutes les variétés de coma et ceci non sans quelques approximations. Curieusement, cette échelle est devenue une sorte de langage minimum commun entre différentes équipes médicales. Elle constitue une base essentielle de l'approche neurologique actuelle des malades dans le coma.

La surveillance

La surveillance des comas met en œuvre des observations cliniques à intervalles de temps définis, un ensemble de mesures instrumentales constituant le *monitoring*, la répétition de dosages biologiques et d'examens de neuro-imagerie.

La surveillance clinique utilise d'abord le score de Glasgow qui est évalué systématiquement à des horaires fixes selon une fréquence variable en fonction des pathologies et des moments de l'évolution. Chez un traumatisé crânien, dans les premiers jours, un examen est pratiqué toutes les heures, voire tous les quarts d'heure en cas de situation évolutive. En même temps que le score de Glasgow, on examine le diamètre de la pupille. Une dilatation unilatérale de la pupille est un signe fidèle de compression de l'hémisphère cérébral du même côté, une dilatation bilatérale est un signe particulièrement menaçant qui indique globalement un début d'ischémie de la partie haute du tronc cérébral [3]. Différents réflexes, dont les voies siègent à un niveau précis de l'axe nerveux, sont également recherchés : leur présence ou leur absence permet de définir le niveau de la « souffrance axiale de l'encéphale [4, 5, 6] ».

Le monitoring, un mot anglais qui signifie tout à la fois écoute, contrôle, surveillance, regroupe l'ensemble des moyens qui permettent de mesurer, de visualiser sur des écrans fluoroscopiques, d'enregistrer et de traiter par des techniques informatiques un certain nombre de paramètres physiologiques essentiels ou importants. Pour surveiller l'état des grandes fonctions de l'organisme on enregistre la tension artérielle, le rythme cardiaque, les mouvements respiratoires, le taux des gaz du sang, oxygène et gaz carbonique, la température. En cas d'hypertension intracrânienne menaçante, par exemple dans certains traumatismes crâniens graves ou dans certains comas hépatiques, on enregistre directement la pression intracrânienne à l'intérieur du parenchyme cérébral [7]. Certaines équipes mesurent encore le taux des gaz du sang dans la veine jugulaire, ce qui permet une approche du métabolisme du tissu cérébral [8].

Pour effectuer toutes ces mesures, des capteurs appropriés sont mis en place à demeure par des procédés assez souvent « invasifs ». Les multiples fils qui relient ces capteurs aux appareils d'enregistrement et de traitement viennent s'ajouter aux tubulures de perfusion et aux sondes diverses pour composer autour du malade ce réseau de liens abstraits qui impressionne toujours les familles, tant il marque la totale dépendance du coma et déploie autour de lui la toute-puissance supposée de la technologie médicale, sa sécurité mais aussi ses menaces.

Il faut enfin situer dans les moyens de surveillance la pratique de scanners répétés. Le scanner est indispensable au diagnostic initial de la grande majorité des comas. Cet examen s'impose toujours lorsque la cause du coma n'est pas, de façon évidente, toxique ou métabolique. Le scanner sera ensuite souvent répété soit à intervalles réguliers, soit en cas d'aggravation clinique définie par une chute de deux points du score de Glasgow. Le scanner permet de surveiller l'évolution des lésions et des conséquences des lésions : œdème, déplacements des structures cérébrales, ischémie. Il donne des indices importants sur la pression intracrânienne.

Les images du scanner sont tellement parlantes et d'une interprétation en apparence si facile, que de nombreuses équipes de réanimation tendent à faire de cet examen un contrôle de routine, quasi quotidien dans certaines circonstances. L'accès à l'appareillage est pourtant relativement difficile, il implique des manipulations complexes et de multiples transferts du patient ; ces mobilisations peuvent s'accompagner de variations tout à fait dommageables des paramètres circulatoires et respiratoires.

Soins et traitements

Le traitement du coma comporte plusieurs aspects complémentaires : il faut tout à la fois traiter au sens propre du terme la cause du coma, maintenir et sauvegarder l'ensemble des fonctions de l'organisme pour le présent et pour l'avenir, prévenir enfin, dans la mesure du possible, les désordres secondaires liés à l'évolution propre des altérations cérébrales. Au total, la prise en charge est lourde, elle peut s'étaler sur plusieurs semaines ; des complications de tous ordres, en particulier des complications directement liées aux traitements, sont dans une certaine mesure inévitables. Les services de réanimation connaissent un déploiement thérapeutique souvent considérable qui paraît entraîné et justifié par le caractère toujours critique des pathologies traitées : on parle à juste titre de soins intensifs. En pratique, le mode d'indication et de délivrance de ces soins intensifs est bien particulier.

Les soins intensifs sont pour l'essentiel des soins symptomatiques : des soins décidés et exécutés immédiatement en réponse à l'apparition d'un symptôme nouveau, concrétisant une menace attendue ou pas dans le cadre général de l'évolution. Ce symptôme est souvent apporté par le monitoring ou les multiples contrôles biologiques, électrophysiologiques, radiologiques effectués systématiquement à intervalles réguliers. On réagit à une variation jugée inquiétante d'un paramètre vital – par exemple une augmentation de la pression intracrânienne, ou du taux du gaz carbonique du sang ou de tel marqueur de la fonction rénale ou hépatique. On répond à une complication potentiellement dangereuse – une hémorragie digestive, une infection urinaire. Cette approche proprement symptomatique de la prise en charge est très particulière à la réanimation. Selon la formulation d'un des représentants éminents de cette discipline, « l'optique du réanimateur est centrée sur le problème qui se présente et non sur la maladie proprement dite [9] ».

Le traitement de la cause du coma, quand un traitement est possible, est en général entrepris dans l'urgence. Selon les cas, il peut comporter une grande variété de gestes allant de l'administration d'un lavage gastrique devant une intoxication simple, à la décision d'une greffe hépatique devant une nécrose aiguë du foie. Il ne saurait être question d'aborder même superficiellement ces différentes situations.

Le traitement de sauvegarde fonctionnel est, quant à lui, commun à tous les comas de quelque durée. Il comporte plusieurs rubriques.

— L'efficacité de la respiration, sur les deux versants de la fourniture d'oxygène et de l'élimination du gaz carbonique, est en permanence contrôlée. La perméabilité des voies aériennes jusqu'aux alvéoles pulmonaires est maintenue par de fréquentes aspirations et diverses techniques de kinésithérapie respiratoire. De nombreuses équipes estiment indispensable de pratiquer, après quelque temps d'intubation, une trachéotomie. Quant à nous, nous préférons le maintien d'une intubation prolongée. L'une et l'autre technique ont leurs difficultés et leurs complications. Cependant, au moment de l'éveil, une trachée intacte facilite considérablement la manipulation active du malade et ses premiers essais de communication.

— L'efficacité de la circulation est d'égale importance : toute variation sensible de la pression artérielle retentit immédiatement sur la perfusion cérébrale. Dans les situations critiques d'hypertension intracrânienne, surtout chez les traumatisés, il peut être nécessaire d'enregistrer en permanence pression intracrânienne et pression artérielle pour réagir rapidement à une menace d'ischémie.

— L'hydratation et la nutrition du malade dans le coma posent des problèmes complexes. L'équilibre de l'eau et des électrolytes du sang doit être étroitement contrôlé. Les besoins énergétiques peuvent être élevés et doivent être satisfaits. Une nutrition par perfusion intraveineuse de solutés appropriés est souvent inévitable au début de l'évolution. Une alimentation directe par sonde gastrique et, si nécessaire, ouverture de l'estomac à la peau est ensuite préférée. Les fonctions d'élimination sont surveillées, une sonde urinaire est indispensable et nécessite des soins d'hygiène locale attentifs.

— Le revêtement cutané et l'ensemble des articulations sont rapidement menacés par l'immobilité. Des érosions et des escarres cutanées se produisent au niveau des points de pression et doivent être prévenues par l'usage de matelas appropriés, des changements de position, des frictions, une hygiène parfaite. La prévention des complications et du raidissement articulaire, qui peuvent être lourds de conséquences au moment de l'éveil, nécessite une kinésithérapie régulière et attentive.

La protection du cerveau lui-même exige, enfin, des mesures thérapeutiques spécifiques. Dans de nombreux comas, lésionnels ou métaboliques, il existe un risque élevé de crises épileptiques. Ce risque doit être prévenu par des médicaments spécifiques. Surtout dans de nombreuses situations le cerveau est le siège d'une réaction d'œdème, diffus ou développé en foyer autour de lésions circonscrites. L'œdème augmente le volume de la lésion elle-même, élève la pression intracrânienne et peut contribuer de façon significative à un danger d'ischémie. Lorsque les images du scanner, et éventuellement le niveau de la pression intracrânienne, dénoncent une situation d'œdème et d'hypertension intracrânienne menaçante, une thérapeutique agressive s'impose, qui met en œuvre de façon ordonnée différents moyens de réduire le conflit des volumes intracrâniens [10]. La menace est si réelle et si vitale qu'une véritable escalade thérapeutique est souvent engagée, toujours difficile à conduire, et dont le résultat est rien moins qu'assuré. Dans beaucoup de comas traumatiques, dans certains comas vasculaires ou encore dans l'encéphalopathie hépatique, l'hypertension intracrânienne s'avère souvent irréductible et progresse inéluctablement jusqu'à l'arrêt circulatoire.

Aux traitements visant la protection du cerveau, on peut rattacher une stratégie thérapeutique globale presque systématiquement utilisée depuis dix ans dans la prise en charge des comas : la neurosédation [11, 12]. De tous temps, les réanimateurs ont eu le souci de calmer les malades tout à fait conscients qu'ils traitaient pour des pathologies lourdes dans des conditions évidemment éprouvantes. Ils utilisent pour cela des drogues dites sédatives, en pratique des morphiniques pour leurs propriétés antalgiques, en association avec différentes molécules aux effets hypnotiques, anxiolytiques, amnésiants. La neurosédation appliquée ainsi a pour but explicite de lutter contre la douleur, d'atténuer les effets du stress, l'insomnie, l'agitation, de permettre une adaptation correcte aux respirateurs mécaniques et de faciliter l'ensemble des manipulations pénibles liées aux soins fréquents inévitablement agressifs. En principe les malades ainsi traités pourraient traverser le séjour de réanimation sans dommages psychologiques et sans souvenir.

C'est plus récemment que ces pratiques classiques de neurosédation ont été étendues au traitement des comas. Le but est ici encore de faciliter l'adaptation au respirateur et de diminuer les réponses végétatives réflexes déclenchées par les soins nécessaires : poussées d'hypertension artérielle et d'hypertension intracrânienne, accès d'hypertonie musculaire. De surcroît, les drogues utilisées diminuent en principe l'activité cérébrale résiduelle derrière le coma et auraient un effet d'épargne sur la consommation d'oxygène du cerveau, apportant une protection pharmacologique contre les conséquences des altérations biochimiques autour des lésions. Ces divers effets bénéfiques de la neurosédation, quoique assez largement admis, n'ont toutefois jamais été démontrés par des études cliniques satisfaisantes [13].

LE PATIENT « OBJET DE SOINS »

Nous avons ainsi décrit toute une approche médico-technique du coma, une approche bien sûr directement liée à la nature des pathologies traitées et à leur gravité vitale immédiate. Le comateux quant à lui, cet homme-là, malade ou blessé, nous ne l'avons pas rencontré, peut-être l'avons-nous à peine regardé. Tout d'un coup, nous découvrons que cette non-rencontre, en fait toutes nos attitudes, toute l'ambiance de la réanimation sont comme surdéterminées par le statut très particulier du comateux, par cette présence-absence et cette dépendance que nous avons annoncées.

Le patient est présent là, mais il ne répond pas, il est absent. Telle est pour chaque membre de la famille, pour chaque soignant, l'apparence essentielle du coma, et pour le médecin même, avant tout approche technique, avant toute analyse sémiologique des présentations au demeurant si variées de ces patients. Le coma instaure cette situation humaine absolument singulière qu'est la présence d'une absence, la présence-absence, et cette situation va perdurer dans le coma lui-même et au cours de tous les états évolutifs de retour ou de non-retour du coma. Est présent le corps que nous voyons, que nous savons menacé, car dans son inertie, dans son relâchement, nous ne sommes pas sans reconnaître une figure, une anticipation de la mort. Est absent l'être de communication qui répond, qui désire et qui demande, le sujet humain en prise avec le monde et les autres hommes par sa conscience.

D'un autre côté, le coma nous confronte à une forme extrême de la dépendance, unique sans doute dans le champ de l'expérience humaine. Pour le moment, la vie même du patient dépend de tout l'ensemble et de chaque élément de l'appareil technique mobilisé autour de lui. Le comateux ne décide rien par lui-même, ne prend pas la parole, ne souffre pas le coma, c'est la famille qui souffre le coma, la famille et les médecins qui prennent la parole et qui décident.

Le patient est bien au centre d'un système de soin complexe, il est sa justification et sa finalité, cependant, comme sujet humain, il en est absent, il est là simplement comme une chose. L'impossibilité de toute relation avec lui, aussi bien que la perte massive de son autonomie, le place immédiatement en position d'objet. Le comateux ne demande rien, il n'a que des besoins objectifs, des besoins-objets qui nous seront signifiés par les sortilèges du monitoring : le coma ne nous communique que des paramètres, ne donne à voir que des courbes où sont surveillés, dépistés les écarts à la normale de valeurs vitales. Le coma ne donne à entendre que les alarmes des appareils de surveillance, bruits d'ailleurs parfaitement inhumains.

Le comateux est tout à fait dépersonnalisé : tous les repères de la singularité, de l'individualité sont perdus ou problématiques. Quasi-nu, et pourtant sans sexe même, puisque ici le sexe cesse d'être l'ultime rempart habituel des ségrégations humaines : hommes, femmes, enfants occupent des lits voisins dans un espace unique. Le comateux est sans repères dans les lieux et les espaces, sans repères dans le temps. Souvent pour plusieurs jours on ne sait d'où il vient, qui il est, s'il a des parents, une existence d'homme ou de femme avec des liens identifiables. Parfois il n'a pas même d'identité civile, on ne connaît pas son nom, pour le repérer dans la paperasserie ou l'informatique hospitalière, la coutume s'est établie dans nos services d'urgence, de lui attribuer pour un temps un nom de gemme – dérision ou surestimation parodique ou manière de dire qu'il nous est précieux : Rubis, Topaze, Diamant : les nuits d'été où trop de blessés et de malades anonymes affluent dans les services d'urgence sont riches de pierreries.

Le comateux n'a pas de repère dans le temps : de son passé, nous ne savons en général rien, au moins au début. Ce patient-là, nous ne l'avons jamais vu face à face, nous ne l'avons pas interrogé. Si des renseignements utiles ont été recueillis, ils tiennent en quelques mots en tête des feuilles de soin. Si on ne sait rien du passé, du futur souvent on ne saura rien non plus : le comateux quittera la RÉA encore objet, peut-être pour l'objectalité dernière de la mort, peut-être pour un destin promis de réveil assuré mais vague. Le temps de la RÉA est un temps suspendu : pour le malade il n'existera pas – ce sera le trou noir, le trou RÉA décrit par Michèle Grosclaude [14].

Ce statut si particulier du malade comme objet de soins domine toute la pratique de la réanimation. On l'a souvent dénoncé. Nos collègues réanimateurs, à mesure que leur discipline venait à maturité, y ont reconnu le risque d'une dérive pour leurs équipes et un danger pour leurs prises en charge. Ils affirment fortement, au contraire de cette réification de fait, la présence, la continuité de la personne humaine derrière l'objet de soins. Cependant, dans la vie quotidienne des services, la prise en compte du comateux dans sa dimension de personne reste le plus souvent hors du champ pragmatique.

Cette réification au demeurant est imposée par les circonstances et par les contraintes, elle est sans doute nécessaire et intrinsèque à cette médecine si particulière. Le comateux est un objet, certes précieux et respecté. Dès son entrée, il a été pris dans un appareil technique qui l'englobe et qui l'efface. Le patient est déjà voué à un statut d'objet par son absence et par sa dépendance. Ce statut est confirmé, renforcé par le caractère de « haute technicité », dit-on volontiers, de la médecine qui se pratique ici. Comme toute technique, cette médecine définit à sa main l'objet qu'elle traite. La situation a ses commodités : décider et exécuter ce qui est nécessaire sans faiblesse ni atermoiements, sans obstacles ou oppositions.

Cette réification plus encore protège contre toutes les formes d'angoisse. Le comateux est un objet parce que s'il était un sujet, il me renverrait en miroir une image de moi-même que je ne puis regarder, une représentation inévitable de ma propre fragilité, de ma propre dérision, de ma propre mort. Le comateux est un objet parce que je suis devant lui en position extrême de toute-puissance médicale. J'exerce une médecine héroïque, nécessaire ici, tranchante, invasive dit-on. Si quelques traces humaines marquaient encore le patient, je me trouverais vis-à-vis de lui dans une position inacceptable de persécuteur sadique. Le comateux est un objet parce qu'il doit être absolument soumis à la science et à la technique comme seul un objet peut l'être. L'angoisse de chacun ici est palpable. Aucun médecin, aucune infirmière ne se mithridatise contre la mort. Si attendue et largement justifiée par les lésions qu'elle apparaisse, la mort est toujours aussi un échec de la toute-puissance médicale. Notre seul rempart contre la mort, contre son contenu d'échec et d'angoisse, c'est notre assurance technique, notre science sans concession, notre protocole rigoureusement appliqué. Le malade est un objet pour que je puisse lui appliquer objectivement toute l'efficacité de la science, de la technique, du protocole.

LA FAMILLE SEULE : ENTRE ANGOISSE ET DÉNI

Nous avons laissé la famille dans l'antichambre de la réanimation. L'attente, l'accueil, le premier contact avec un médecin, une infirmière. Les premiers mots. Est-ce qu'il est en vie ? Est-ce qu'il va vivre ? Sauf situations déjà dépassées ou déjà complètement rattrapées, que peuvent dire les médecins, les soignants ? Et que dire ? Paroles d'espoir mesurées, prudence, différer tout verdict, attendre, attendre les résultats de l'opération, attendre le résultat du scanner, attendre les premières vingt-quatre heures, les premiers jours...

La famille est seule avec elle-même. Quelle que soit la qualité des hommes, la disponibilité et l'empathie des équipes que les nuits de garde n'ont pas usées, la famille est absolument seule. Une vraie famille parfois, deux ou trois individus unis accrochés les uns aux autres, ou aussi bien quelqu'un de seul, un compagnon, un frère, une mère avec tout le répertoire des détresses humaines, l'abattement ou les cris, la dignité le plus souvent.

À la question : qu'avez-vous ressenti face à votre blessé dans le coma ? les familles répondent : angoisse (53 %), chagrin (47 %), expectation et impuissance (20 %), alternance d'espoir et de désespoir (7 %), confiance dans les médecins (7 %), solitude (2 %), secours de la religion (1 % [15]).

La mort est là et restera là tout au long du séjour en

réanimation et, en fait, la famille réagit au coma comme elle réagirait à la mort même. On retrouve ici les réponses constantes et stéréotypées devant la mort d'un proche qu'Élisabeth Kübler-Ross a si remarquablement analysées [16] : le déni, la révolte, le marchandage, avant la dépression, la résignation. Le déni est la réponse la plus forte et la plus durable qui persistera pour longtemps au cours du réveil et au-delà.

Non pas lui ! Pas ça ! « Non pas Sophie, pas Sophie, pas Sophie ! » « Ce corps devant nous avec des sondes, des électrodes, des capteurs était celui de notre fils, lui si gentil, travailleur et intelligent, ce n'est pas possible ! » Les circonstances et la gravité du coma déterminent évidemment pour une large part la nature et le sens des attitudes familiales. Le coma de l'hémorragie cérébrale qui termine la vie d'un père âgé que l'on savait menacé entraîne les réponses ordinaires à la mort ordinaire. La situation insupportable qui ne laisse de ressources que le déni et la révolte, c'est évidemment l'accident, en apparence au moins absolument imprévisible, où bascule d'un coup la vie d'un jeune, en apparence au moins sans problèmes.

Nous savons bien ici que derrière le déni véhément et tous les états de détresse, le système intrafamilial tout entier est mis en cause par l'accident. Tout se rejoue des relations, surtout des relations à celui-là que maintenant on pourrait perdre. Tout est mis à nu, de l'attachement et du non-attachement, de l'emprise, des compromis, des mensonges d'une vie. Et au total, de tout cela brutalement exposé qui était si bien colmaté, si secret à nous-mêmes, surgit la déchirure, l'angoisse énorme et, plus que tout, la culpabilité. Nous sommes coupables d'être là, nous, entiers et vivants, coupables de n'avoir rien fait pour empêcher, pour prévoir, coupables de n'avoir de toute façon pas donné assez, pas aimé assez, et maintenant c'est trop tard. « Alors on ne sait plus rien, ni ce qu'on ressent, ni comment s'appelle cet état d'attente où rien ne compte que de chasser la mort qu'on devine, comme dans les contes, assise près du lit en face de nous [17]. »

Pour cette traversée, chacun trouve comme il peut ses ressources en lui-même. Il trouve aussi une aide, un soutien dans les structures sociales disponibles : la famille proche (79 %), les amis (48 %), le milieu professionnel (8 %), les voisins (6 %). Rares sont ceux qui estiment avoir été aidés ou soutenus par les médecins (2 %) et le personnel hospitalier (2 %). Cependant, à distance de l'hospitalisation, les jugements portés sur l'équipe médicale seront fortement positifs (90 %) et rarement négatifs (10 %). L'équipe est jugée « bonne, sensationnelle, parfaite, irréprochable » (51 %), « compétente » (22 %), « chaleureuse » (16 % [15]).

UNE INFORMATION DIFFICILE

Les familles font complètement confiance aux équipes de réanimation, aux chirurgiens. Ont-elles d'ailleurs un autre choix ? Les réactions de défiance, les conflits sont rares et ne surviendront que dans la durée. Un seul problème, toujours ou presque toujours semble-t-il, reste source de tous les malentendus, de toutes les revendications : le problème de l'information. « Les médecins gardent une réserve, un mutisme à peu près complet ; ils cherchent à gagner du temps, et gardent vis-à-vis de la famille une attitude évasive, s'en tenant aux faits tangibles et mesurables : la tension, le pouls, les réflexes [1]. » « J'ai rencontré des difficultés d'information : il faut bien dire que le corps médical ménage la famille. Il doit parler franchement dans des termes accessibles à tout le monde et le plus rapidement possible, qu'il ne soit pas avare d'explications. Certaines personnes n'osent pas déranger les médecins toujours occupés, alors on essaye d'interroger les infirmières, les aides soignantes qui ne peuvent répondre précisément [1]. »

Ces témoignages sont trop fréquents, leur contenu trop

stéréotypé pour ne pas reconnaître là une difficulté grave de notre prise en charge. Dans notre enquête à l'intérieur du service, où il nous semblait que tous les efforts possibles pour l'organisation, la cohérence et le suivi de l'information avaient été mis en œuvre, 34 % des familles s'estimaient insuffisamment informées et attribuaient cette carence aux médecins seuls (29 %), ou plus généralement à « la barrière du milieu médical » (10 % [15]).

Il va de soi que nous devons aux familles de nos malades dans le coma la même qualité d'information que nous devons à nos malades eux-mêmes lorsqu'ils sont conscients. Nous devons cette information aussitôt qu'il est possible et aussi souvent qu'on nous la demande.

Le père d'un de nos blessés, interrogé quelques mois après, disait avoir attendu de nous pendant la période aiguë une information « suffisante, claire, exacte [15] ». On peut souscrire à chacun de ces mots sans d'ailleurs ignorer les difficultés et les pièges qu'ils recouvrent. On peut aussi préférer d'autres mots, dire par exemple que l'information doit être adaptée, mesurée, progressive. Quelles que soient l'attention et la disponibilité des médecins et des équipes, l'information, bien souvent, ne répond pas à l'attente de la famille et ceci au moins pour deux raisons massives.

Tout d'abord, l'attente, le questionnement, l'information que l'on désire portent sur le pronostic. Or le pronostic, nous allons le voir, est loin d'être évident. Au mieux nous disposons de données statistiques qui permettent d'évaluer des probabilités, de donner des indications générales avec prudence et réserve. L'information, la seule qui est anxieusement requise, nous n'en avons souvent pas la matière : simplement nous ne savons pas.

Plus encore, comment ne pas voir combien la demande d'information est ici très souvent biaisée et ambiguë ? La famille, à ce stade, est plus souvent bouleversée et perdue, en quête de déni de la réalité et de réassurance, plutôt que de bilan objectif et d'évaluations probabilistes. Combien de familles ne veulent pas savoir, veulent farouchement croire, espérer, repousser et nier la mort, et d'ailleurs dans l'après-coup le reconnaîtront volontiers ?

Je reçois une famille dans mon bureau en présence de la surveillante du service. J'explique longuement, je réponds de mon mieux. L'entretien terminé, la surveillante reconduit la famille et poursuit l'échange posant à son tour des questions, cherchant à repérer ce qui a été compris, ce qu'il faut encore redire ou éclairer. Combien de fois simplement aucune des informations pessimistes ou réservées que j'ai pu émettre n'a été retenue, aucune peut-être n'a été seulement entendue ?

Il faut compter avec ces défenses et peut-être ne pas vouloir trop vite les réduire. Accepter le reproche d'une information insuffisante sans être tout à fait dupe ou culpabilisé. L'information véritable sur le coma et ses suites ne vient qu'avec le temps. Après quelques heures, quelques jours ou quelques semaines selon les cas, l'inflexion de l'évolution se dessine, les perspectives se précisent pour les médecins, la famille surmonte l'effroi des premiers moments, beaucoup peut être dit et, par étape, peut être compris.

CHAPITRE 4

Peut-on faire, doit-on faire un pronostic ?

J'écris les signes par lesquels on doit conjecturer ceux des malades qui guérissent et ceux qui mourront, ceux qui guériront en peu de temps, ou en beaucoup de temps...

HIPPOCRATE, *Prorrhétiques*

Devant un malade, un blessé dans le coma, il n'y a donc jamais qu'une seule question posée, la question du pronostic. Pronostic vital dans l'immédiat avec la présence de la mort suspendue : va-t-il vivre ou mourir ? Pronostic fonctionnel pour l'avenir avec la hantise des séquelles : dans quel état s'en sortira-t-il ? Questions de la famille inlassablement posées avec leur charge d'émotion ouverte ; mais aussi questions de l'équipe médicale, dont la prise en charge, dans toutes ses dimensions pratiques, économiques, éthiques, est toujours influencée, et pourrait être fortement déterminée, par le pronostic.

Le pronostic repose sur les signes qui disent l'avenir. Le savoir sur ces signes était, naguère, un savoir empirique, inductif, soumis à la rectification critique de la pratique, son application à chaque cas clinique individuel relevait de l'expérience et de l'intuition du médecin. Ainsi le bon médecin savait que la constatation, chez un malade dans le coma, d'une dilatation bilatérale fixe des pupilles permet de prédire, avec une quasi-certitude, une issue fatale ou à tout le moins des séquelles extrêmement sévères. L'époque actuelle a quantifié, rationalisé, standardisé le pronostic. Le savoir sur les signes pronostiques est aujourd'hui un savoir statistique, estampillé de science, maîtrisé, objectif. Une banque de données [1] vous indique que la constatation d'une dilatation bilatérale fixe des pupilles dans les premiers jours d'un coma traumatique est associée à la mort dans 85 % des cas et à une survie en état végétatif dans 8 % des cas... Plus généralement le pronostic est formulé en indiquant quelle est la probabilité, pour un sujet donné, considéré à la période initiale, de se situer au terme de l'évolution, dans telle catégorie, à tel niveau d'une échelle de devenir [2].

UNE ÉCHELLE DE DEVENIR

En 1975, Jennett et Bond ont proposé pour les traumatismes crâniens une échelle ou score de devenir, la *Glasgow Outcome Score* (GOS [3]), venant en écho de la *Glasgow Coma Scale* (GCS) qui caractérisait la profondeur du coma à la phase initiale. La GOS comporte cinq classes de devenir entre le pire et le meilleur : la mort, l'état végétatif persistant, le handicap grave d'un sujet dépendant, le handicap modéré d'un sujet indépendant, enfin la bonne récupération. Le classement est effectué à une date fixée, généralement le sixième mois ou la fin de la première année. Ce score envisage donc l'avenir à la fois en termes de résultats fonctionnels et de réadaptation globale.

Maintes critiques comparables à celles qui ont été formulées à l'encontre de la GCS ont été émises. Des études précises sur l'applicabilité de la GOS dans le domaine des comas traumatiques ont été conduites : on a pu montrer que la concordance entre observateurs lorsqu'il s'agit de classer un malade dans une catégorie de devenir est de l'ordre de

75 %, résultat que l'on peut tenir pour médiocre[4]. Cependant, la GOS est aujourd'hui universellement admise dans le domaine du traumatisme crânien et tend à être de plus en plus utilisée pour de très nombreuses pathologies médicales graves[5,6]. Toutes les études sur le devenir des accidents anoxo-ischémiques l'utilisent aujourd'hui[7].

LES FACTEURS DÉTERMINANTS DE L'ÉVOLUTION

Les résultats de multiples études montrent que de nombreux éléments recueillis dans la phase initiale du coma sont fortement corrélés avec le devenir final. On les considère donc comme des « indicateurs pronostic ».

Ces indicateurs sont divers et la signification de leur implication dans l'issue de la maladie est fort différente. D'un côté, la nature de la pathologie en cause, l'importance des désordres cérébraux conditionnent directement le pronostic. D'un autre côté, certaines caractéristiques du patient, son âge surtout, influent encore directement sur l'évolution. Ces indicateurs sont en relation causale évidente avec le pronostic et on peut les qualifier de « facteurs de pronostic ». En outre beaucoup de signes cliniques, de données de l'imagerie, de paramètres biologiques ou instrumentaux sont en rapport tantôt directement avec la maladie (les images du scanner), tantôt avec ses effets (la profondeur du coma), tantôt avec la réponse physiologique du patient ou encore avec la survenue de complications. Chacun de ces signes ou de ces paramètres a une valeur d'indicateur et, bien entendu, la conjonction de plusieurs de ces indicateurs multiplie leur valeur.

La nature de l'agression cérébrale est certainement le premier facteur causal global du pronostic vital. La mortalité des comas est liée de façon évidente à la cause du coma. Il est d'ailleurs abusif de parler de mortalité du coma, on devrait parler de mortalité de la maladie, le coma n'étant que l'effet, le signe de la pathologie responsable. Il n'existe pas d'études comparatives de la mortalité des comas de diverses natures, stratifiées en fonction d'autres facteurs essentiels comme l'âge. À titre d'indication grossière, on peut avancer que la mortalité globale des comas traumatiques se situe aujourd'hui entre 30 et 40 % ; que la mortalité des hémorragies cérébrales de l'hypertension artérielles atteint 70 % ; celle des arrêts cardiaques réanimés presque 80 % ; celle des intoxications par oxyde de carbone autour de 20 % ; celle des suicides par psychotropes autour de 5 %. Si, à l'inverse, on considère la meilleure catégorie de pronostic, celle de la « bonne récupération », catégorie 1 de la GOS, elle regroupe environ 35 % des patients après un coma traumatique, 10 % après un accident anoxo-ischémique, 5 % après un accident vasculaire cérébral [6].

L'étendue des lésions occasionnées par l'agression conditionne directement les possibilités de récupération et, donc, le pronostic fonctionnel. C'est au moins grossièrement vrai dans les situations d'altérations étendues et diffuses de type anoxo-ischémique ou traumatique. L'évolution des traumatismes crâniens sévères est ainsi dominée par une loi de proportionnalité : il y a une corrélation quantitative nette entre les lésions, les déficits immédiats qu'elles entraînent et les possibilités de restauration ultérieure.

L'âge est le deuxième facteur important du pronostic vital [8]. C'est un fait très général que l'on retrouve dans toutes les pathologies. Dans les traumatismes, la mortalité augmente avec l'âge dans toutes les séries connues. L'âge intervient sans doute de multiples façons pour surdéterminer l'évolution. On évoque souvent les altérations générales de l'organisme liées à l'âge ; pourtant, dans le cas des traumatismes au moins, on a pu montrer que l'âge est un facteur indépendant du pronostic (indépendant d'autres facteurs liés à l'âge). Il est probable que par toute une série de mécanismes convergents (réponse endocrinienne, immunologique, etc.), la réaction de l'organisme, et plus particulièrement du tissu cérébral, à l'agression subie est dépendante de l'âge.

L'âge qui pèse à l'évidence sur le pronostic vital est également un déterminant essentiel de l'avenir fonctionnel. On peut dire qu'à lésion comparable, la récupération est de manière globale inversement proportionnelle à l'âge [9] : elle est en règle générale meilleure chez le jeune ou le très jeune. L'âge a encore une influence importante sur l'évolution alors que la période de maturation est depuis longtemps terminée. Une étude américaine est à cet égard très démonstratrice parce qu'elle porte sur une population de militaires tous adultes et relativement jeunes. Il s'agit d'un groupe de vétérans de la guerre de Corée victimes de traumatismes crâniens variés, étudiés vingt ans après leur lésion cérébrale. On a pu montrer que le pourcentage de récupération des déficits neurologiques de nature très variée était directement lié à l'âge exact du sujet à l'époque de sa blessure [10]. Il est vraisemblable que les mécanismes variés de la restauration fonctionnelle, que nous étudierons en traitant de la plasticité cérébrale, sont inégalement disponibles au cours de la vie.

La profondeur et la durée du coma sont deux autres indicateurs de valeur très générale. La profondeur du coma d'une part, le pronostic d'autre part, sont deux effets de l'affection causale et il n'est pas surprenant que les échelles de gravité qui les évaluent soient en correspondance. La mortalité des traumatismes crâniens et aussi bien le pronostic fonctionnel des survivants sont étroitement corrélés aux différents niveaux de l'échelle de Glasgow évaluée six heures après l'accident. La durée du coma lorsqu'elle peut être évaluée avec précision a encore une grande signification pronostique : dans les comas non traumatiques une bonne récupération est obtenue pour 12 % des malades pour une durée de coma de six heures, 10 % pour une durée de vingt-quatre, 3 % pour une durée d'une semaine.

Certains facteurs génétiques, c'est-à-dire inscrits dans le patrimoine héréditaire de l'individu, pourraient également influer sur le pronostic fonctionnel. C'est une idée nouvelle. En 1996, Graham Teasdale et son groupe à l'université de Glasgow[11] ont montré dans une étude prospective d'une grande rigueur méthodologique, que le pronostic global des traumatismes crâniens graves était très significativement différent, selon que le blessé portait dans ses chromosomes l'une ou l'autre forme d'un gène particulier.

Cette importante découverte a été confirmée par des travaux ultérieurs. Le lien entre ce fragment d'ADN et la récupération fonctionnelle est compréhensible : ce gène code pour une protéine, produite par les astrocytes, qui opère comme un transporteur de lipides. Le « bon gène » permet la fabrication d'un transporteur de qualité, capable de fournir les neurones en matériaux essentiels pour la reconstruction de leur structure altérée ; le « mauvais gène » code pour une protéine médiocre de moindre valeur fonctionnelle.

QUE FAIRE DES DONNÉES PRONOSTIQUES ?

Au total, nous disposons aujourd'hui d'une masse considérable de données sur le pronostic des comas. Que valent ces données et que pouvons-nous en faire ? Les études concernant le devenir des comas sont malheureusement très inégales, nombre d'entre elles sont des études rétrospectives considérant des groupes trop restreints et insuffisamment définis de patients. D'autres études, particulièrement dans les domaines des traumatismes crâniens[7] et des accidents anoxo-ischémiques[12, 13], sont plus satisfaisantes ; elles portent sur un nombre considérable de blessés venus de centres multiples.

Des banques de données ont été ainsi constituées dont le volume même, et le caractère international, semblent garantir la valeur scientifique. En fait, on ne peut que souligner la grande hétérogénéité des observations ainsi accumulées et les faits inévitables de moyennage qui en résultent. La vérité statistique est une vérité en forme de courbe de Gauss. On ne met pas en doute la méthodologie de ces travaux, mais comment ne pas s'interroger sur la pertinence clinique de leurs résultats ?

On s'interroge plus encore sur l'intérêt des modèles mathématiques de pronostic que de nombreuses équipes anglo-saxonnes ont cherché à définir en combinant plusieurs indicateurs. Par exemple, le groupe de la « Traumatic coma data bank [14] » montre que l'association de trois signes péjoratifs – une dilatation des pupilles, un âge relativement élevé, un score moteur bas à l'échelle de Glasgow – conduit à une issue pronostique catastrophique dans 46 % des cas (1 030 observations). Il sera donc désormais possible de prévoir cette issue. Si on ajoute à ce modèle deux autres paramètres, une pression intracrânienne trop haute ou une pression artérielle trop basse, on arrive à décider/prévoir 53 % des résultats.

Qu'un tel déploiement de force statistique aboutisse à un résultat d'intérêt aussi limité a quelque chose de rassurant. Faut-il dire que le clinicien averti fait certainement beaucoup mieux en appréciant tous ces paramètres et bien d'autres, d'un seul coup d'œil, au lit du patient ?

LES LIMITES DES ESTIMATIONS CHIFFRÉES

Les études pronostiques dont nous venons de parcourir les résultats peuvent conduire à des applications de nature très différente : prospective générale pour la collectivité d'une part, pronostic individuel d'un patient d'autre part. Prévoir le devenir d'un groupe de patients atteints d'une pathologie donnée, dont on connaît par ailleurs la fréquence, est aujourd'hui une préoccupation essentielle des autorités et des institutions sanitaires et sociales. Sur le plan de la santé publique, les études pronostiques sont le complément nécessaire des études épidémiologiques. Elles permettent une prospective des besoins : connaître, avec une probabilité définie, le nombre de handicapés dépendants qu'un pays ou une région aura à prendre en charge à une échéance donnée permet de définir les moyens appropriés, de prévoir par exemple le nombre de places nécessaires dans les maisons d'accueil spécialisées ou les centres d'aide par le travail [15].

Peut-on utiliser les données ainsi accumulées pour faire le pronostic d'un malade particulier ? La réponse est évidemment négative pour deux raisons essentielles. La première tient aux limites propres du calcul des probabilités : si on observe dans un groupe homogène de patients une mortalité de 70 %, on pourra prévoir que, dans un groupe considéré comme comparable, on peut s'attendre à la mort d'environ soixante-dix malades sur cent, mais on ne pourra jamais prédire sur ces bases la mort ou la survie d'un malade particulier parmi les cent examinés. Cette impossibilité est insurmontable : une probabilité s'applique à un groupe et ne permet jamais une prédiction individuelle.

La deuxième raison tient au caractère toujours relatif des indications pronostiques : les données probabilistes très diversifiées dont nous disposons pour nombre de pathologies communes, arrêt cardiaque et traumatismes graves par exemple, restent fragiles, aucun signe ou groupe de signes pronostics n'a une valeur absolue. Un signe de pronostic fatal de valeur absolue répondrait à deux exigences : tous les malades qui sont morts ont présenté ce signe, aucun des malades survivants n'a présenté ce signe. Un tel signe aurait une spécificité et une sensibilité parfaites, il donnerait une probabilité de mort de 1 et permettrait ainsi du même coup une prédiction individuelle. Les signes pronostiques, les scores et les modèles pronostiques que nous connaissons ont le plus souvent une spécificité limitée et une faible sensibilité. Quand il existe pour une situation clinique précise plusieurs scores ou modèles pronostiques, la concordance observée entre les différentes indications est souvent médiocre.

Ainsi, sur le plan du travail clinique quotidien, l'utilisation des connaissances en matière de pronostic demande une grande prudence intellectuelle. On utilise souvent ces données pour définir une stratégie thérapeutique globale, un « protocole » adapté à une catégorie de patients. On ne peut jamais les utiliser pour argumenter une décision chez un malade particulier. Toutes les prises de position, toutes les conférences de consensus dans le domaine de la réanimation sont sur ce point unanimes. On pourra parfois avec discernement utiliser ces données pour faire comprendre à une famille la gravité habituelle d'une situation. Au lit du malade, on s'abstiendra d'y faire référence : un de nos collègues réanimateurs répète volontiers que le mot « pronostic » est interdit dans son service.

Pourtant, dans le domaine qui nous occupe, des enquêtes précises ont bien montré que d'une part l'énoncé au lit d'un malade d'un pronostic basé sur l'utilisation de modèles statistiques influence nettement les attitudes thérapeutiques des équipes soignantes [16], que d'autre part, malgré ce qui a été dit plus haut, beaucoup de médecins sont attachés à de telles prédictions [17]. On peut se demander pourquoi : on sait bien que la mise en œuvre du pronostic comme principe organisateur de la prise en charge répond à des impératifs économiques au sens large. Dans un contexte où les moyens à notre disposition sont nécessairement limités, il convient de les utiliser au profit des malades qui peuvent en bénéficier pleinement et il convient de les refuser aux malades dont le pronostic est défavorable quel que soit le traitement. En fait mettre en œuvre ou maintenir un traitement coûteux, alors qu'étant donné le pronostic il est inutile, constitue une injustice à l'égard de la collectivité. Il n'est pas possible d'ordonner les soins en tenant compte uniquement des besoins immédiats du malade, sans se préoccuper de leur efficacité.

En pratique, cependant, la décision de limiter les soins parce que le pronostic est trop évidemment catastrophique reste toujours difficile à prendre et il n'est pas impossible que certains médecins ne préfèrent pas que la responsabilité de cette décision soit rejetée sur un modèle abstrait, une formule mathématique établie du pronostic, plutôt que de l'endosser personnellement. On peut aussi remarquer que ces décisions sont en quelque sorte satisfaisantes dans la mesure où elles ont tendance à s'autovérifier : si un pronostic pessimiste conduit à une limitation des soins, celle ci aura probablement pour résultat d'augmenter les chances d'observer l'issue fatale que justement on avait prévu : ce que les Anglo-Saxons décrivent comme une prédiction auto-accomplie, *a self-fullfilling prophecy*.

CHAPITRE 5

Absolues ténèbres ?

La reine Marie : « Sois présent… oui, sois lucide, mon roi, mon chéri. Exister c'est un mot, mourir est un mot, des formules, des idées qu'on se fait… Tu es maintenant, tu es… Écarte les barreaux de la prison, enfonce ses murs, évade-toi des définitions. Tu respireras… »

Eugène IONESCO, *Le roi se meurt*

Les familles de nos malades posent très souvent anxieusement, douloureusement, des questions sur la possibilité d'une vie psychique persistante pendant le coma. Est-ce qu'il est là ? Est-ce qu'il sent notre présence ? Est-ce qu'il nous entend ? Faut-il lui parler ? Les médecins jusqu'ici n'envisageaient guère une telle hypothèse. Si le coma est le signe d'une destruction ou d'une suspension d'activité des structures cérébrales, les plus hautes de ces activités, les activités psychiques doivent être nécessairement détruites ou suspendues.

Or, depuis quelques années, toute une littérature médico-psychologique s'est développée, et quelques témoignages fortement médiatisés sont à la disposition du grand public, qui tendent à accréditer l'idée d'une vie psychique, certes inconsciente, mais lourde de sens pour l'avenir du malade, poursuivie derrière le coma. Nous n'en avons, et pour cause, pas d'évidences directes. La vie psychique se reconnaît à des comportements, une parole, ici abolis : le malade dans le coma ne fait rien, ne dit rien.

Certains signes d'activité intra-cérébrale persistent pourtant. On sait, par exemple, que des stimulations auditives diverses, qui ne déclenchent aucune réponse comportementale, peuvent cependant générer des phénomènes électriques enregistrables [1] et aussi bien induire des variations nettes du rythme cardiaque ou respiratoire ou encore de la pression intracrânienne [2]. Ces données sont classiques, elles ont été reprises récemment dans des recherches systématiques sur la réactivité du coma à la voix humaine [3]. Ces réponses indiquent que le système nerveux central, et en particulier le tronc cérébral, n'est pas totalement aréactif au cours du coma ; elles ne permettent pas de conclure à une élaboration psychique quelconque.

« UN TROU DE COMA »

Tout ce que nous supputons d'une vie psychique proprement dite est nécessairement basé sur des témoignages apportés par les malades au moment du réveil. Mais il faut bien dire, avec insistance, que dans l'immense majorité des cas les malades au réveil ne témoignent d'aucun souvenir quel qu'il soit de la période du coma. Cette période est vécue *a posteriori* comme « un trou » – « un trou de coma [3, 4] », comme la décrit depuis longtemps Michèle Grosclaude, neuropsychologue de l'université Louis Pasteur de Strasbourg.

Le coma est ressenti dans l'après-coup comme un temps vide et suspendu. Michel Leiris a longuement raconté dans *Fibrilles* sa tentative de suicide aux barbituriques : il a avalé une dose suffisamment massive de barbituriques pour présenter un coma tout à fait sévère dont il nous livre l'auto-observation, à sa manière d'ethnologue minutieux et détaché. La période de coma proprement dit, il la décrit sobrement « comme une immersion de trois jours et demi dans les absolues ténèbres [5] ». Philippe Sollers, qui a traversé des années plus tôt un coma hépatique, évoque dans une émission de télévision « une expérience extraordinairement nocturne, une immense plaine noire [6] ».

Bien souvent, la période qui suit immédiatement l'éveil sera englobée dans un vide de la mémoire, une « lacune amnésique ». Bayon, journaliste victime d'un accident de moto, cherche à trouver dans sa mémoire les traces de son réveil : « Je ne sais rien personnellement de cette semaine, ou dizaine qui suit immédiatement mon réveil. Il s'agit chronologiquement de mon tout premier seuil de décompression dans la remontée des grands fonds, et je m'y perds... voilà la singularité de ce retour de conscience ; j'en ai perdu la trace. J'ai reperdu conscience en la retrouvant... ma conscience avec ma mémoire s'est perdue, effacée tout le temps ; retranchée. Au total cet épisode courrait sur la dizaine suivant ma sortie d'anesthésie, laquelle avait prolongé sans solution de continuité mon coma. Avec les trois jours, l'épisode proprement comateux, cela donne *grosso modo* dix jours évanouis [7]... »

QUELQUES TRAVERSÉES DIFFICILES

Pourtant, les récits d'événements psychologiques, présentés comme vécus au cours d'un coma, sont nombreux. Ces témoignages sont très hétérogènes et méritent d'être analysés pour éviter tout amalgame. Ils peuvent être classés en trois rubriques : expériences de proximité avec la mort, expériences de séjour en réanimation sous neurosédation, expériences et observations recueillies au réveil du coma.

Les expériences de mort approchée

Les expériences de proximité avec la mort ou de « mort approchée » (NDE, *Near Death Experiences*), popularisées par la littérature et les médias, sont souvent assimilées à des expériences de coma, présentées comme un moment privilégié de vie psychique dans le coma. Des personnes qui ont été exposées réellement à une mort imminente, ou à un danger de mort imminente, révèlent ensuite dans des récits circonstanciés assez constants, un voyage étrange : ils ont traversé un long tunnel, leur âme en apesanteur planait hors du corps, une lumière intense et surnaturelle baignait le pays de l'au-delà, ils se vivaient morts. C'était un temps ineffable d'émotion, de plénitude affective, d'acuité mentale souvent marquée par le déroulement d'une mémoire panoramique des événements du passé.

Dans les années 1980, plusieurs publications anglo-saxonnes[8, 9] ont rapporté des enquêtes cliniques sur des faits de ce type, et de nombreuses observations particulières détaillées de telles expériences[10]. Les journaux les moins adonnés au sensationnel ont donné une large audience à ces histoires où le merveilleux l'emporte sur la mort[11, 12]. Les circonstances sont tantôt, et le plus souvent, celles de l'affrontement soudain d'un sujet conscient à l'évidence de sa mort imminente, comme dans les récits d'accidents de montagne déjà publiés au siècle dernier, tantôt celles du retour de la perte de conscience consécutive par exemple à un arrêt cardiaque rattrapé *in extremis*. Dans aucune des observations médicalement attestées, il ne s'agit de malades dans un état de coma établi. Les réanimateurs n'ont jamais entendu, au lit d'un malade, une histoire de ce type, malgré leur expérience importante des comas et leurs recherches systématisées[4]. Pourtant, dans différentes émissions de télévision[13], des patients qui ont présenté autrefois des comas avérés livrent des témoignages troublants par leur répétition et leur relative cohérence.

On a pu donner de telles expériences des interprétations très diverses, transcendantales, psychologiques, biologiques [9]. On a pu aussi les rapprocher d'autres traversées mythiques de la mort appartenant à différentes traditions culturelles [14]. En fait, ces récits renvoient à des représentations anciennes, devenues conventionnelles, de la mort : l'âme planant au-dessus de la dépouille corporelle est communément figurée sur les parois des tombeaux de l'ancienne Égypte ; le tunnel de lumière est bien celui du célèbre *Ascension dans l'Empyrée* de Jérôme Bosch [15]. On peut douter que ces récits aient quelque chose à nous dire sur la mort et un au-delà de la mort ; s'ils correspondent à un vécu réel d'un moment d'éveil de coma, on peut s'étonner de ne les voir apparaître que dans des témoignages très tardifs.

Les états de demi-éveil

Deux expériences de séjour en réanimation à l'occasion de pathologies lourdes ont été longuement décrites, celles de Philippe Labro et de Diane Chauvelot.

Philippe Labro raconte dans *La Traversée* [16] son hospitalisation dans le service de réanimation de l'hôpital Cochin pour une pathologie inflammatoire du larynx ayant nécessité une intubation durable. L'ensemble des contraintes inévitables d'une hospitalisation prolongée en réanimation impose chez de tels malades, nous l'avons vu, une neuro-sédation soutenue comportant morphiniques et hypnotiques qui calment la douleur et rendent possible l'adaptation au respirateur mécanique. Ces médicaments conditionnent un état d'inconscience très particulier que l'on ne saurait en aucun cas assimiler à un coma lésionnel ou à un coma toxique provoqué par une dose unique massive de médicaments semblables.

La vigilance et la conscience sont ici variables en

fonction des doses administrées, avec des moments de réveil caractérisé et de longues périodes de somnolence. Philippe Labro parle au total très justement d'un « semi-coma », qui lui a permis de moins souffrir. Le récit sensible et attachant est celui d'un voyage « aux portes de la mort », d'un « passage du cap Horn », proche par moments d'une expérience prolongée de mort approchée : « tremblement d'images, tremblement de mémoire... », fragments de poèmes, cauchemars... Vécu de persécution, présence physique et représentations métaphoriques persistantes de la mort.

Le récit de Diane Chauvelot *47 jours hors la vie hors la mort* [17, 18] rapporte une aventure qui paraît sur le plan médical assez semblable. Bien qu'aucun diagnostic médical précis ne soit indiqué, l'auteur semble avoir présenté une pathologie hémorragique et infectieuse abdominale particulièrement sévère, ayant nécessité un séjour prolongé en réanimation et quinze interventions chirurgicales successives. Diane Chauvelot dit à plusieurs reprises qu'il s'est agi d'un coma profond, flasque, étendu sur un mois et demi. Rien ne permet cependant d'éclairer le mécanisme d'un pareil coma dans le contexte pathologique indiqué, et rien n'évoque une pathologie directe ou indirecte du cerveau. Il est hautement probable que la malade a été soumise, ici encore, à une neuro-sédation importante et prolongée. Le récit très circonstancié évoque « une incarcération... dans un espace sans limites et hors du temps, quelque chose comme un goulag verdâtre ». Le vécu persécutif, le sentiment permanent « d'inquiétante étrangeté », l'activité onirique intense, les constructions fantasmatiques circonstanciées et récurrentes sont décrits longuement. L'auteur est psychanalyste de formation et de pratique, et l'intérêt tout particulier de son témoignage tient à l'interprétation psychanalytique globale qu'elle propose de l'aventure comme affrontement direct à l'inconscient.

Ces deux histoires, que nous avons résumées, nous

paraissent assez proches. Des observations comparables peuvent être recueillies chaque jour dans les services de réanimation. Philippe Labro et Diane Chauvelot, l'un et l'autre, à des titres différents, spécialistes du langage, ont mis en forme et rendu accessible leur aventure psychique éprouvante, leur témoignage est irremplaçable.

D'autres récits du même type restent plus flous ou trop noyés de littérature. Marguerite Duras a livré dans *La Vie matérielle* [19] quelques notations assez elliptiques sur son hospitalisation prolongée pour sevrage d'un long abus d'alcool et d'anxiolytiques. Dans un entretien ultérieur [20] avec une journaliste, elle parle de « ces comas si clairs, si précis, très lisibles… un coma peut être lumineux, indubitablement réel ». La journaliste résume : « Revenue de cinq mois de coma et plongée dans la rédaction d'un nouveau livre, Marguerite Duras parle des rêves, de l'hôpital, de l'écriture, de Dieu et de l'amour. » On peut penser qu'ici encore des médicaments psychotropes lourds ont conditionné sur de longues durées un état de conscience fluctuant, des épisodes de confusion et d'onirisme. Il n'est pas évident que la malade a traversé un coma proprement dit. De très nombreux malades parlent de leur séjour en réanimation comme d'un coma, même s'ils n'ont jamais été et n'ont jamais eu de raisons pathologiques d'être dans le coma. Réanimation et coma sont bien souvent confondus dans le langage commun et quelquefois aussi dans le langage des médecins eux-mêmes.

Les récits du réveil dans l'après-coup

Un troisième groupe de données sur la vie psychique du coma vient des éléments recueillis chez les malades au moment de l'éveil de comas avérés, bien documentés et le plus souvent de nature traumatique. Ces blessés présentent avec une grande fréquence, au moment de l'éveil, des désordres psychopathologiques variés [21]. Une production psychique riche et bigarrée se fait jour sous forme de réminiscences de perceptions réelles ou hallucinées, de récits plus ou moins organisés, de tranches de vie traversées, déformées, d'états de rêve prolongés intermittents.

Le sujet, et parfois l'observateur, confondent, et peut être est-ce inévitable, ce qui appartient au passé du coma, au présent de l'éveil, à l'entre-deux. En outre, dans les récits produits plus tard dans l'évolution, une élaboration souvent conventionnelle se fait jour. Dans le beau document filmé par Hélène Viard au centre de Château-Rauzé un de nos blessés, Jean-Charles, raconte : « J'ai repensé à mon coma, c'était une lumière blanche comme la mort ; j'ai vu sur un nuage blanc ma grand-mère : " Qu'est-ce que tu fais ici ? Ce n'est pas ton heure, redescends sur la terre ! " ... Alors je suis revenu [22]. »

AUCUNE VIE PSYCHIQUE DANS LE COMA

Nous n'avons jamais rencontré, et il ne nous paraît pas exister dans la littérature disponible, une seule observation permettant d'identifier un événement psychique appartenant indiscutablement à la période de coma et retrouvé dans la mémoire au moment de l'éveil. Les productions psychiques de la période de l'éveil appartiennent à l'éveil. Cette position nous semble celle de la plupart des réanimateurs et des spécialistes du psychisme ayant l'expérience de la réanimation. Elle a été très clairement explicitée par Michèle Grosclaude : « Toutes les données convergent pour localiser l'ensemble de ces expériences et réminiscences de réanimation (y compris celles attribuées par les patients au coma) dans les phases même précocissimes de l'éveil, et pour maintenir la différence radicale entre coma et éveil, tant aux plans des contenus que des structures psychiques en jeu [3]. »

Au total, cet inventaire des manifestations d'activité

psychique rapportées au coma livre un matériel clinique riche et certainement négligé naguère par les équipes médicales. Ces phénomènes, dont la trace est recueillie dans l'après-coup, ne semblent pas contemporains d'une période de coma proprement dit, ils marquent plutôt des périodes intermédiaires d'allégement du coma, soit à l'occasion de variations pharmacologiques chez des malades indemnes d'altérations cérébrales mais lourdement calmés, soit plus encore au moment des fluctuations de l'état de conscience qui annoncent l'éveil des comas véritables.

Il n'y a pas de vie psychique dans le coma proprement dit, ni de vie psychique consciente, cela va sans dire, ni de vie psychique inconsciente et cela peut être, doit être dit avec quelque insistance. On a pu soutenir une permanence de l'inconscient dans le coma et dire que le coma était « une expérience vécue comme telle par l'inconscient [21] ». Ce point de vue nous paraît contestable : sans vouloir chosifier l'inconscient psychanalytique, il faut bien admettre que son fonctionnement, comme celui de toute la psyché, requiert un trafic neuronal notoirement aboli dans le coma. Il y a, dans le coma, une continuité du psychique comme structure et comme contenu, dans le sens où il y a une continuité des mémoires que le sujet retrouvera après le coma. Mais il y a, pendant le coma, une discontinuité de la psyché comme fonction capable de produire des effets, conscients et inconscients confondus. Il est abusif de dire que, pendant le coma, « le malade est seul avec son inconscient ». Bien entendu, il en est tout autrement dans l'éveil du coma, où le sujet de l'inconscient se fait entendre bien assez, nous le verrons.

ALORS, PARLER AU COMATEUX ?

Après cette discussion que faut-il faire en pratique et que répondre aux familles des nos malades : faut-il parler au comateux [23] ? Il faut tout d'abord rappeler ici que le coma est un voile noir, que les moyens cliniques d'évaluation de la profondeur du coma sont frustes et que, dans bien des cas, nous ne savons pas jusqu'à quel point un malade est dans un état de coma proprement dit ou, déjà, s'achemine vers l'éveil, dans quelle mesure il peut percevoir quelque chose de son environnement et en être affecté d'une façon ou d'une autre. Lorsqu'il y a un doute sur l'état de conscience d'un malade – coma traumatique léger, coma maintenu sous neurosédation, neurosédation lourde chez des malades non comateux –, la parole est possible et, peut être avec quelque discernement, recommandable. Parole d'un proche, parole des médecins, parole des infirmières accompagnant les soins. Auprès de tels malades, nous évitons toujours de dire au pied du lit des choses que nous ne voudrions pas leur faire ou leur laisser entendre. Peut-être pouvons-nous dire des choses que nous voudrions au contraire qu'ils entendent.

Dans bien des circonstances, cependant, il n'y a pas de doutes raisonnables : l'état clinique du malade est évident, les données de la neuro-imagerie sont patentes, le coma est profond, la conscience absente. La parole ici n'a pas de sens possible pour le malade. Quel sens a-t-elle pour celui qui parle ? Pour la famille devant un être cher, dans cette situation à la fois mystérieuse et menaçante de mort suspendue, parler c'est poser un déni, une conjuration de la mort. Si je lui parle, c'est qu'il est vivant, il peut m'entendre. En fait, on veut absolument que les comateux reçoivent quelque chose pour nous rassurer sur leur vie, comme on voudra, parfois longtemps après, que ces mêmes malades dans l'état végétatif ne reçoivent rien pour nous rassurer sur leur mort psychique. La parole des familles auprès de ces malades a un sens d'espoir et d'illusion, elle est sans doute inévitable. Il n'y a lieu ni de l'encourager ni de la décourager. Le médecin qui observe ces scènes a souvent le sentiment qu'il n'a pas à intervenir.

Pour le médecin lui-même, adresser la parole d'une façon insistante et patiente à un comateux avéré a un tout autre sens. Les intentions, conscientes ou non, sont évidemment positives : tirer le malade du côté de la vie, le garder dans la communauté des vivants marquée par le langage, sortir du domaine technique envahissant et chosifiant et reconnaître une réalité de sujet à cet homme-là. Comme on l'a dit, « reconnaître à ce sujet une certaine indépendance dans sa dépendance, c'est-à-dire une indépendance d'ordre symbolique par rapport à une dépendance réelle [24] ». Le mot « sujet » est ici lourd de sens. C'est tout le statut anthropologique du malade dans le coma qui est en cause. Y a-t-il un sujet dans le coma ? nous ne le croyons pas. Le sujet est lié à la conscience, parler c'est entrer dans le jeu de la communication des consciences. Dans le coma, le sujet est suspendu. Si je lui parle, d'une certaine façon je nie le coma, j'échappe à la vérité des faits, ce qui en médecine est bien discutable.

CHAPITRE 6

Jusqu'où ne pas aller trop loin ?

Les hommes de l'art experts, par exemple le capitaine d'un navire ou le médecin éminent, savent faire la distinction dans leur art entre l'impossible et le possible : ils entreprennent le possible, mais laissent l'impossible...

PLATON, *La République*

« Ne pas traiter les malades qui sont vaincus par la maladie » est un principe de base du *Corpus hippocratum*[1]. Le souci est, semble-t-il, de ne pas discréditer en des combats perdus, les remèdes et les médecins : un souci donc de crédibilité auquel les médecins de Cos étaient toujours attentifs, mais aussi, sans aucun doute, une constante de la pensée grecque, l'intuition forte des limites de la technique, de toute technique, la crainte permanente de la démesure, de l'*hybris* à quoi touche toute entreprise impossible, et que les dieux, toujours sanctionnent. L'acharnement thérapeutique, la poursuite de l'impossible quand l'impossible est avéré, est trop souvent la forme moderne de l'*hybris* médicale.

L'obligation morale et médico-légale de toujours tout faire pour tous les malades est mise en avant, mais elle n'est qu'un masque. Plutôt, l'acharnement relève à la fois d'une pulsion et d'une logique. La pulsion est quelquefois celle d'affirmer notre pouvoir, d'aller au bout de notre lutte sportive et personnelle contre la mort. Elle est beaucoup plus souvent d'affirmer le pouvoir de notre technique, d'aller au bout de sa logique propre. Le malade, ici, est oublié. Il reste cette courbe de pression intracrânienne qui monte irrésistiblement ; cette courbe en elle-même est mon objet ; tous les moyens techniques possibles pour la faire chuter sont entre mes mains, je vais les disposer en ordre de bataille et je conduirai la lutte jusqu'à l'avoir gagnée ou perdue. Logique de la technique pure qui nous entraîne plus que nous ne la maîtrisons. Logique aussi d'une médecine formée à répondre trop directement aux symptômes.

Dans certains contextes, l'acharnement peut relever de motivations complexes. On se souvient de la fin difficile de quelques grands leaders politiques du passé. Staline en mars 1953 est tombé dans un coma profond à la suite d'une hémorragie cérébrale. La réanimation n'existait pas à l'époque. Le coma devait durer quatre jours. Les bulletins de l'agence Tass décrivaient une prise en charge médicale mesurée et laissaient paraître l'émotion, peut-être réelle, des dirigeants du Kremlin. À l'opposé, les comas interminables de Franco en 1975, de Boumediene en 1978, de Tito en 1980 ont été entretenus avec tous les moyens possibles d'une réanimation sans fin. Sans doute la disparition d'une figure de père tout-puissant est-elle proprement impensable et doit-elle être différée à tout prix. Peut être aussi le temps de l'agonie permet-il des manœuvres politiques décisives [2].

LA QUESTION DE L'ACHARNEMENT THÉRAPEUTIQUE

L'acharnement est unanimement refusé et dénoncé par tous les médecins [3]. Encore faut-il rappeler qu'il y a, dans les services de réanimation particulièrement, bien des situations d'urgence et de crise où l'acharnement est légitime et efficace. Reconnaître la limite entre acharnement nécessaire et acharnement condamnable est affaire de jugement clinique et de sensibilité éthique. Renoncer à une thérapeutique dont on connaît l'efficacité au moins immédiate est toujours une décision lourde. Louis Campan, un des pionniers de la réanimation dans notre pays, s'agaçait des reproches d'acharnement toujours lancés aux réanimateurs : « Nous savons d'expérience qu'il faut y regarder à deux fois avant de décréter qu'une cause est radicalement perdue et surtout avant de décider que tout soin supplémentaire sera du gaspillage. Nous savons que les causes perdues ne sont pas forcément des causes entendues et qu'il est des fins de combat sans gloire à mener tout de même [4]. »

Dans le domaine des comas, de nombreuses situations sont en fait assez simples. Lorsque le coma marque le stade dernier d'évolution d'une maladie, ou encore lorsque les signes du coma et les images du scanner mettent en évidence des destructions structurales étendues et irréversibles de l'encéphale, nous savons qu'un geste thérapeutique de plus ne pourra au mieux que différer de quelques heures, peut-être de quelques jours, la mort attendue. Les techniques propres de réanimation, en particulier la ventilation assistée, peuvent souvent être évitées parce que le diagnostic clinique et le pronostic individuel ne laissent aucune place au doute [5].

Plus souvent, au moins au début de l'évolution, les perspectives ne sont pas évidentes. Le malade est admis alors que les manœuvres de sauvetage, notamment la ventilation mécanique, ont déjà été mises en œuvre. On poursuit alors cette prise en charge souvent lourde, le temps nécessaire à asseoir une certitude médicale, à donner à la famille non pas un espoir mais comme une possibilité de préparation. Toute autre option thérapeutique relèverait ici de l'acharnement et serait « futile », et ce mot, dans la littérature anglo-saxonne où il est souvent utilisé pour stigmatiser ce type de choix thérapeutique, peut signifier tour à tour disproportionné, dérisoire et choquant. Le rôle du médecin est ici d'accueillir la mort et en quelque sorte d'accomplir avec dignité et mesure le rituel de prise en charge médico-technique que nos sociétés prescrivent autour de la mort.

Dans d'autres situations autrement complexes, la question n'est plus d'accepter, ou de différer pour quelques heures, une mort certaine, la question est d'empêcher une mort très probable, en sachant plus ou moins que la survie qui en résultera risque d'être marquée de très lourdes séquelles neurologiques. Ce problème essentiel à toute pratique de la réanimation n'a pas de solution satisfaisante. Dans chaque cas concret et à chaque moment de l'évolution, les choix pratiques sont toujours contestables, les positions de principe qui les sous-tendent restent discutables.

Prenons ici un cas concret vécu il y a quelques années. Christophe, un garçon de quinze ans, est passager avant d'un véhicule disloqué par une collision d'une rare violence. Plus d'une heure sera nécessaire pour le dégager des tôles et mettre en œuvre les gestes de premier secours. Le blessé admis en réanimation est en coma profond, il présente un traumatisme thoracique grave et une fracture du fémur. Le scanner révèle des lésions diffuses et un gonflement cérébral majeur précoce. Aucun geste chirurgical n'est envisageable, l'escalade des traitements médicaux possibles est impuissante à contrôler la pression intracrânienne d'emblée très élevée. Au cours des trois premiers jours, à quatre reprises au moins, le monitoring met en évidence des épisodes de défaillance circulatoire cérébrale, chaque fois marquées par une dilatation fixée des pupilles, signe particulièrement menaçant. Chaque fois une manœuvre supplémentaire de lutte contre l'hypertension intracrânienne rattrape la situation. Au quatrième jour le scanner montre des lésions ischémiques étendues des deux hémisphères. Après une semaine, des complications pulmonaires et une hyperthermie extrême aggravent encore le tableau parce qu'elles compromettent à nouveau les conditions métaboliques du tissu cérébral.

Après trois semaines d'une bataille « héroïque » où toutes les ressources de la réanimation ont été mobilisées, la situation se stabilise. Le jeune blessé ouvrira les yeux trente et un jours après l'accident. Aujourd'hui, plus de trois années ont passé. Malgré une prise en charge de qualité, Christophe reste dans un état végétatif confirmé. L'équipe de l'institution où il est traité cherche inlassablement un signe de contact. La famille, fragile, a éclaté. Le père a disparu ; la mère est là de temps à autre, remâchant quelque reproche à l'adresse des médecins parce que « tout n'a pas été fait » ; la grand-mère, une fois par semaine, vient tenir la main de Christophe pendant quelques heures.

Cette histoire est exemplaire. Dès les premiers jours, les données cliniques étaient suffisantes pour affirmer avec une probabilité élevée – disons 0,9 – que les lésions cérébrales mécaniques et ischémiques déjà constituées étaient incompatibles avec une restauration satisfaisante des fonctions cérébrales. Au mieux la perspective était celle de très lourdes séquelles avec une probabilité élevée – disons 0,8 – d'état végétatif ou quasi végétatif. Dans ces conditions que fallait-il faire devant le troisième ou quatrième épisode de dilatation pupillaire ? Ce qui a été fait, un geste de plus encore efficace pour empêcher la mort imminente, ou bien ce qui n'a pas été fait, un geste de moins pour laisser Christophe finir sa vie brève en arrêt circulatoire confirmé ?

Des discussions approfondies ont été conduites autour de ce problème depuis vingt ans. Ces discussions ont un versant technique et un versant éthique.

L'ABSENCE DE CERTITUDE

Existe-t-il techniquement des critères fiables pour juger dans telles circonstances étiologiques que des séquelles majeures sont très probables ? Nous sommes ici renvoyés au problème de la possibilité et de la signification d'un pronostic. Or, nous l'avons dit, un pronostic individuel est bien souvent incertain et ne peut en aucun cas se limiter à l'application de données statistiques. Même des indicateurs de pronostic aussi unanimement admis que l'âge sont en pratique discutables[6]. En fait, nos difficultés à argumenter solidement un pronostic sont variables selon les pathologies.

Dans les accidents anoxiques, lorsque l'on connaît avec certitude la durée de la privation totale d'oxygène, après quelques jours de coma sans aucune forme de reprise, la probabilité d'une évolution catastrophique en cas de survie est très élevée. La plupart des réanimateurs refuseraient alors une thérapeutique agressive, si le problème se posait. Cette situation est relativement simple parce qu'il y a entre la durée de l'anoxie, l'étendue et la géographie des lésions, la nature et l'importance des séquelles, une relation assez constante pour permettre d'avancer un pronostic dans un cas individuel.

Dans les traumatismes crâniens graves, ces quasi-certitudes sont beaucoup plus rares. La gravité du coma initial peut être dans une large mesure en rapport avec des phénomènes fonctionnels et réversibles. L'histoire de Christophe est exemplaire sans être représentative. Presque toujours en matière de traumatisme crânien grave au cours de la période de coma proprement dit, les conséquences finales de l'accident sont largement imprévisibles dans un cas donné. Nous avons tous en mémoire bien des histoires, presque invraisemblables mais avérées, de récupération fonctionnelle où les pronostics pessimistes hautement probables ont été déjoués.

Ainsi sur le plan technique, sauf circonstances exceptionnelles, nous n'avons dans ces cas aucune certitude, toujours une probabilité élevée de séquelles lourdes sans plus de précision.

LA VALEUR D'UNE VIE

La discussion éthique part de ce constat d'incertitude. Pour nombre d'auteurs, particulièrement dans le monde anglo-saxon, notre première obligation est d'éviter de sauver des vies qui se révéleraient finalement « pire que la mort ». Accepter implicitement pour un patient la perspective d'une dépendance totale est ressentie comme une démission. L'acharnement du réanimateur est une faute contre l'autonomie de l'homme, la qualité et le sens de sa vie. Prendre le risque, par défaut thérapeutique, de ne pas sauver une vie sauvable, semble plus juste que de courir le risque par excès thérapeutique de sauver une vie qui au bout du compte aura perdu ce qui fait le sens d'une vie humaine. La perspective ultime de la prise en charge doit être la qualité de la vie et non pas son maintien à n'importe quel prix.

À cette position on peut opposer une attitude plus traditionnelle sans doute, plus latine, pour laquelle la vie, le maintien de la vie reste un impératif quasi absolu du médecin. On peut appeler cette attitude déontologique puisqu'elle ne fait qu'exprimer les valeurs du code de déontologie auquel nous adhérons. Dans cette perspective, la qualité d'une vie ne se mesure pas seulement à l'autonomie et aux performances fonctionnelles ou sociales possibles. Nous ne savons pas à quel critère peut se juger la valeur d'une vie et nous ne souhaitons pas assumer la responsabilité d'un tel jugement. Le médecin, au demeurant, n'est pas maître de la vie et de la mort, il est seulement dépositaire d'un savoir limité qui permet souvent d'aider et de prolonger la vie. Son pacte implicite avec le patient, son contrat avec la société, ne vont pas au-delà.

Les deux positions ainsi schématisées ont été soutenues et maintes fois confrontées, leurs arguments pesés et discutés [7, 8, 9]. Elles engagent des attitudes personnelles fortes, elles expriment des traditions philosophiques, religieuses, culturelles mal conciliables. Dans la pratique, lorsque dans les unités de réanimation la question encore informulée rôde autour d'un lit : « Faut-il continuer l'escalade au risque de l'acharnement ou faut-il entreprendre la désescalade au risque de l'abandon ? », comment la poser explicitement, l'affronter et faire le choix d'une solution ?

QUELLE DÉCISION ?

Tous les spécialistes, médecins, juristes, spécialistes de l'éthique, théologiens, qui ont abordé ces problèmes sont d'accord pour statuer qu'en aucun cas le médecin ne doit imposer son choix personnel ou, ce qui revient au même, peser du poids de sa fonction sur la décision finale. On doit prendre en considération d'abord le point de vue du malade, ensuite celui de ses proches. Un malade dans le coma ne donne pas son point de vue. L'absence de consentement éclairé du patient à l'acte médical est une caractéristique habituelle de la médecine de réanimation. Il est rare qu'avant la maladie une personne ait explicitement exprimé une philosophie prémonitoire de la situation ou une préférence précise. La pratique du « testament de vie » serait commune aux États-Unis : une personne en pleine santé statue par écrit sur les dispositions à prendre à son égard en cas d'accident entraînant son incapacité. Cette pratique, dont la valeur et la validité pourraient être discutées, est à peu près inconnue dans notre pays.

La famille du patient doit évidemment être informée d'abord et consultée. Dans notre expérience cet échange est presque toujours un moment essentiel de la prise de décisions. Lorsque la question est posée clairement, en dépit du contexte émotionnel, il est rare que ne vienne pas au jour une forme de vérité de la famille qui inclut à l'évidence une forme de vérité du patient. Souvent, après consultation d'autres membres absents de la famille, un choix clair est affirmé : « Il faut le laisser, ne pas s'acharner… », ou plus rarement : « Il faut tout faire, quoi qu'il arrive, tant qu'il y a le moindre espoir, quelles que soient les conséquences… »

Les prises de position familiale doivent être sollicitées avec tact et avec prudence et ne pas être induites ; elles peuvent être sujettes à caution, tant d'intérêts affectifs ou matériels peuvent se jouer autour de la mort ; elles sont précieuses cependant parce que toujours elles permettent de réintroduire le malade dans le contexte humain et personnel où la décision prendra son seul sens possible.

En pratique, dans notre pays, la décision reste de la responsabilité du médecin chef de l'unité de soin. C'est à lui qu'il appartient de choisir le moment d'une rencontre particulière avec la famille, c'est à lui de conduire le dialogue nécessaire avec les autres médecins impliqués, de solliciter et de recueillir les réactions de l'ensemble de l'équipe soignante. Il arrive parfois, devant une situation particulièrement complexe ou trop investie par tous sur le plan émotionnel, qu'il soit opportun d'organiser une réunion discrète de l'équipe pour clarifier et expliciter tous les aspects, tous les enjeux techniques et éthiques du problème. La sensibilité de chacun, quelle que soit sa spécificité professionnelle et son rang, s'exprime alors souvent avec force. Une telle réunion est toujours un moment important de la vie d'une équipe : il ne s'agit pas de rechercher une sorte d'unanimité qui rendrait la décision collégiale, mais d'éprouver et d'affirmer la solidarité de tous dans l'engagement des soins et dans la recherche de sens qui doit l'accompagner.

Finalement, la décision prise, sa mise en œuvre appartient bien à l'équipe tout entière. Les modalités précises d'une désescalade thérapeutique ont été maintes fois discutées et minutieusement balancées. Le discours du pape Pie XII aux réanimateurs en 1957[10] a porté une distinction importante entre moyens thérapeutiques extraordinaires et ordinaires [11]. D'autres distinctions plus ou moins subtiles ont suivi. Une casuistique sophistiquée s'est développée entre spécialistes de la bioéthique [12]. Il s'agit au demeurant de rendre la mort confortable pour le malade et supportable pour l'imaginaire de l'entourage. Un accord général est acquis pour interrompre les thérapeutiques actives, maintenir les soins de base, le nursing et les antalgiques, éventuellement pour préserver l'hydratation. Les discussions de fond restent très actuelles [13].

CHAPITRE 7

L'électroencéphalogramme plat

Malaussène… dont le cerveau déroulait à perte de vue la pelote de ses idées en un seul fil sans but ni sursaut, encéphalogramme plat, cheveu d'ange mort…

Daniel PENNAC, *La Petite Marchande de prose*

La discussion sur la limite des soins nous a conduit au bord même de la mort ; et certes de nombreux comas, malgré tous nos efforts, évoluent inexorablement vers la mort. Pourtant la mort est une fois encore repoussée, au moins pour un moment elle est masquée par la poursuite des techniques de suppléance cardiorespiratoire et elle est déguisée dans le langage : on ne dit pas que le patient est mort, on dit que le coma est dépassé.

LE CONCEPT DE COMA DÉPASSÉ

En 1959 Mollaret et Goulon dans une présentation devant la Société française de neurologie proposent, sous la dénomination de « coma dépassé », la description d'une entité clinique nouvelle, d'un quatrième degré de coma [1]. Le coma dépassé est défini comme « le coma dans lequel se surajoute à l'abolition totale des fonctions de la vie de relation, non des perturbations, mais une abolition également totale des fonctions de la vie végétative ». L'étude est basée sur les observations du centre de réanimation neurorespiratoire de l'hôpital Claude Bernard. Le coma dépassé apparaît comme un tableau clinique et électroencéphalographique précis et stéréotypé, traduisant la perte complète et irréversible de toutes les fonctions cérébrales, donc la mort du cerveau. Dans la même année l'équipe de Wertheimer, Jouvet et Descotes à Lyon observe, dans le cadre comparable d'une unité de neuroréanimation, les mêmes états cliniques qu'ils décrivent directement comme « mort du système nerveux [2] ».

Les circonstances de survenue du coma dépassé correspondent à la phase ultime d'une atteinte massive du cerveau, soit primitive, d'origine traumatique ou vasculaire le plus souvent, soit secondaire et de nature anoxique, à la suite d'une défaillance respiratoire ou circulatoire générale. Au moment où l'évolution terminale s'accomplit, ces malades sont déjà pris en charge par les techniques habituelles de réanimation. La respiration est assurée par un appareillage de ventilation mécanique permettant une oxygénation normale, le cœur et la circulation périphérique sont soutenus par des médicaments puissants. Ces malades franchissent ainsi le moment de l'arrêt des fonctions végétatives du cerveau alors que le reste de l'organisme continue à vivre, comme vit la préparation cœur-poumons isolée, traditionnelle en physiologie. Bien sûr, cette vie dépend entièrement du maintien des suppléances assurées par la réanimation, l'arrêt du respirateur serait évidemment suivi d'une mort clinique immédiate. De toute façon, malgré la poursuite des techniques de réanimation, l'évolution du coma dépassé se fait inéluctablement vers un arrêt cardiaque irrattrapable au bout d'un temps qui va de un à sept ou huit jours, exceptionnellement plus long.

La description du coma dépassé définit un état

radicalement nouveau en médecine clinique. Xavier Bichat, il y a deux cents ans, avait anticipé la possibilité d'un tel état dissocié entre la mort du cerveau et la survie du reste de l'organisme[3]. Les progrès des techniques de suppléance respiratoire et surtout l'application de plus en plus systématique de ces techniques à des pathologies jusque-là sans recours, ont, à partir des années 1960, fait des situations de coma dépassé le lot quotidien des services de réanimation.

LA MORT DU CERVEAU

Ces situations nouvelles posent de très nombreux problèmes de nature diverse, problèmes anthropologiques et éthiques, problèmes de pratique médicale et juridique. Le premier de ces problèmes est celui d'une définition nouvelle de la mort et du moment de la mort ; le second celui des critères de cette mort nouvelle.

Longtemps, la mort de l'homme a semblé liée à la perte du souffle. Les familles, les proches, considéraient comme mort celui dont le souffle ne venait plus ternir le miroir tendu à ses lèvres. Il avait rendu le dernier soupir. Les médecins, quant à eux, palpaient le pouls, ou auscultaient le cœur, assimilant la mort à l'arrêt de la circulation. La définition cardio-vasculaire de la mort était classiquement celle de la médecine légale. La mort des différents tissus de l'organisme, et notamment du tissu cérébral, apparaissait comme la conséquence de l'arrêt circulatoire.

Par rapport à ces pratiques millénaires, accepter la mort du cerveau comme signifiant la mort tout court, représente une évolution décisive. Cette évolution s'est faite en France semble-t-il sans discussions majeures, peut-être parce que, au pays de Descartes, comme on l'a suggéré, le cerveau a dans l'intuition commune une place si éminente que sa mort est naturellement tenue pour la mort même. Aux États-Unis, la notion de coma irréversible assimilée à la mort du cerveau a été précisée en 1968. Dans les pays anglo-saxons, au début des années 1970, d'importants travaux ont établi formellement que la mort cérébrale précisément définie était inéluctablement suivie dans un délai prévisible par la mort somatique reconnue selon les traditions cliniques classiques[4].

Si le malade en état de coma dépassé est tenu pour mort, il est loisible d'interrompre la réanimation qui ne maintient plus que l'apparence de la vie. En fait, la réanimation doit être interrompue à la fois parce qu'elle prolonge indûment l'attente douloureuse, et malgré tout l'espoir illusoire des familles, parce qu'elle impose aux équipes soignantes une charge matérielle et émotionnelle inutile, parce qu'elle détourne des moyens de traitement dont la disponibilité est limitée et les coûts considérables. Par ailleurs, peu après la description clinique du coma dépassé, l'idée se fit jour très vite que cette situation nouvelle était favorable aux prélèvements d'organes pour transplantation thérapeutique. Cette pratique devait dès lors se développer rapidement.

DES CRITÈRES INDISCUTABLES

Débrancher le respirateur d'un malade en coma dépassé et éventuellement engager la procédure qui aboutira à un prélèvement d'organes sont des gestes si décisifs qu'ils ne peuvent être envisagés que si la mort du malade, ici déterminée par la mort de son cerveau, est absolument certaine, sans qu'aucune faille ne soit laissée à un doute possible. Un effort de recherche soutenu et les rapports de multiples comités d'experts, étendus sur plusieurs années, ont été nécessaires pour aboutir à la définition de critères fiables et indiscutés de la mort cérébrale, pour délimiter « une frontière qui doit demeurer infranchissable entre une période où le corps est celui d'une personne humaine que l'art médical doit s'efforcer de guérir ou de soulager, et une autre où le cadavre n'est plus qu'une dépouille respectable, mais dont on peut envisager l'utilisation dans un intérêt scientifique ou dans celui d'autre personne malade ».

Les critères finalement retenus s'ordonnent en trois points essentiels [5].

— La cause des altérations cérébrales qui ont abouti au coma et le caractère irréversible de ces altérations doivent être formellement reconnus. Lorsqu'il s'agit de traumatismes ou d'affections vasculaires, le diagnostic de cause et le pronostic d'irréversibilité sont en général simples. En revanche, dans le cas de coma sans lésions évidentes, dont l'origine métabolique ou toxique est certaine ou probable, le diagnostic d'origine, et plus encore l'irréversibilité de la situation, peuvent être difficiles à établir et nécessitent éventuellement une période d'observation prolongée.

— L'arrêt complet de toutes les fonctions de tout le cerveau, et en particulier des fonctions de régulation végétative du tronc cérébral, doit être certain. On utilise pour l'affirmer un ensemble de signes cliniques montrant que le malade n'a aucune réactivité, que son système nerveux ne fournit aucune des réponses réflexes habituelles aux stimulations appropriées. Les mouvements réflexes des pupilles à la lumière, par exemple, sont abolis. Surtout la respiration spontanée, mouvement automatique organisé par les structures du bulbe, n'est pas reprise lorsque la ventilation mécanique est interrompue. Ce signe essentiel est étudié dans des conditions techniques précises qui garantissent sa totale fiabilité. L'arrêt des fonctions cérébrales établi sur ces signes cliniques doit encore être confirmé par un examen complémentaire, électroencéphalogramme ne décelant aucune activité des neurones du cortex, dit « électroencéphalogramme plat », ou étude de la circulation cérébrale établissant l'arrêt circulatoire. Les conditions précises dans lesquelles ces examens doivent être pratiqués et interprétés sont rigoureusement définies.

— La constance des signes retenus de la mort cérébrale,

signes cliniques et paracliniques, doit être observée pendant une période d'observation suffisamment longue pour que toute évolution ultérieure soit en pratique exclue. Cette durée d'observation est estimée de façon empirique entre six heures et douze heures.

Les critères de la mort cérébrale ont été discutés dans tous les pays, les discussions proprement techniques entre spécialistes s'accompagnant toujours, à un degré ou à un autre, d'un débat public plus large. Finalement des « recommandations » ont été publiées émanant d'institutions compétentes. En France différentes circulaires ministérielles ou textes de loi établissent un cadre réglementaire contraignant [6]. Dans l'ensemble, les critères retenus par les différents pays, malgré quelques différences de portée pratique limitée, sont remarquablement convergents.

Dans notre pays, pour des raisons sans doute historiques, une valeur particulière est attachée à l'électroencéphalogramme plat qui reste pour de nombreuses équipes l'examen central et décisif du diagnostic. La valeur théorique et pratique de ce résultat a été en fait très discutée, il n'est pas de pratique habituelle en Grande Bretagne, il est facultatif aux États-Unis.

UNE MORT MODERNE

Le coma dépassé né en 1959 est le deuxième des rejetons modernes de la Nuit mythique, il est pour nous plus encore l'enfant imparable et noir de la réanimation. Le coma dépassé ne peut qu'être assimilé à la mort même, son frère ancien. Pourtant il ne se confond pas totalement avec la mort si familière : la souffrance qu'il déploie pour les vivants est bien particulière et d'un autre côté il recèle, au moins dans quelques cas, cette forme d'espoir que porte en elle la perspective des transplantations d'organes.

Bien souvent la question est encore posée de savoir si

ces malades sont vraiment morts, s'ils sont tout à fait morts : dans l'intervalle de temps étrange entre la mort cérébrale reconnue et l'arrêt du cœur, spontané ou médicalement décidé, le malade en coma dépassé a l'apparence de la vie. Cette apparence ne compte pas pour rien, elle impose ses significations habituelles et entraîne notre adhésion malgré les certitudes rationnelles dont nous pouvons nous armer. Le médecin sait que ce sujet est mort, encore faut-il débrancher le respirateur. Il faut effacer jusqu'à l'apparence de la vie, disposer du moment, exécuter le geste. Ce geste est lourd et sans doute nul ne s'y habitue jamais tant il semble accepter une sorte de connivence imposée et un peu honteuse avec la mort.

L'apparence de la vie maintenue au-delà de la vie est plus troublante encore pour les proches. Quoi qu'ait pu leur dire l'équipe soignante, cette situation n'a pas de place dans leur raison. C'est bien ce qu'exprimait assez le sarcasme de la mort rose : « Et voilà soudain que nous allons mourir roses, derrière la vitre de la salle de réanimation, parfaitement hydratés, perfusés, respirant au rythme physiologique souhaité ; les miens pourront entendre battre mon cœur. On leur aura dit " il est mort [7] ". »

Ces difficultés psychologiques ont été très réelles dans la période où le concept de coma dépassé, trop récemment établi sur le plan médical, était mal perçu par le public, mal intégré à nos représentations traditionnelles de la mort et du corps mort. Aujourd'hui, le coma dépassé est en quelque sorte entré dans la culture. On pourrait en prendre pour signe l'apparition et l'insistance de ce thème dans les œuvres de fiction. On pense, par exemple, à l'un des romans les plus populaires de Daniel Pennac [8] ou encore à l'introduction d'un film récent de Pedro Almodovar [9].

Le coma dépassé devient ainsi une forme acceptée de la mort. Une mort en deux temps en quelque sorte, avec une manière de préparation possible. Une mort moderne, hautement technique, certifiée et comme estampillée par l'électroencéphalogramme plat.

LES PRÉLÈVEMENTS D'ORGANES

Les problèmes spécifiques liés aux prélèvements d'organes sont quant à eux plus complexes. Si les aspects juridiques peuvent paraître en France remarquablement réglés, les questions éthiques de fond restent posées et les difficultés psychologiques restent vives [10].

De façon générale une sourde réticence pour ces pratiques persiste dans notre société [11]. Les tabous rituels protégeant l'intégrité du corps mort sont profondément enracinés dans notre culture. On sait que pendant des siècles les autopsies mêmes ont été interdites, réprimées, vouées à la clandestinité. Le corps reste porteur d'identité et ne peut être décontextualisé, sans désarroi et culpabilité des vivants. Que l'on songe aux moyens considérables consentis pour l'identification des dépouilles après les catastrophes collectives. La réification du corps et de ses produits détachés, gamètes, sang, organes, demeure problématique alors même que les autorités morales et religieuses, sous certaines réserves, n'émettent aucun interdit de fond [12, 13, 14].

Plus simplement, la crainte reste vive, et non sans fondement, d'une exploitation du corps dans une logique de marché. À maintes reprises des trafics d'organes ont été dénoncés dans des circonstances horribles et sordides. Une étonnante œuvre de fiction américaine a mis en scène l'organisation monstrueuse d'un tel trafic. Même si le dispositif réglementaire mis en place en France exclut rigoureusement toute commercialisation des produits du corps, on redoute encore qu'une forme quelconque d'intérêt, même d'intérêt scientifique ou médical noble ou ennobli, puisse s'attacher à la pratique des prélèvements.

Enfin, sur un plan directement émotionnel, il est

difficile pour les proches de subir l'annonce de la disparition d'un être cher et d'entendre, dans le même temps, dans une sorte d'urgence de l'équipe médicale, une demande de consentement à un prélèvement. Des efforts réels et efficaces ont été faits pour la formation des équipes médicales impliquées ; certaines maladresses choquantes, observées dans le passé, sont désormais évitées. Ces situations pourtant sont toujours difficiles à maîtriser et inévitablement éprouvantes.

On sait qu'en droit [15], les équipes médicales ne sont pas tenues de recueillir le consentement des proches. La loi Caillavet de 1976, confirmée par les lois de bioéthique de 1994, dispose qu'une personne qui n'a pas fait connaître de son vivant son opposition à un prélèvement éventuel sur son corps, est présumée consentante. La loi indique cependant que les médecins doivent s'efforcer de recueillir le témoignage de la famille sur les volontés que le défunt a pu exprimer. Cette enquête revient d'une certaine manière à solliciter une forme de consentement.

Les différentes difficultés que nous évoquons ont entraîné au début des années 1990 une augmentation sensible des refus de prélèvements et un ralentissement des pratiques de transplantation, au moment même où leur valeur thérapeutique se confirmait [16]. Malgré les lois de bioéthique de 1994 et malgré l'activité cohérente et remarquable de l'Établissement français des greffes mis en place peu après, l'activité de prélèvement reste globalement insuffisante [11].

Il n'est pas certain que les transplantations resteront dans l'avenir un recours thérapeutique essentiel et dans certaines pathologies le seul recours possible. D'autres techniques de substitution sont envisageables, utilisation d'organes animaux ou d'organes artificiels. Si les transplantations doivent continuer de représenter une option médicale d'importance majeure, une évolution culturelle est nécessaire. Le recueil d'un organe sur un malade désormais reconnu comme mort doit rester un acte au contenu symbolique fort, mais nous avons toutes les raisons humaines de le « positiver », de le voir du côté de la vie et non plus du côté de la mort. Accepter d'avance à notre mort le prélèvement de nos propres organes, accepter pour une famille le prélèvement des organes de l'adolescent qui vient de succomber, accomplit quelque chose qui est de l'ordre du don, et du côté de la vie. Ce don, protégé par le double anonymat du donneur et du receveur, est intégré dans un tissu collectif de vie humaine. Pour les médecins des services de réanimation, cette perspective de vie et sa dimension collective constituent une motivation essentielle et, d'ailleurs, la seule acceptable, pour engager la procédure austère du prélèvement. Lorsque la mort cérébrale est confirmée, le contrat du médecin avec le malade maintenant mort vient à son terme. Une obligation d'une autre nature s'impose alors, l'obligation de tout mettre en œuvre pour proposer à la communauté des malades en attente de greffe, des organes qui, pour eux, signifient la vie. Cette démarche qui nie la mort devant la mort même, s'inscrit naturellement dans la tradition de la médecine.

Deuxième partie

LA VIE RETROUVÉE
LE RETOUR DU COMA

Mademoiselle de l'Espinasse. – *Un jeune homme de dix-huit à vingt ans, dont je ne me rappelle pas le nom... fit une chute dans laquelle il reçut une commotion violente à la tête.*
Bordeu. – *Qu'appelez-vous une commotion violente ? Il tomba du haut d'une grange ; il eut la tête fracassée, et resta six semaines sans connaissance.*
Mademoiselle de l'Espinasse. – *Quoi qu'il en soit, savez-vous quelle fut la suite de cet accident ? Il oublia tout ce qu'il savait ; il fut restitué à son bas âge ; il eut une seconde enfance, et qui dura. Il était craintif et pusillanime ; il s'amusait à des joujoux. S'il avait mal fait et qu'on le grondât, il allait se cacher dans un coin ; il demandait à faire son petit tour et son grand tour. On lui apprit à lire et à écrire ; mais j'oubliais de vous dire qu'il fallut lui rapprendre à marcher. Il redevint homme et habile homme, et il a laissé un ouvrage d'histoire naturelle.*

Diderot, Rêve de d'Alembert

CHAPITRE 8

La récupération et ses rythmes

Il n'y a pas si longtemps que les victimes de coma, en particulier de coma traumatique, survivent dans la majorité des cas, même si des observations isolées ont pu être recueillies et remarquées bien avant, comme en témoignent les notations, cliniquement si justes, de Diderot. On trouve dans la littérature médicale de nombreux exposés synthétiques sur les comas, mais ceux-ci traitent toujours de la période initiale, du coma proprement dit. Il n'existe par contre que bien peu d'études d'ensemble de la période de retour du coma. Cette période de retour est pourtant cruciale : l'avenir du patient est en jeu tout autant que dans la phase initiale, quoique dans d'autres registres. C'est une période difficile, un temps de souffrance et de doute pour le blessé et pour sa famille. Cette prise en charge a bien des aspects techniques, mais elle nous apparaît avant tout comme une rencontre humaine.

L'ALLURE GÉNÉRALE

Le coma recouvre d'une séméiologie relativement uniforme des altérations cérébrales extrêmement diverses par leur nature et par leur sévérité. Le retour du coma va, en quelque sorte, dévoiler cette diversité et les modalités de ce retour seront donc extrêmement variables. Dans chaque cas le tableau clinique, qui apparaît alors, traduit l'état global du système nerveux, de la psyché, de l'organisme tout entier, au sortir d'une épreuve majeure dont les marques persistent encore.

Ce tableau est évolutif. Des désordres de toute sorte, fonctionnels et lésionnels, régressent et se stabilisent ; une forme ou une autre de récupération se fait jour et progresse au moins jusqu'à un certain niveau. Pour prendre une vue globale de ce processus, on peut proposer un diagramme schématique représentant les divers types d'évolution en fonction du temps.

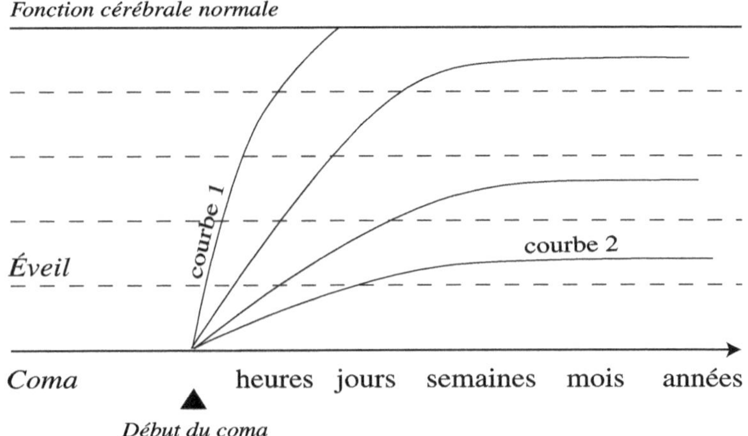

Allure générale de la récupération fonctionnelle

L'ordonnée de ce diagramme mesure l'évolution des capacités globales d'un patient entre l'abolition complète au cours du coma et le niveau des performances normales. L'abscisse marque le temps selon une échelle de type logarithmique. Ce diagramme dessine un modèle ; il représente la généralisation schématisée de multiples « courbes de récupération » établies en suivant les progrès de déficits neurologiques très variés, expérimentaux ou pathologiques.

Chacune des courbes représentées figure l'évolution d'un malade et l'ensemble des courbes donne une image de l'extrême variabilité des évolutions possibles. La courbe 1, la plus proche de l'ordonnée, décrit un patient dont le coma était bref, dont le retour était rapide et complet : en quelques heures ou en quelques jours il a retrouvé des capacités globales normales. La courbe 2, la plus proche de l'abscisse, décrit, à l'inverse, un patient qui a présenté un coma de plusieurs jours ou semaines, dont le retour s'est étalé sur des mois, peut-être une année ou plus, dont les capacités sont finalement restées très limitées. Entre ces deux extrêmes, tous les cas intermédiaires sont possibles.

Ces courbes ont toutes le même profil avec une récupération d'abord relativement rapide, puis des progrès plus lents et, finalement, un plateau dont l'écart de niveau par rapport à la fonction normale mesure l'importance des séquelles. Il est important d'observer que, pour chaque courbe de cette famille, il existe une corrélation évidente entre trois paramètres : la durée du coma initial (le temps écoulé jusqu'à l'ouverture des yeux), le rythme des progrès (la pente de la courbe ascendante) et le niveau du palier fonctionnel atteint au terme de l'évolution.

Plus le coma est long, plus le retour est lent et difficile, plus les séquelles sont lourdes. Cette corrélation est si constamment observée qu'elle pourrait constituer une loi générale de l'évolution.

Beaucoup de récupérations n'ont pas un caractère aussi linéaire : des fluctuations, des périodes de stagnation, voire des régressions, sont possibles. Le palier des performances atteint n'est pas toujours définitivement fixé, des progrès et aussi des régressions tardives sont quelquefois observés ; cependant, les variations de chaque parcours individuel n'altèrent pas le schéma général.

LES GRANDES ÉTAPES

Le coma est levé au cours d'une phase d'éveil marquée par la réapparition d'une série ordonnée de comportements caractéristiques d'échange avec le monde extérieur. Ce stade franchi, se dévoilent éventuellement des déficits neurologiques identifiables qui devront faire l'objet d'une prise en charge spécifique pour une période plus ou moins longue de rééducation. Lorsque le maximum de la récupération possible est atteint, des séquelles peuvent persister et une période nouvelle s'ouvre de réadaptation. Enfin malgré ses capacités fonctionnelles peut-être limitées, le blessé aura à trouver une réinsertion sociale et, si possible, professionnelle.

Chacune de ces étapes – phase d'éveil, rééducation, réadaptation, réinsertion – pose des problèmes particuliers. Chacune correspond pour le patient à une évolution de ses fonctions neurologiques, à une évolution de sa réponse psychologique ; chacune pour l'entourage marque un nouveau temps dans la liquidation nécessaire de l'ensemble de l'aventure. Tout au long de cette évolution, le patient doit être surveillé et assisté sur le plan médical ; le patient et sa famille doivent être soutenus sur le plan psychologique, conseillés et aidés sur le plan médico-social. Les prises en charge adéquates se déroulent dans des établissements de soins successifs, le plus souvent distincts.

CHAPITRE 9

L'éveil

Sœur – dit Isis à Nephtys – voici notre frère viens, soulevons sa tête viens, réajustons ses os viens, rassemblons ses membres viens, mettons fin à sa misère, qu'autant que nous puissions l'aider il ne souffre plus. Que les humeurs réhabitent son esprit ! Que ses veines à nouveau se remplissent ! Osiris vis ! Osiris ! Que le grand Anéanti se lève !

Textes des sarcophages

Château-Rauzé n'est pas le château de la « Belle au bois-dormant » où, quand l'heure fixée est venue, sur un seul appel d'amour, l'endormie ouvre les yeux, sourit, et aussitôt reprend à danser sa vie interrompue. L'éveil de nos blessés demandera beaucoup d'appels, les sourires seront difficiles à former et souvent amers, la danse très longtemps restera maladroite.

La période d'éveil correspond à la restauration des mécanismes de base de la vigilance dont l'interruption globale définissait le coma. Le retour de l'état d'éveil, et donc la fin du coma, est marqué par l'ouverture des yeux. La suite des progrès, jusqu'à la reprise d'une conscience ordinaire permettant une présence au monde et un comportement normal, est essentiellement variable en fonction de la nature du coma et des altérations cérébrales sous-jacentes. On peut schématiquement opposer deux types d'évolution : certains patients sortent du coma en quelques heures, en quelques jours, sans désordres majeurs et retrouvent en général les possibilités vitales qu'ils avaient avant l'accident. D'autres patients, au contraire, émergent au cours d'un processus lent, résistible, marqué de multiples difficultés ; le temps se compte en jours, et plus souvent en semaines et en mois ; presque toujours ces patients garderont d'importantes séquelles fonctionnelles.

L'OUVERTURE DES YEUX

Le moment de l'éveil du coma est marqué conventionnellement par un signe essentiel, facile à observer : l'ouverture des yeux. Un patient qui ouvre les yeux, d'abord sous l'effet de quelque stimulation, ensuite spontanément et durablement, n'est plus dans le coma.

Ce signe n'est pas seulement conventionnel, il correspond probablement à un stade de restauration fonctionnelle globale du cerveau. Il implique précisément la mise en jeu d'une zone définie du tronc cérébral où se situent en même temps les noyaux des nerfs crâniens qui commandent les mouvements des paupières et des yeux, et une partie centrale du système activateur de l'éveil. L'ouverture des yeux est ainsi corrélée à la restauration d'un certain niveau de vigilance ; elle s'accompagne, d'ailleurs, de la réapparition des réflexes de clignement des paupières.

Nos collègues de Montpellier ont étudié l'ordre et le délai de réapparition des différentes réponses oculaires et d'autres réponses tirées de l'échelle de Glasgow. Dans une population de traumatisés crâniens graves, le délai moyen de l'ouverture des yeux à la stimulation est de 5,8 ± 4,3 jours ; le délai moyen d'ouverture spontanée des yeux est de

14,1 ± 5,9 jours[1]. Ces chiffres signifient que la durée du coma proprement dit n'excède pas, sauf rares exceptions, deux à trois semaines, à condition qu'aucune neurosédation ne prolonge, de façon artificielle, les altérations de la vigilance. La durée du coma est ainsi limitée et on peut faire l'hypothèse que des altérations plus sévères, qui auraient provoqué des comas plus longs, sont en fait incompatibles avec le maintien des fonctions végétatives du tronc cérébral et évoluent plus ou moins rapidement vers un coma dépassé.

Les médias racontent volontiers des histoires spectaculaires de comas ayant duré plusieurs mois, voire plusieurs années, et parfois heureusement terminées. Récemment, l'information télévisée et toute la presse[2] ont raconté l'histoire d'une femme du Nouveau-Mexique : « Patti White Bull est une miraculée : cette Américaine de quarante-deux ans, en coma catatonique depuis seize ans, vient de se lever d'entre les presque-morts. » Cette malade, victime d'une anoxie cérébrale au cours d'une césarienne, brusquement, la veille de Noël, à la surprise de l'infirmière avait commencé à bouger et réclamait à manger... Lorsque ces histoires ont quelque fondement, elles correspondent toujours comme ici à des observations de troubles de la conscience prolongés, ou d'états quasi végétatifs, et non pas à des comas véritables. La littérature médicale n'est malheureusement pas toujours épargnée par cette confusion.

SOUVENT, UNE SORTIE RAPIDE

Les malades ou blessés qui ne présentent pas de lésions structurales du cerveau ouvrent les yeux, sortent du coma en quelques heures et d'autant plus vite que le coma a été moins profond.

C'est ce que l'on observe dans la très grande majorité des intoxications exogènes ou des troubles métaboliques rattrapés à temps, ou encore chez les traumatisés crâniens ayant subi une commotion d'intensité modérée ou présenté une compression cérébrale par un hématome rapidement opéré. Dans ces diverses circonstances, il est juste de parler *d'éveil* du coma dans une comparaison implicite à l'éveil du matin : les mécanismes de la vigilance, suspendus un moment, fonctionnent à nouveau et activent un ensemble de structures cérébrales essentiellement normales.

Confusion et rêveries

L'éveil de ces comas n'a cependant pas le caractère instantané de l'éveil du matin. Presque toujours il s'accomplit au cours d'une période de confusion et d'onirisme qui peut persister puis se dissiper sur plusieurs jours.

Le témoignage de Michel Leiris au sortir de son coma barbiturique[3] est particulièrement précieux tant il paraît dénué des complaisances et fabulations *a posteriori* qui altèrent, à l'évidence, beaucoup de récits analogues : « Ce que je puis, écrit Leiris, en usant de ma seule mémoire, retracer de la journée où je revins à moi, et de celles qui suivirent, est décidément bien confus… j'avais seulement la certitude obscure d'être une manière de Lazare remonté du tombeau… Pendant peut-être vingt-quatre heures je fus, durant mes vagues moments de somnolence, la proie d'une idée… qui montre combien était fragile le sentiment que j'avais de mon identité… Je cessais d'être Michel Leiris pour devenir… un couple d'écrivains anglais très snobs, m'identifiant tantôt à l'homme tantôt à la femme, selon que je reposais étendu sur le côté gauche ou le côté droit… »

Ensuite, pendant plusieurs nuits, éclosent des constructions oniriques habitées par des personnages de théâtre, le souvenir d'un cousin Louis, d'une tante Claire, des fragments de vie, d'images remontées de la mémoire : « Dans l'état quasi infantile où je me trouvais, après cette espèce de mort suivie d'une nouvelle naissance, quoi d'étonnant si j'étais assailli par des lointains souvenirs d'enfance… »

Ce long récit, dont il faudrait citer des pages entières, fait entrevoir le vécu subjectif de la confusion et révèle les thèmes des rêveries qui l'accompagnent et marquent sa fin. Ce retour semble ici s'être accompli sans angoisse particulière, sans motions affectives douloureuses. Michel Leiris parle d'un « scénario sec », d'un « carnaval sans gaieté ». Plus souvent, le vécu de cette période est, au contraire, chargé d'une angoisse massive ou au moins traversé d'un sentiment « d'inquiétante étrangeté ». Il est souvent raconté comme une lutte exténuante contre des personnages sadiques dans des situations sans issue. Ainsi, Renaud, un de nos blessés, parlera d'une chambre de torture très froide : « Ils voulaient mes aveux, mes adresses… J'avais un entonnoir bloqué dans la gorge pour le poison… Ils m'ont pelé la peau des poignets par petits coups… » On peut retrouver, derrière ces fantasmes de persécution, le vécu des soins les plus banals [4].

La confusion mentale, et les productions de rêveries qui l'accompagnent le plus souvent, sont comprises dans la tradition psychiatrique française, et particulièrement depuis les études lumineuses de Henry Ey [5], comme un trouble caractérisé de la conscience. Les états confusionnels sont observés dans de nombreuses pathologies toxi-infectieuses comme les premières étapes d'une « destructuration » de la conscience pouvant aller jusqu'au coma. Un bon exemple de ces confusions est fourni par l'ivresse de l'alcool ou d'autres neurotoxiques. La confusion qui suit le coma peut, en miroir, être considérée comme l'étape d'une « restructuration » de la conscience. Que la conscience entière de l'état éveillé ne soit pas récupérée d'un coup traduit sans doute d'abord le caractère progressif de la restauration des mécanismes activateurs de la vigilance. La confusion et l'onirisme paraissent se dérouler sur un fond de vigilance encore imparfaite, attestée d'ailleurs par les tracés électroencéphalographiques de cette période. À une vigilance amoindrie correspond une conscience chaotique où les repères du temps, de l'espace, de l'identité sont incertains et mal rassemblés : on parle de « désorientation temporospatiale ». Les contenus psychiques correspondants aux perceptions actuelles et aux données de la mémoire ne sont ni différentiés ni synthétisés dans la conscience. Lorsque ces repères sont à nouveau accessibles, la confusion s'estompe et disparaît. « Tout semble donc rentré dans l'ordre que définissent la géodésie et les éphémérides, conjointes avec l'état civil » dit encore Michel Leiris.

On ne saurait cependant réduire la psychopathologie de cette période à un simple retour mécanique de la vigilance. Denise Osson, professeur à l'université de Lille, dès 1974, dans sa remarquable étude sur le retour du coma en milieu neurochirurgical[6], avait montré comment le trouble de la conscience ouvre la porte de l'imaginaire : l'imaginaire « est le lieu de la chute où sa désorganisation entraîne la conscience, et où les fantasmes inconscients les plus profonds affleurent dans leur travestissement symbolique ».

La période de confusion et d'onirisme qui suit le coma peut, dans de nombreux cas, se résorber sans laisser de désordres durables. Le sujet reprend, en apparence au moins, l'existence normale d'avant, même s'il conserve une interrogation tenace sur le trou noir qui subsiste dans sa trajectoire. Bien souvent, cependant, il n'en est pas ainsi : des difficultés psychologiques importantes persistent, peuvent s'aggraver secondairement et conduire à une pathologie psychiatrique caractérisée avec désadaptation sociale durable.

Ce type d'évolution est fréquent dans les suites des comas traumatiques mais peut s'observer aussi dans d'autres contextes étiologiques. Le mécanisme des troubles n'est pas univoque, on peut penser que le traumatisme a entraîné des altérations cérébrales certes minimes, puisque l'éveil, ici, a été rapide, mais suffisantes pour laisser des séquelles neuropsychologiques. Ces dernières années les résultats d'investigations psychométriques fines, conjointes aux données de l'imagerie par résonance magnétique, ont donné un crédit renouvelé à l'hypothèse d'une origine lésionnelle dans la psychopathologie de ces blessés [7]. D'un autre côté dans son analyse déjà évoquée, Denise Osson a bien dégagé la continuité psycho-dynamique et structurale de la confusion mentale et des troubles psychologiques « post-commotionnels ». Elle insiste sur l'inertie, l'apragmatisme, le vide affectif caractéristique de ces états et y voit la continuation d'une pathologie de la conscience, « pathologie particulièrement aliénante, qui rive le sujet à une existence indifférenciée, sans intentionnalité [6] ». On peut remarquer que cette analyse psycho-dynamique est largement compatible avec l'explication lésionnelle précédente.

Une angoisse de mort

Dans un registre différent, nous avions insisté dès 1975 sur l'évidence chez ces sujets d'un traumatisme psychique au sens classique de la clinique psychanalytique [8]. On sait comment la psychanalyse, dans l'axe des travaux de Freud, Abraham, Fenichel, Ferenczi, a transposé la notion de traumatisme, reconnaissant comme « traumatisme psychique » tout événement capable de faire soudainement effraction dans les défenses du moi, de déborder et de désorganiser durablement ses capacités de régulation. Une telle effraction a toujours pour signal ou pour conséquence une angoisse de mort, la peur de l'anéantissement total. Ceci, qui a une valeur générale, s'applique avec une particulière évidence au vécu psychologique du traumatisme crânien : l'angoisse de mort prendra racine, de façon aiguë, dans les troubles de la conscience et des fantasmes de castration se nourriront des représentations symboliques de la tête.

Le vécu du traumatisme crânien est un vécu de mort : l'angoisse qui surgit est au sens le plus direct angoisse de mort. L'importance psychologique du trou dans la conscience, du « trou de coma » comme on a dit, est sans doute considérable : ce trou est vécu *a posteriori* comme l'expérience même de la mort. Le réveil dans le monde étrange de l'hôpital, la réorganisation du champ de conscience et des souvenirs qui s'effectuent dans une atmosphère d'anxiété, de doute, d'insécurité, réalisent les conditions d'un traumatisme majeur. Montaigne raconte, au Livre II des *Essais*, sa chute de cheval, sa perte de conscience, son réveil et le retour à sa mémoire des circonstances de l'accident : « Il me sembla que c'était un éclair qui me frappait l'âme de secousse, et que je revenais de l'autre monde. » Tous nos blessés n'ont pas, et de loin, la possibilité d'auto-analyse de Montaigne. Mais pour n'être pas exprimée, ou seulement de façon médiate et parcellaire, cette angoisse de mort n'en est que plus redoutable. On la trouve au niveau des tests projectifs où se font jour des fantasmes de morcellement, d'éclatement, de néantisation.

D'un autre côté, comme dans toutes les situations où la conscience est incertaine, effacée ou intermittente, l'inconscient a, ici, libre carrière. Depuis quelques années de nombreux travaux d'inspiration psychanalytique ont insisté à nouveau sur l'importance et la véhémence du retour de l'inconscient au sortir des comas. Hélène Oppenheim-Gluksman parle justement « d'inconscient délié... c'est-à-dire l'irruption brute et concentrée, sans les processus habituels de censure et de refoulement, sans compromis symptomatique, des conflits psychiques inconscients fondamentaux du sujet [4] ».

Nul doute que la traversée de la période de réveil, l'élaboration fantasmatique progressive de l'histoire de l'accident et du coma, ne constitue pour le sujet un traumatisme psychologique majeur. Celui-ci déborde d'autant mieux les capacités de régulation habituelles du moi, qu'il est vécu dans le climat d'altération persistant du champ de la conscience, d'inertie, que Denise Osson reconnaît comme suite spécifique du coma initial et de la confusion.

PARFOIS, UNE DIFFICILE RECONSTRUCTION

Lorsque le retour à un niveau normal ou subnormal de conscience et de communication n'est pas rapidement manifeste, la phase d'éveil du coma peut s'étaler sur une durée de plusieurs semaines à plusieurs mois. On parle alors d'éveil retardé, de troubles de la conscience prolongés.

Cette modalité du retour présente des aspects cliniques particuliers et pose des problèmes de prise en charge très spécifiques. Elle s'observe toujours lorsque la pathologie en cause comporte des lésions structurales étendues et diffuses du cerveau, le plus souvent responsables du coma initial ou venues compliquer son évolution. Il s'agit, dans la très grande majorité des cas, de comas traumatiques graves. On observe au décours de comas lésionnels non traumatiques, après hémorragie cérébrale ou cérébro-méningée, après accidents anoxo-ischémiques, une évolution peu différente souvent cependant plus stéréotypée. Pour des raisons épidémiologiques, les traumatismes crâniens graves représentent de très loin les cas les plus fréquents et les mieux étudiés.

Chez ces blessés, la période d'éveil correspond, non pas à la restauration du fonctionnement des mécanismes de la vigilance dans un cerveau intact mais, bien différemment, à la réapparition de certains fonctionnements possibles dans un cerveau profondément altéré par le traumatisme. Il est donc insuffisant de parler d'éveil, il serait plus juste de parler de réorganisation globale des fonctions cérébrales. Cette réorganisation est variable dans ses modalités et dans son rythme en fonction de l'importance et de la topographie des lésions, en fonction aussi d'autres facteurs plus généraux que nous examinerons.

La progression

Malgré la diversité considérable des tableaux observés, on peut reconnaître un certain nombre de paliers qui scandent la progression. Dès 1964, Robert Vigouroux[9] décrivait, pour l'évolution globale de ces blessés, à partir de signes cliniques et électro-encéphalographiques, un chemin évolutif en huit phases successives :

1) coma *carus* avec troubles végétatifs ;

2) coma avec stabilisation des troubles neuro-végétatifs ;

3) sortie de l'état comateux ;

4) reprise d'un contact avec le monde extérieur ;

5) reprise d'un contact humain ;

6) confusion mentale ;

7) troubles psychotiques ;

8) récupération.

Les trois étapes centrales de cette évolution, 3-4-5, correspondent à la période d'éveil proprement dite. L'équipe de Château-Rauzé a retrouvé empiriquement ces mêmes étapes naturelles qui correspondent à des paliers repérables dans la réorganisation de la conscience[10].

Une première étape, dite « phase végétative », va de l'ouverture des yeux aux premières possibilités d'exécution d'un ordre simple. Une deuxième étape, dite de « conscience réactive », s'étend jusqu'à la prise de conscience du monde extérieur. Une dernière étape, dite d'« échanges relationnels », conduit au retour d'un certain degré de conscience de soi.

La phase végétative initiale commence avec l'ouverture spontanée des yeux. Elle se termine lorsque le malade répond de façon prévisible et régulière à un ordre simple comme « serrez la main, ouvrez la bouche… », pour autant qu'il en soit capable sur le plan moteur, cette réponse étant tenue pour une première manifestation de conscience réactive. Une phase végétative de quelque durée, comptée en jours ou en semaines, est d'observation commune dans l'évolution des comas traumatiques graves. Pendant cette période, le blessé a retrouvé une autonomie respiratoire, mais reste totalement dépendant d'un nursing complexe. Des mouvements du regard, de brèves manifestations motrices erratiques, mâchonnements, bâillements, mimiques de souffrance, sont possibles et pourront servir d'appui à l'amorce d'une relation si la situation se prolonge. Cependant, aucune relation stable avec le milieu extérieur et aucune reconnaissance de la présence d'autrui ne paraît discernable. La phase végétative est caractérisée par une vigilance sans contenus de conscience identifiables *(awakening, without awareness)*.

L'obtention d'une réponse ou d'une ébauche de réponse constitue un pas considérable. Progressivement, le répertoire de ces réponses brèves va s'enrichir, le blessé n'exprime spontanément aucun besoin, aucun désir, mais il semble progressivement repérer, reconnaître les objets concrets du monde extérieur, réagir à la présence des membres de la famille et des soignants.

Les premiers échanges relationnels se construisent sur ces bases. Tantôt, un répertoire de possibilités motrices limitées permet l'instauration d'un code : « Fermez les yeux pour dire oui », « pliez l'index pour dire oui » ; tantôt, une forme de verbalisation est possible. Les échanges sont confinés à des situations concrètes vécues dans l'instant, à l'expression d'un acquiescement ou d'un refus. Dans un document de qualité, réalisé pour la télévision française au centre de Château-Rauzé, on découvre Pascale, une jeune blessée parvenue à ce stade de l'éveil, essayant avec son infirmière un code personnel : déplier un doigt pour dire « oui », deux doigts pour dire « non » ; elle est capable de signifier qu'elle a froid et qu'elle préfère sortir de la piscine [11].

Une construction du présent semble progressivement

possible, les premières traces de mémoire se mettent en place et, malgré les déficits fonctionnels qui se font jour à cette période, le répertoire global d'échanges s'enrichit. Les données de la situation présente, l'antécédent de l'accident, les liens aux personnes de la famille et à l'équipe s'installent. Une conscience de soi paraît, comme en écho, se faire jour à ce stade.

Cette période, de durée et de contenu très variable d'un blessé à l'autre, est souvent marquée de manifestations psychopathologiques qui peuvent suspendre la progression et altérer gravement la prise en charge. De longues périodes de stagnation sont possibles et leur cause doit toujours être recherchée, en dehors de complications somatiques éventuelles, dans un blocage de la situation relationnelle des blessés. Il semble que certains sujets traversent des épisodes de régression profonde et durable – « celui-ci ne veut pas se réveiller », disent les aides soignantes. Certains retraits massifs durables évoquent des états autistiques et, plus encore, font redouter l'évolution vers un état végétatif.

Ces refus d'éveil ont souvent été compris par les équipes comme traduisant une véritable position dépressive [12], position dépressive du blessé mais parfois aussi bien de l'équipe. Ces situations peuvent être dénouées, parfois de façon soudaine, par une réévaluation attentive des blocages qui peuvent s'être établis au cœur de la prise en charge. En voici un exemple : Latifa, une adolescente victime d'un traumatisme crânien particulièrement sévère dans un accident de la circulation où sa mère avait trouvé la mort, présentait, huit mois après l'accident, le tableau achevé d'un état végétatif sans issue. Sa situation sociale et familiale était inextricable et encore sans issue. L'équipe tout entière dérivait lentement vers un abandon, un désir de mort flottait, derrière les attitudes transférentielles et contre-transférentielles habituelles. Lors d'une réunion de synthèse un samedi matin, en sa présence, l'ensemble de l'histoire fut reprise, les problèmes, les interprétations, les perspectives explorés.

Aucune conclusion ou décision particulière ne se dégagea. Cependant, le lundi suivant, Latifa livrait les premiers signes sans équivoque d'un éveil, puis démarrait des progrès réguliers qui devaient l'amener à un niveau de récupération acceptable, en tout cas totalement inespéré au début de la prise en charge. Qu'est-ce qui avait été modifié au cours de cette réunion ? Quelque chose loin dans la psyché de Latifa ? Le regard de l'équipe ?...

Cette histoire, et tant d'autres aussi exemplaires, montrent à quel point la période d'éveil retardée est un temps d'intense réactivité et de fragilité psychologique majeure, le plus souvent cachées derrière le handicap physique qui domine le tableau [13].

Plusieurs mécanismes intriqués pourraient rendre compte de ces problèmes psychopathologiques : désordres confusionnels liés aux aléas de la reconstruction des fonctions cognitives et de la mémoire ; traumatismes psychiques actuels du vécu chaotique d'un monde extérieur étranger et contraignant, d'un schéma corporel éclaté, d'un monde intérieur altéré ; retour d'un inconscient incontrôlable avec ses chaînes signifiantes de l'histoire ancienne et peut être de la traversée de l'éveil lui-même.

Sur le plan clinique, ces blessés paraissent angoissés ou perplexes, plus rarement agités. Les attitudes franchement régressives sont communes avec quête incessante d'assurance, et de bénéfices secondaires. L'agressivité est fréquente. Chez les blessés capables d'une expression verbale, des délires proprement dits peuvent apparaître où tel fragment du passé paraît parasiter durablement le vécu actuel, tel cet homme mûr revivant pendant plusieurs semaines, avec une conviction inébranlable, une année de séminaire, située quinze ans plus tôt, superposant avec une parfaite maîtrise, les rites de la vie religieuse d'alors et les rites du centre de rééducation.

Plus tard, lorsque l'éveil est accompli, le blessé n'aura souvent rien à dire sur cette période qui restera largement couverte par une lacune dans la mémoire. D'autres fois, il rationalisera un récit satisfaisant, plus ou moins conventionnel, couvrant la période de coma et la période d'éveil. Ainsi, Jean-Charles, après être passé par plusieurs périodes de perplexité anxieuse où il exprimait de façon répétée sa certitude d'être mort, racontera dans l'après-coup la traversée de cette mort comme celle d'une lumière blanche où sa grand-mère lui parlait sur un nuage.

La prise en charge médicale

Lorsque dans les années 1970 les progrès de la réanimation ont permis la survie des premiers traumatisés crâniens au-delà du coma initial, la prise en charge de ces patients au cours de la période du post-coma posait des problèmes radicalement nouveaux. C'est peu de dire que les structures médicales classiques, et notamment les services de rééducation neurologique, n'étaient ni préparées, ni disposées à accueillir ces blessés. Les multiples problèmes somatiques additionnés mal connus, l'absence quasi totale de possibilités relationnelles, l'extrême lenteur des progrès, l'incertitude des perspectives et du pronostic final aboutissaient bien souvent, dans la plupart des services, à un rejet plus ou moins conscient, ailleurs à une accumulation de soins mal adaptés, mal assurés, toujours lourds pour les équipes, persécutifs pour les blessés.

Cette situation a lentement évolué. Aujourd'hui, plusieurs équipes prennent en charge dans des conditions excellentes la phase d'éveil des comas traumatiques. Elles travaillent dans le contexte d'institutions de statuts administratifs divers, elles sont différentes par leur origine, leur structure, leur ancienneté. Chaque équipe, confrontée aux mêmes problèmes, a développé ses propres solutions et les a validées empiriquement. Les institutions les plus anciennes, et plus particulièrement le centre de Château-Rauzé, ont souvent servi de modèle de référence.

Au cours de cette période, un suivi médical attentif est évidemment indispensable : ces blessés sont fragiles sur tous les plans, toutes les fonctions du corps sortent altérées de la traversée du coma et doivent être normalisées. Il faut souvent plusieurs semaines avant de juguler complètement l'infection pulmonaire résiduelle, avant de voir disparaître les orages végétatifs, avant de stabiliser la nutrition, de régler l'excrétion. Longtemps, des complications tardives du traumatisme crânien restent possibles. Une prévention minutieuse des lésions cutanées, des raidissements, blocages et déformations articulaires liés aux troubles persistants du tonus musculaire, est nécessaire.

Pour essentiels que soient les gestes quotidiens d'hygiène, de prévention, de soin, c'est encore au-delà que se situent les véritables enjeux de la période d'éveil : il ne suffit pas de sauvegarder le corps, il faut encore retrouver celui qui habite ce corps, aller à sa rencontre, saisir dans ses balbutiements, porter et faire advenir le sujet qui chaotiquement semble faire retour.

De l'état de ce sujet au bord de l'éveil, nous ne savons rien de sûr. Seulement, à partir de l'image de ses lésions, de la mosaïque de ses déficiences, des signes multiples que livre sa vie quotidienne, des étapes ultérieures de sa reconstruction, nous élaborons une représentation. Comme sujet, le blessé nous apparaît éclaté, morcelé, enfermé dans une confusion, une incapacité globale : morcellement du corps et de la psyché, confusion des perceptions et des temps, incapacité de l'expression et de l'action, souffrance finalement. Cette souffrance d'éclatement qu'exprime, à son retour du coma, le soldat Gödicke : « Et l'on peut bien admettre, même si on ne peut en donner la preuve, que la souffrance d'une âme disloquée en atomes et réduite en poussière, et qui est contrainte de retrouver son unité, surpasse toute autre souffrance [14]. »

• Les choses de la vie

La prise en charge a pour but de retrouver des repères et de les faire retrouver et réhabiter par le blessé lui-même, de lui rendre la continuité du monde, de l'espace autour de lui, la continuité du temps, de ses mémoires.

Les techniques mises en œuvre ici ou là ne doivent pas faire illusion, elles sont toujours contingentes ; seule compte en fait la présence humaine, qui doit autant que possible être stable et durable, assurée par un petit nombre d'intervenants de qualité. Dans les années 1980 s'est développée la vogue des stimulations multi-sensorielles. De nombreuses institutions, particulièrement aux États-Unis, proposaient des « programmes de réveil » intensifs et coûteux. Le patient passif était amarré à un lit ou à un fauteuil et soumis à une débauche de bruits, de lumières, de vibrations arrangées en séquences savantes destinées à éveiller chaque recoin de sensorialité de son système nerveux et à évoquer des réponses de mieux en mieux élaborées. Les rats cérébro-lésés retrouvent, semble-t-il, d'autant plus vite un comportement d'autant plus normal qu'ils sont soumis pendant leur récupération à un environnement sensoriel riche et excitant. On a donc extrapolé. De grands efforts de recherche ont été déployés pour démontrer l'efficacité de ces stimulations, la valeur de tel programme particulier [15].

L'équipe de Château-Rauzé a développé de façon empirique une attitude toute différente qu'Edwige Richer résume ainsi : « L'utilisation des stimulations dans un environnement personnalisé et l'observation minutieuse des réactions du patient que nous apprenons à connaître à partir de ce que sa famille nous en dit ont pour objectif de reconstruire progressivement un système relationnel… Il ne s'agit pas d'allumer des spots lumineux, de mettre de la musique ou une télévision, il s'agit de choisir des stimulations avec la famille et en fonction de l'histoire du blessé. Ces objets signifiants pour lui, nous allons les regarder avec lui et les resti-tuer. Nous allons rechercher un environnement ordinaire, le plus démédicalisé possible, pour qu'il retrouve des repères : chambre, salle de bains, salle à manger. Nous rejoignons ainsi la réalité de la vie... Il s'agit simplement de proposer et de repérer des situations capables de susciter des réactions et de faire émerger un désir. » Au total, l'équipe tente de baliser un chemin vers « les choses de la vie », selon l'heureuse expression de notre collègue Jean Sutter[16].

Les visées de cette vie quotidienne, mise en œuvre et mise en scène chaque jour, sont toujours doubles : d'un côté, récupérer les repères, retrouver une continuité ; d'un autre côté, rendre possible et désirée une communication. Peut-être s'agit-il là des deux faces d'une seule visée : il semble souvent qu'une communication véritable, une relation retrouvée n'est possible que lorsque le sujet a quelque peu réunifié, reconstruit une sorte de lui-même capable de quelques mouvements vers une sorte de monde. Mais aussi bien il peut sembler qu'un soi-même n'est possible que lorsque la relation à autrui l'a d'une certaine manière institué, et que les repères du monde ne sont donnés qu'après, et comme conséquence.

Il s'agit dans l'un et l'autre cas des modalités de retour d'une conscience de soi. Cependant, ce retour ne nous est pas directement accessible. Ces sujets, à ce stade, ne disposent pas d'un langage suffisant pour nous rendre témoin de leur conscience, ils ne nous livrent que des réactions, des fragments de comportement plus ou moins adaptés, dont les contenus de conscience restent toujours à interpréter.

• Les chemins de la reconstruction

Dans quel registre et par quels chemins s'effectue d'abord cette reconstruction ? Dans un registre émotionnel assurément ; longtemps par le chemin du corps, puis par le chemin des signes, toujours par la médiation des soignants dans une rencontre humaine. Notre collègue Christian Pheline, neurochirurgien à Orléans, est l'un des premiers à avoir compris que l'éveil du coma ne peut être qu'une rencontre humaine et à avoir, dans son service, mis en œuvre les stratégies, les modèles et les structures propres à faire advenir cette rencontre. Il a maintes fois insisté sur le rôle de l'émotion dans le réveil, « facteur décisif et mobilisateur du noyau profond du sujet [17] », et montré comment l'histoire entière du coma pouvait être comprise comme un échange de signes, « un parcours sémiotique ».

Émotion, prise en charge du corps, prise en charge des signes sont pour longtemps liés. Il est nécessaire de gérer la vie émotionnelle du blessé en évitant tout ce qui peut induire des émotions négatives, l'angoisse, la douleur, l'insécurité. Il est plus important encore d'utiliser l'émotion partagée dans la prise en charge pour la récupération d'une relation.

Tout commence sans doute par la manipulation du corps. Les soignants pendant le coma ont affaire au corps. Dans les premières fluctuations de l'éveil, les gestes de soins perpétrés sur le corps font irruption dans la psyché, y imposent la présence de l'autre, du soignant, fut-ce sur un mode douloureux et persécutif. Plus tard, au stade de l'éveil proprement dit, le corps sera, et pour longtemps, le lieu privilégié de contact, de rencontre.

La manipulation du corps est la première source des messages afférents dans le système nerveux, d'expériences perceptives dans la psyché. Nous atteignons la psyché à travers le corps. Le patient s'éprouve comme existant à travers les multiples sensations qui viennent des contacts cutanés, des massages, des positionnements, des soins en général, des gestes de sollicitude ou de tendresse qui les accompagnent. Les soins, les interminables toilettes sont des moments essentiels.

Avec les manipulations du corps déjà, et dans les longs vis-à-vis du patient avec chaque soignant, des échanges s'instaurent où circulent les premiers signes à un niveau purement émotionnel. Entre le patient et son entourage, un tissu de communication préverbal, peut-être encore en deçà des signes avérés, s'établit.

Ce tissu qui est au fond de tout contact interhumain n'appartient en propre ni au patient lui-même ni à ceux qui sont auprès de lui : il est indivis, climat de l'échange avant l'échange. Pour reprendre un mot de François Roustang à propos du transfert en psychanalyse, on peut dire que nous sommes avec le patient « en état de participation ». Chez certains patients qui resteront durablement dans ces phases premières de l'éveil, toute la prise en charge passe par cette « participation ». Si on veut alors parler de conscience, on dira que la conscience du patient et celle de l'équipe sont en état de participation.

Plus tard, de multiples manifestations végétatives ou somatiques sont observées, que les médecins souvent considèrent comme purement automatiques, sans signification, alors que la famille aussi souvent les charge de sens. Lorsque ces manifestations ne sont pas de purs stéréotypes neurologiques, l'équipe peut s'en emparer, leur donner en quelque sorte le statut de signe potentiel, leur conférer un sens. L'équipe fait l'hypothèse que cette flexion du doigt que le patient produit par moment de façon, semble-t-il, erratique, marque un acquiescement, signifie « oui ». L'hypothèse n'est pas gratuite, elle vient parce que l'équipe a une longue expérience de ces patients, une longue connivence avec ce patient-là. Si l'hypothèse est juste, le patient répétera son geste de façon de plus en plus adaptée à la situation, de plus en plus pertinente. Le signe potentiel est devenu un signe intentionnel, un pas considérable a été franchi. Cependant, si personne n'est là pour recueillir la flexion du doigt et en faire un signe, le possible est manqué, le silence perdure.

Le schéma ainsi décrit a bien sûr une valeur générale, les gestes que je fais toujours prennent leur sens au moins en partie de l'interprétation d'autrui manifestée dans sa réponse. Le geste est premier et le sens second. Tout se passe dans l'éveil retardé comme si certaines possibilités motrices étaient récupérées avant que la conscience puisse les habiter d'intention et de sens. À ce stade, l'intention et le sens peuvent venir de l'équipe : celle-ci fonctionne comme conscience vicariante.

La réapparition de l'intentionnalité des signes marque le retour du sujet. À partir de là, le progrès des échanges peut être rapide. Ce progrès peut aller jusqu'à la reprise du langage, où chacun redevient interlocuteur ordinaire dans un échange où, tour à tour, l'un a conscience de dire et l'autre a conscience de comprendre. Ailleurs, cependant, des échanges peuvent rester limités. Tantôt parce que les moyens conventionnels de communication font défaut : le patient peut être paralysé ou aphasique... Tantôt parce que les contenus de la psyché sont sévèrement altérés par les désordres neuropsychologiques [18].

Une présence essentielle de la famille

Seule une présence traversée d'émotion, attentive aux jeux des signes, porteuse de sens, peut aller au-devant de la personne singulière d'un blessé, restaurer ses liens, faire advenir sa conscience du monde environnant et finalement sa conscience de lui-même. Cette présence humaine n'est pas facultative ou contingente, vouée à adoucir de quelque chaleur le parcours prévisible d'un réveil assuré, elle est la condition cruciale de ce réveil.

Le réseau relationnel nécessaire au réveil doit associer dans un projet commun et explicite la famille ou les proches disponibles et l'ensemble de l'équipe soignante. Un blessé sans contact familial, correctement installé sur un lit, objet des soins de routine d'une structure de moyen séjour sans vocation particulière, sans équipe entraînée et motivée, tout simplement ne se réveille pas. Combien de faux états végétatifs permanents s'installent ainsi dans le silence...

La famille que nous avons laissée au chevet du coma, entièrement centrée sur l'angoisse de la mort, entame maintenant un parcours dans la durée. Marie-Christine Cazals, mère d'un adolescent de treize ans victime d'un grave

traumatisme crânien en 1988, décrit ainsi cette période :
« Nous assistons impuissants à la lente remontée vers la vie
d'un être disloqué dans son corps mais surtout dans sa tête.
Il n'y a bien sûr que dans les contes de fées que l'on se réveille
du jour au lendemain. Pour Vincent cela a pris une année.
Dans ce centre de rééducation Vincent au cours de cette
longue année a dû tout réapprendre : à parler, à manger, à
boire, à caresser, à toucher, à bouger, à pleurer, à se souvenir
de nous et la liste serait trop longue [19]. »

À cette phase d'éveil, malgré les problèmes de toute
nature qui l'assaille, désarroi affectif, difficultés matérielles,
professionnelles, logistiques, la famille est le plus souvent
fortement mobilisée vers son blessé, soulevée par l'espoir
d'un progrès proche, d'une restitution complète, d'un retour
vrai. L'usure, les doutes, les conflits viendront plus tard.

Pour l'équipe, la famille est essentielle d'abord pour
approcher autant qu'il est possible la personne du blessé
dans son histoire et dans le contexte de sa vie antérieure. Cet
investissement de l'environnement global du blessé saisi à
travers la famille fournit les premières clés de la prise en
charge. Christian Pheline est allé jusqu'à recommander la
visite des membres de l'équipe au domicile pour mieux
appréhender cet environnement. Plus habituellement, la
famille porte au centre les cassettes, les T-shirts, les posters
propres à recréer un monde familier pour les premières
stimulations. Peut-être, avant d'atteindre la conscience du
blessé, ce monde familier atteint-il la conscience de l'équipe :
pour un temps, les proches et l'entourage constituent et
aident à constituer dans ses éléments matériels une sorte de
réalité de la personne du blessé, affirment une continuité,
une identité entre l'avant de l'accident et le temps présent
qui est essentielle pour les soignants.

La place concrète de la famille dans le fonctionnement
de la prise en charge est variable en fonction de l'établissement. la famille aide parfois à l'alimentation du blessé, voire
à certains programmes de stimulation. À Château-Rauzé,

cette pratique est évitée. La famille est toujours informée des projets, des programmes, de leurs déroulements, elle n'y est pas intégrée. Dans le contrat moral avec l'équipe, la famille à ce stade d'éveil est requise pour la présence qu'elle peut assurer, pour l'affirmation qu'elle peut poser avec force et de façon répétée et dans la durée, de ses liens au blessé. Edwige Richer dit de la famille : « Il faut simplement qu'elle vienne, qu'elle aime et qu'elle fasse ce que bon lui semble pour la personne. »

À la fin de la période d'éveil, à des dates variables de l'évolution selon les blessés et selon les contextes, des week-ends à domicile seront organisés et permettront, avec quelquefois d'importantes difficultés, de franchir une nouvelle étape.

L'engagement de l'équipe soignante

Dans la situation de désinsertion sociale durable où le jette le coma, le blessé sera pour longtemps dépendant « d'équipes » successives qu'il n'a pas choisi et qui ne l'ont pas choisi, avec lesquelles pourtant des liens forts vont se nouer. De ces équipes successives, l'équipe d'éveil est celle avec laquelle ces liens sont les plus intimes ou, pour mieux dire, retrouvent le modèle le plus archaïque.

Il ne nous appartient pas de faire ici la théorie de ces liens, ni de décrire en détail le fonctionnement de l'équipe d'éveil [20]. Il faut dire seulement que l'engagement dépasse ici de très loin le domaine technique propre des différents spécialistes impliqués : infirmières, kinésithérapeutes, orthophonistes et psychomotriciens. Sur le plan pratique la nécessité de répondre n'importe quand, à n'importe quelle demande imprévisible du blessé, implique de dépasser les spécialités techniques de chacun. L'équipe de Château-Rauzé assume et revendique une certaine trans-disciplinarité, ce qui signifie non pas que chaque intervenant abandonne sa technique spécifique et fait n'importe quoi, mais plutôt que chacun accepte de faire, au moment où il faut, ce qu'il faut pour aller au-devant d'un besoin, d'une tentative, d'un désir même ébauché du blessé, la compétence technique étant à ce moment moins essentielle que l'à-propos relationnel.

Sans doute, une telle prise en charge qui va directement au fondement de l'être a un caractère fusionnel inévitable et indispensable. Ce caractère fusionnel de la prise en charge pourrait être lourd de dangers potentiels pour le blessé comme pour le soignant. Ce piège est évité parce que c'est ici l'équipe entière solidaire, et non pas tel de ses membres, qui assume la relation et parce que cette équipe a su développer, à travers ses supports théoriques et dans sa vie de groupe, les mécanismes nécessaires d'analyse et d'ajustement.

Même si ce modèle a ses limites, il dit assez que la prise en charge est nécessairement proche d'un maternage. La perspective de l'équipe est bien d'être la « mère suffisamment bonne » dont parle Winnicott, non pas la mère défaillante et moins encore la mère envahissante qui enferme son petit dans son propre désir et le paralyse de son pouvoir illimité, mais la mère suffisamment bonne qui va au-devant de son autonomie, reconnaît son désir et, le temps venu, saura le sevrer, le laisser vivre ses possibles.

Peut-on évaluer les progrès ?

Cette progression de l'éveil, on voudrait pouvoir en rendre compte d'une manière objective, l'évaluer, la prévoir. De très nombreuses tentatives ont été conduites dans ce sens ces dernières années. Des scores, des échelles, des modèles d'éveil ont été proposés [21] avec d'excellentes intentions : on voudrait objectiver les progrès pour la gratification de tous, dépister les retards et les blocages pour tenter d'y palier, fournir aux instituts peu spécialisés un outil de référence, tester l'efficacité des techniques de prise en charge... Assez souvent, on voudrait aussi, aussitôt que possible, prévoir l'évolution vers l'état végétatif persistant ou simplement établir des normes de récupération pour des groupes de malades homogènes, avec les arrière-pensées économiques que l'on imagine.

Les difficultés sont cependant considérables. Les premiers signes d'éveil sont des manifestations rares, épisodiques, imprévisibles. Leur observation objective est toujours problématique, leur interprétation varie largement en fonction des observateurs. On a été jusqu'à proposer de constituer un « jury » réunissant les membres accrédités de la famille, de l'équipe et des neurologues compétents pour décider si telle manifestation était ou n'était pas un « signe » de l'éveil attendu et méritait ou non de figurer dans le score comme un progrès [22].

Les scores en usage sont nécessairement hétérogènes, associant manifestations comportementales et *testing* sémiologique de différentes fonctions nerveuses accessibles. La sommation de tels items est évidemment arbitraire, leur valeur pragmatique reste à démontrer. La compulsion médicale à mesurer ou au moins à évaluer est cependant irrésistible.

Nous avons, comme d'autres, construit et utilisé des échelles et des grilles d'évaluation. Ces outils d'usage local et sans aucune prétention scientifique peuvent rendre service dans le suivi d'un malade et, surtout, dans l'étude des progrès d'une fonction particulière chez ce malade particulier, ce qui sera davantage le souci de la période de rééducation.

Évaluer l'éveil proprement dit, le retour de la conscience, nous paraît autrement complexe. Le retour de la conscience est un événement, peut-être une succession ou une conjonction d'événements qualitatifs : par-là, il résiste à toute forme de quantification. On peut bien mesurer quelque chose, des performances ou des additions de performances, mais non pas croire qu'on a mesuré l'éveil. De surcroît, il s'agit de l'éveil d'un sujet, du retour d'un sujet dont je suis témoin comme sujet moi-même. L'attitude même de la mesure, l'observation objective du *testing* fonctionnel, elles ne sont pas antinomiques de la rencontre que j'attends ? Aussi bien le sujet peut faire retour bien avant ses performances et certaines performances réapparaître peut-être sans le sujet. L'éveil est un possible attendu, qui d'un coup, ou par touches convergentes, advient, et nous réjouit, sans mesure.

CHAPITRE 10

Tout réapprendre, et accepter

La maladie est une expérience d'innovation positive du vivant... La maladie n'est pas une variation sur la dimension de la santé, elle est une nouvelle dimension de la vie.

Georges CANGUILHEM, *Le Normal et le Pathologique*

Avec la rééducation, une nouvelle période s'ouvre avec ses problèmes spécifiques, ses embûches et ses perspectives. Cette période va de la fin de l'éveil au retour dans un cadre de vie, sinon définitif, du moins durable. Liée à la gravité globale de la situation, la durée de la période de rééducation peut s'étendre de quelques semaines à deux années. C'est à la fois une période de progrès et d'espoir, une période de bilan et de deuil, pour le blessé, pour sa famille et pour l'équipe.

COMMENT RECONSTRUIRE ?

Chez la plupart des patients rapidement réveillés, les troubles sont minimes et s'améliorent au cours d'une période de réadaptation-réentraînement de quelques semaines. Certains déficits particuliers en rapport avec des lésions cérébrales limitées peuvent toutefois imposer une rééducation spécifique plus longue.

À l'inverse, chez les patients qui ont traversé une phase d'éveil retardé, durable, on est en présence le plus souvent de déficits toujours multiples : la motricité globale est altérée à quelque degré, les troubles de la motricité automatique déjà notés dans la période d'éveil persistent et peuvent être sévères dans les cas les plus graves. Les troubles de la motricité volontaire, sous la forme d'une hémiplégie plus ou moins lourde, sont habituels. Les désordres des fonctions cognitives sont constants : ils touchent, d'une manière immédiatement évidente, l'attention, la mémoire, le langage et les possibilités de communication. Les désordres plus subtils des fonctions d'exécution, difficultés d'analyse d'une situation, d'organisation et de réalisation d'un projet approprié, se révéleront seulement avec le temps.

Pour toutes ces déficiences et pour chacune, on peut proposer des techniques de rééducation spécifiques basées tantôt sur un simple réentraînement, tantôt sur l'apprentissage de compensations partielles adéquates ou de stratégies entièrement nouvelles permettant des performances améliorées. Dans la majorité des cas, des progrès sont accomplis ; les diverses déficiences, de façon homogène ou dissociée, sont réduites jusqu'à un certain point. Sans doute ces progrès pour une large part résultent-ils d'une récupération spontanée. Les techniques de rééducation ont certainement un rôle essentiel d'incitation et de maintien fonctionnel, mais il est toujours malaisé de démontrer qu'elles améliorent directement les résultats.

En même temps et au-delà de la réduction des déficits, s'accomplit durant toute cette période la reconstruction du sujet, le résistible retour de l'autonomie de la psyché. Cette évolution globale est bien difficile à cerner : les attitudes, les comportements, les performances doivent être compris comme traduisant à la fois les déficits, surtout les déficits neuropsychologiques en voie de restauration, et les réactions à ces déficits et à l'ensemble de la situation qui se découvre peu à peu.

La confusion de ces blessés est d'abord profonde et elle sera durable : tout est pénible, maladroit et lent, comme englué, comme si l'éveil étant accompli, la psyché restait vide et le corps indisponible. Le blessé exprime une plainte monotone et une opposition diffuse. Lorsque les limitations du corps sont révélées par les débuts de la rééducation, une véritable réaction dépressive, plus explicite que le repli dépressif de la période d'éveil, s'installe à peu près constamment, souvent marquée par un rejet agressif des autres blessés et des soignants. Le blessé reste longtemps enfermé dans des attitudes que nous interprétons comme régressives : il fuit la confrontation aux autres et à lui-même. Au mieux, il accepte passivement les contraintes de la rééducation et la vie de groupe.

Le retour de la conscience de soi se laisse reconnaître par étapes et émerge du cœur même de la confusion. Le blessé d'abord nous donne à lire quelque signe que nous recevons comme témoignant d'un vécu, d'un affect, d'un désir. La conscience de soi affleure là, mais elle semble encore sans contenu défini. De larges domaines de données semblent indisponibles ou impossibles à intégrer. L'accès aux mémoires anciennes, qui représentent la consistance même du sujet d'avant, peut être longtemps différé et longtemps fragmentaire. Cependant, presque toujours, lorsque cet accès est à nouveau possible, l'histoire est réappropriée sans difficultés et le blessé n'a aucun doute sur son appartenance à ce passé recouvré.

L'accès au passé récent est toujours barré par l'amnésie constante de la période de coma. Le blessé va adopter et investir comme une pièce majeure de son vécu actuel le récit de l'accident et de la période d'éveil que lui proposent sa famille et l'équipe. Il se réfugiera volontiers dans ce récit pour y trouver l'alibi de ses défaillances. L'accès aux données actuelles peut être altéré par différents types et différents degrés de désordres perceptifs. Sauf déficits caractérisés, quelquefois d'ailleurs difficiles à reconnaître, l'environnement extérieur et aussi le domaine du corps propre sont progressivement réappropriés. L'utilisation de ces données se fait de façon régulière, souvent rapide, comme en témoignent les progrès du comportement spontané et les performances aux différents tests proposés.

Les difficultés de l'auto-évaluation constituent un des aspects les plus déconcertants de ces blessés[1]. Ces difficultés sont constantes, massives au moins au début. Des progrès dans ce domaine dépend tout l'avenir de la rééducation et des étapes suivantes. Le blessé n'a pas conscience de ses propres déficiences, si évidentes soient-elles, surtout de ses déficiences dans le domaine cognitif. Il ne tient aucun compte de ses troubles de la mémoire dans son action actuelle, n'en éprouve aucune inquiétude et d'ailleurs les nie, se dérobe et s'oppose si on les lui fait remarquer.

Les troubles de l'auto-évaluation, dans leur forme massive, sont en général transitoires. Le blessé admet peu à peu la réalité de ses déficits et, à partir de là, peut investir véritablement sa rééducation. Longtemps cependant, des troubles subtils de l'auto-évaluation persistent, avec une tendance à oublier les déficits ou à surestimer les possibilités. Il faut beaucoup de temps pour que le sujet soit capable d'avoir une appréciation exacte de ses moyens actuels, de les confronter à ses moyens antérieurs et d'en tenir compte de façon adaptée dans son comportement.

Ces difficultés d'auto-évaluation représentent très précisément un trouble de la conscience de soi[2]. Les interprétations sont diverses : on peut considérer qu'il s'agit d'un déficit organique des fonctions cognitives, soit que le cerveau ne dispose pas de l'un ou l'autre des ensembles de données nécessaires, soit que le mécanisme supposé de l'intégration de ces données soit encore inopérant[3]. On peut aussi y voir l'effet d'un mécanisme psychogène de fuite et de protection contre une réalité que le sujet ne peut ni réaliser exactement, ni accepter, ni assumer. L'une et l'autre de ces explications sont sans doute pertinente, en même temps ou à différents stades de l'évolution selon les blessés. Lorsque les troubles de l'auto-évaluation sont en rapport avec des lésions étendues et dispersées du cerveau, ils peuvent être remarquablement résistants et rendre quasi impossibles les progrès ultérieurs. Les troubles d'origine psychogène sont sans doute accessibles à une prise en charge de réassurance et de soutien. Cette prise en charge est toujours délicate, toute confrontation abrupte du malade avec ses incapacités pouvant aboutir à un effondrement émotionnel durable. Des psychothérapies formelles individuelles ou des psychothérapies de groupe sont souvent proposées, notamment aux États-Unis, dans le but explicite d'affronter les possibilités réelles et d'accepter un projet d'avenir réaliste [4].

DU MATERNAGE À L'ÉDUCATION

L'équipe, dans la période d'éveil, est investie dans une fonction de maternage délibérément assumée. Ce climat particulier va changer sensiblement à mesure que le blessé diversifie ses modes de réponse et progressivement accède au langage. L'équipe évolue alors vers une prise en charge de type éducatif au sens large, qui dépasse largement les gestes techniques de la rééducation proprement dite.

En dépassant les blocages, les limites de toutes sortes imposées par les déficits divers, il faut rendre au sujet un contenu et une continuité, l'aider à réinvestir les données élémentaires qui orientent le monde et permettent la communication des hommes, à retrouver les gestes de la vie quotidienne : dire qui on est, où on est, et pourquoi ; si Noël est passé, et de combien de jours. Combien font sept et neuf… tenir une cuillère, la porter à sa bouche sans verser la crème, laver son visage, et simplement tenir debout.

Quelques semaines ou mois plus tard, quand la fin du

parcours semble approcher, il faudra encore, dans une perspective délibérément pédagogique, accueillir et redresser par touches discrètes ce que le blessé dit de lui-même, de ses échecs, de ses limites présentes ; ce qu'il a récupéré de ses projets du passé, ce qu'il attend et aussi ce qu'il imagine de l'avenir. Il faut, en accord explicite avec la famille, construire un discours cohérent nuancé et sans faille où l'ensemble de l'histoire est inlassablement redit, où la réalité des séquelles et les choix possibles pour demain sont clairement situés et expliqués.

L'expérience de ces prises en charge permet de dégager quelques principes très simples : nous devons toujours viser le global, le positif et le possible, le pragmatique.

Le global

Le but n'est pas de guérir une maladie, ni même d'effacer un déficit particulier ; le but est d'aider une personne qui est là à retrouver une vie *personnelle* aussi harmonieuse que possible compte tenu de ses déficits et de tous les éléments du contexte. Cette visée globale peut adopter des approches techniques, recouvrir des modalités assez différentes selon les équipes, mais sans doute les « programmes » importent moins que la motivation des intervenants et la cohérence des projets.

Le résultat est toujours un résultat global : au terme de l'évolution une certaine personne est là et autour d'elle est organisé un certain mode de vie. Cette vie sera tantôt assez proche des projets d'avant l'accident, tantôt très différente, aménagée dans un monde rétréci à la mesure des capacités actuelles. Cependant, ces capacités, si dégradées qu'elles paraissent, permettent toujours au terme de l'évolution la recomposition d'une personne, et la personne qui émerge finalement est tout autre chose que la somme des capacités résiduelles que nous lui reconnaissons.

Cette perspective, qu'on peut qualifier d'« holistique »,

semble imposée par l'expérience. On peut aussi lui trouver de solides antécédents sur le plan théorique [5]. C'est bien la personne comme un tout qui est visée : on peut dire que la prise en charge cherche à reconnaître, à faire advenir et peut-être à inventer cette personne nouvelle avec son équilibre. La démarche ainsi dessinée nous semble proche des réflexions développées aux États-Unis sous le concept de *healing*, un mot qui signifie à la fois cicatriser, restaurer, réconcilier, comme opposé à *curing* qui signifie simplement guérir. Le but de la prise en charge est d'unifier à nouveau une totalité éclatée (*healing of the organism as a coming to wholeness*) et cela peut s'accomplir malgré la persistance de déficits lourds [6].

Le positif et le possible

On ne s'attache pas à analyser le déficit, ce qui n'est pas exécuté. Au contraire, on cherche à reconnaître, à donner forme et efficacité à ce qui, d'une manière ou d'une autre, remplace ou substitue le déficit pour parvenir de façon plus ou moins adéquate à un résultat. Canguilhem rappelle une « règle d'or » : « noter ce que le patient comprend réellement et éviter les termes tels que ceux d'amnésie, d'alexie, de surdité verbale [7] ».

Notre prise en charge respecte le possible, elle est même entièrement axée sur le possible. Elle n'accepte pas *a priori* qu'une réalisation, une performance soient considérées comme impossibles. Nous savons bien à quel point l'évolution est déterminée étroitement par la sévérité des lésions et qu'il existe une corrélation statistique évidente entre la gravité de l'accident et le niveau de récupération que l'on peut espérer. Cependant, cette corrélation statistique ne doit jamais aboutir à poser des limites *a priori* à l'évolution d'un patient particulier. L'équipe ne dit jamais : « Celui-ci n'atteindra pas telle ou telle performance, ne franchira jamais telle ou telle difficulté. » À l'inverse, dans tous les cas, à tous les stades et jusqu'à la provocation, tout peut être proposé, osé, tenté. Ce que l'organisme peut mobiliser de réserves lorsqu'il est mis en situation est de toute façon toujours insoupçonnable. Cette attitude peux comporter des risques qui, avec discernement, doivent être pris. Cent exemples avérés en témoignent : en voici deux.

Jean-Luc, dont on doit examiner le dossier en réunion de synthèse, présente une paralysie totale de la déglutition consécutive à des complications sévères de l'intubation prolongée. Il est alimenté par sonde nasale et tous les essais d'alimentation par la bouche ont toujours échoué. Une gastrostomie est envisagée. Faut-il, avant que Jean-Luc ne soit appelé, faire disparaître le plateau des croissants du petit déjeuner, qui représenterait pour lui une tentation et un danger ? Le plateau est laissé en place. Jean-Luc est approché de la table dans son fauteuil roulant, il s'empare immédiatement d'un croissant, le suce, le mord, le mâche, l'avale. Le croissant tout entier disparaît dans le silence effaré et ravi de toute l'équipe. À la suite de cette réunion, Jean-Luc retrouvera en quelques jours une déglutition quasi normale, et d'ailleurs inexplicable compte tenu de ses lésions.

Lors de l'ouverture du Centre d'aide par le travail pour traumatisés crâniens graves associé au centre de Château-Rauzé, vingt-cinq des vingt-sept blessés admis n'étaient jamais sortis du domicile familial et ils étaient considérés comme incapables d'affronter la rue sans assistance. Un ramassage par bus semblait obligatoire, mais se heurtait à des problèmes budgétaires insolubles. La décision *a priori* aberrante, voire dangereuse, a été prise de leur apprendre à emprunter les transports en commun. Un mois plus tard, à l'exception de deux d'entre eux, tous les blessés se rendaient au centre seuls, par les bus de la communauté urbaine, sans incidents majeurs jusqu'à ce jour. L'équipe doit toujours garder un œil ouvert sur la possibilité de l'impossible.

Le pragmatique

À chaque étape, les buts sont concrets, centrés sur la place possible du sujet dans une communauté définie. Les méthodes sont concrètes utilisant des situations de vie réelle. On parle de prise en charge « écologique ». On ne prend pas contact avec la vie domestique et ménagère dans une sale d'ergothérapie, mais dans un « appartement thérapeutique » destiné à l'évaluation et au réentraînement. Une vie normale reprend forme sous le contrôle précisément dosé des thérapeutes, « dans un milieu de plus en plus élargi et de moins en moins protégé ».

Cette attitude générale de mise en situation réelle des personnes s'est imposée à toutes les équipes. Elle a été remarquablement systématisée par le groupe australien de Gennie Ponsford sous l'acronyme approprié de REAL (*Rehabilitation for Everyday Adaptative Living* [8]). Une telle prise en charge doit être étendue à l'ensemble de la vie quotidienne et à la gestion d'un projet à long terme. Elle implique une collaboration sans faille avec la famille, nécessite de multiples interventions coordonnées et un suivi attentif et prolongé. Dans les pays anglo-saxons, ce suivi est assuré pour chaque patient, de façon souvent fortement directive, par un responsable unique (« *case-manager* », « *key-person* » [9]). Nous préférons, quant à nous, un suivi plus souple et diversifié garanti par l'ensemble de l'équipe du centre de rééducation qui reste attentive et disponible.

Quelle que soit la variété des solutions adoptées ici ou là, il existe, semble-t-il, aujourd'hui dans le monde des spécialistes de la neuro-rééducation, un consensus pour une prise en charge holistique et pragmatique des traumatisés crâniens graves. Plusieurs études cliniques récentes avec une méthodologie rigoureuse montrent que telles prises en charge sont efficaces et restent efficaces à long terme [10, 11].

CHAPITRE 11

Le temps de la réinsertion

> *La blessure est cicatrisée depuis longtemps…*
> *Il a terriblement envie de sortir de ce rêve pénible, de cette*
> *léthargie désespérée de la pensée, et d'en finir avec ses*
> *errances interminables face aux écrans de mots et*
> *d'idées : il souhaite tant revenir dans un monde évident,*
> *simple, facile, accessible…*
> *Mais ses efforts restent vains…*
> *Qu'est-ce qui justifie qu'un jeune homme aussi promet-*
> *teur que lui, à l'aube d'un avenir si serein, ait brutale-*
> *ment perdu la mémoire et le savoir, soit devenu infirme et*
> *impotent, condamné à lutter sans merci, indéfiniment, et*
> *ce, jusqu'à son dernier souffle…*
>
> Alexandre R. Luria,
> *L'homme dont le monde volait en éclats*

Les désordres qui persistent sans évolution sensible après que toutes les ressources de la rééducation ont été mises en œuvre sont qualifiés de séquellaires. En pratique, il n'est jamais facile d'arrêter le moment où un trouble fonctionnel particulier, ou plutôt l'ensemble de la situation fonctionnelle, peut être considéré comme fixée, et devient un état séquellaire. La tentation peut être grande pour le blessé, plus encore pour la famille et même pour l'équipe, de maintenir la situation de rééducation avec son cadre accepté et rassurant, plutôt que d'affronter les problèmes de la sortie du centre et l'adaptation aux incapacités définitives.

SÉQUELLES ET HANDICAPS

À terme cependant et avec un recul suffisant, on doit bien parler de séquelles. Les séquelles des comas couvrent un très large éventail de déficits de tout niveau et de toute nature, souvent associés, conditionnant des situations complexes de handicap global plus ou moins sévères. Les données présentées ici concernent les comas traumatiques, pour lesquels nous disposons de nombreuses études convergentes. Les séquelles des comas non-traumatiques sont de même nature, cependant l'incidence des tableaux séquellaires lourds ou très lourds est globalement moins élevée.

Les séquelles motrices sont fréquentes : un certain degré de déficit unilatéral fixé est observé dans 40 % des cas[1] ; cependant, les hémiplégies lourdes restent rares. Les désordres de l'organisation et de la coordination des mouvements intentionnels ne sont pas exceptionnels et peuvent constituer un handicap considérable.

Les désordres des fonctions cognitives sont observés chez 60 % des patients ; ils peuvent être très lourdement invalidants[1, 2, 3]. Les séquelles cognitives les plus communes touchent l'attention[4], la mémoire[5], les capacités de communication[6] et les fonctions dites exécutives. La perte complète de toute possibilité de mémoire, avec oubli à mesure, est un trouble spectaculaire peu fréquent, représentant à lui seul un handicap majeur. Une réduction globale de la mémoire, entraînant une gêne de la vie quotidienne, une lenteur et une fragilité de tout apprentissage nouveau, est, en revanche, très commune. Les troubles du langage comparables aux aphasies vasculaires sont inhabituels, mais les difficultés de la communication, de mécanisme variable, sont très fréquentes : troubles de la voix et de la parole, troubles de la spontanéité et de l'organisation du discours…

L'*altération des fonctions proprement intellectuelles* – mise en œuvre adéquate d'un raisonnement et plus encore initiation, organisation et exécution d'une activité intentionnelle appropriée à une situation pratique – peut être plus ou moins grave. Ainsi tel entrepreneur de bâtiment, qui avait retrouvé une vie familiale apparemment normale, est devenu incapable de programmer une réparation simple dans sa propre maison, de contrôler un relevé bancaire… Ces troubles qui interfèrent gravement avec la vie sociale, et sont incompatibles avec une activité professionnelle quelque peu élaborée, sont souvent peu visibles ou masqués. Ils peuvent conduire à des situations cocasses ou dramatiques : brillant élève de terminale scientifique avant son accident, Marc a regagné la maison après seize mois de rééducation. Il semble assez autonome pour que ses parents, à sa demande, le laissent seul pour un week-end. Dans des circonstances qui resteront inexpliquées, il a provoqué un court-circuit. Le disjoncteur de l'installation a sauté. Ses parents le retrouveront le dimanche soir assis par terre dans le noir, perplexe et affamé : il n'a su ni rétablir le courant, ni téléphoner, ni sortir de l'appartement, ni même ouvrir le réfrigérateur pour s'alimenter.

Les troubles psychoaffectifs altérant la vie émotionnelle et relationnelle touchent 54 % des sujets et sont souvent associés aux troubles intellectuels [1,2,3]. Les grands désordres du comportement de type psychiatrique évident sont l'exception ; en revanche, les troubles plus modérés du caractère et des conduites sont habituels et conditionnent largement les graves difficultés familiales et l'inadaptation sociale si commune et si insupportable à long terme [7]. Le mécanisme de ces troubles n'est pas univoque, il peut être en rapport avec des déficits organiques touchant les dispositifs cérébraux supports des émotions et des motivations [8]. Ils ont sans doute de façon constante au moins dans une certaine mesure une composante réactionnelle et souvent sont nette-ment en relation avec l'histoire et la personnalité d'avant l'accident. Ces blessés apparaissent assez constamment irri-tables, instables, intolérants et incontrôlés. Leur vie rela-tionnelle est appauvrie, émoussée, égocentrique, repliée ou même régressive. La labilité émotionnelle est fréquente, le sujet passant d'une vague euphorie sans contenu, à des manifestations dépressives avec passivité, accentuation de la dépendance et de l'incapacité, comportement infantile : « Michel, rapporte sa mère, parle trop. Il dit à tout le monde et tout fort ce que normalement on pense tout seul et on ne dit pas, il rit sans raison et tout d'un coup pousse des cris violents et frappe son jeune frère qui a seulement allumé la télévision. » Ces désordres décrits de façon superposable par toutes les familles sont peu accessibles à une quelconque prise en charge. Des interventions de psychothérapie ont souvent été proposées dans le long terme, psychothérapies individuelles et psychothérapies de groupe d'inspirations diverses.

D'autres troubles résiduels, en dehors des séquelles motrices, intellectuelles et psycho-affectives si fréquentes, peuvent être observés : les crises d'épilepsie apparaissent après quelques mois d'évolution chez presque un quart des blessés qui ont traversé un coma traumatique véritable. Des pertes sensorielles, visuelles ou auditives parfois totales sont plus rares.

Cette énumération analytique des séquelles possibles ne rend pas compte du poids réel qu'elles représentent dans la vie des blessés. Il faut ici considérer l'incapacité pratique résultant de chaque catégorie de séquelles et de chaque asso-ciation séquellaire, le handicap qu'elles entraînent. Le tableau ci-dessous (tab. 1) montre que le handicap d'origine physique n'est que rarement massif (3 %) ; dans la grande majorité des cas (79 %), les blessés sont capables d'évoluer de façon efficace à l'extérieur de leur domicile, par exemple de prendre seul l'autobus ou de faire leurs courses. Le handicap résultant des troubles intellectuels et/ou affectifs est beaucoup plus souvent lourd et détermine des limitations majeures de la vie sociale : blessé totalement dépendant, généralement placé dans un établissement de soins (10 %) ou encore nécessitant une aide permanente dans le cadre familial (24 %). Handicap physique et handicap mental sont, dans la majorité des cas, associés en proportions diverses. Au total, en acceptant les catégories de l'échelle de devenir de Glasgow, on peut estimer qu'au terme de l'aventure 17 % des patients restent totalement dépendants, 33 % sont handicapés, mais capables d'une certaine indépendance, 50 % sont classés dans la catégorie de « bonne récupération », ce qui n'exclut pas d'éventuelles séquelles sans conséquences fonctionnelles trop lourdes.

Le handicap ainsi reconnu, après trois à cinq ans d'évolution, ne peut pas être considéré comme définitif. Des progrès parfois tout à fait inattendus peuvent se faire jour très tardivement, tel ce blessé dont la main restait comme rigidifiée et inutilisable, qui récupérera un fonctionnement du poignet, puis des doigts, en quelques jours cinq ans après. Même si de tels progrès sont précieux, il est cependant rare qu'ils changent véritablement la catégorie de handicap du blessé.

À l'inverse, plusieurs travaux récents font apparaître la possibilité d'une aggravation progressive et tardive du handicap. Une étude longitudinale récemment présentée montre que le pourcentage des traumatisés crâniens graves « handicapés dépendants » passe de 60 % six mois après l'accident à 80 % seize ans après [9]. L'explication n'est pas simple : des facteurs psychosociologiques au sens large sont peut-être en cause, mais aussi des facteurs biologiques encore mal élucidés. Il semble que le cerveau traumatisé puisse dans certains cas connaître un vieillissement précoce, une sorte de maladie d'Alzheimer post-traumatique, avec altération globale secondaire des capacités fonctionnelles.

> *Handicap lié à des limitations physiques* (troubles moteurs, séquelles orthopédiques...)
> Le blessé est :
> — totalement dépendant   3 %
> — capable d'agir sur son environnement immédiat   4 %
> — capable de maîtriser son environnement à domicile   14 %
> — capable d'évoluer à l'extérieur de chez lui   79 %
> *Handicap lié à des altérations neuropsychologiques et/ou à des désordres psychoaffectifs*
> Le blessé :
> — n'est capable d'aucune vie autonome   10 %
> — a quelques capacités mais a besoin d'une aide permanente   24 %
> — est capable de gérer sa vie domestique   14 %
> — est capable de gérer sa vie sociale   52 %
> *Résultats globaux évalués selon les catégories de l'échelle de devenir de Glasgow*
> — Handicap lourd, dépendance plus ou moins complète   17 %
> — Handicap modéré, indépendance plus ou moins complète   33 %
> — Bonne récupération   50 %

Évaluation des handicaps

Résultats d'une série de 283 blessés admis au centre de Château-Rauzé de 1993 à 1995, observés avec un recul de cinq ans.
Ces chiffres doivent être interprétés avec prudence : ils ne sauraient s'appliquer à l'ensemble des comas traumatiques, ils reflètent le recrutement du centre de Château-Rauzé, certainement orienté vers la prise en charge des comas particulièrement graves.

LE RETOUR À LA MAISON

Tous les témoignages, toutes les études le confirment, c'est avec le temps de la réadaptation et de la réinsertion que l'épreuve de la famille se précise et s'aggrave.

Pendant la période de rééducation proprement dite, lorsque cette rééducation est suffisamment investie par le blessé, lorsque aucun épisode dépressif sévère ne vient l'entraver, tant que des progrès même infimes se réalisent, la famille accompagne l'évolution sans problèmes majeurs nouveaux. C'est avec la fin de la période de rééducation, quand la sortie du centre est décidée, que la souffrance de la famille prend la forme qu'elle aura dans la durée et exerce ses ravages. Jacques Mondain-Monval, fondateur de la première association des familles de traumatisés crâniens, a bien dégagé les deux aspects de la « famille traumatisée » : famille soignante et famille patiente[10].

La famille, qui jusqu'ici avait toujours plus ou moins été associée aux soins au cours de l'éveil et de la rééducation, devient maintenant *soignante* à part entière, partenaire essentiel et direct du retour. Dans la très grande majorité des cas, lorsque le temps du centre de rééducation s'achève, même lorsque persistent de très lourds handicaps, le blessé retrouve son milieu familial à la charge de ses parents, de son conjoint. Même lorsque toutes les aides matérielles et techniques sont rassemblées, même lorsque les équipes soignantes restent très présentes, s'efforçant d'appuyer et de guider le retour à la maison, la famille à ce moment se retrouve seule face à son blessé pour s'adapter à lui, vivre avec ses multiples déficiences, reconstruire quelque chose autour de lui, retrouver un projet. « La famille, dit Jacques Mondain-Monval, doit, quand elle en est capable, tout inventer. Parfois elle y parvient. Mais il arrive aussi qu'elle échoue... »

La famille est *patiente* et va le rester pour très longtemps. On a montré qu'en fait sa souffrance, loin de s'apaiser, s'aggrave avec le temps[11], qu'il faut sans doute cinq à dix ans pour que l'aventure au total soit, sinon dépassée, du moins acceptée, pour que certaines formes de réajustement affectif et social se fassent jour. Niels Brooks, le neuropsychologue écossais qui a particulièrement étudié ces problèmes, répète volontiers que la souffrance des familles est la pire séquelle des traumatismes crâniens graves.

Les sources de la souffrance familiale ont été maintes fois analysées[7, 12] : comment s'adapter à la nouvelle personnalité du blessé, « cet étranger dans la maison », souvent irritable, agressif, avec des troubles de la mémoire, un comportement visqueux ou bizarre ; comment faire le deuil de celui qu'il était, du projet d'avant l'accident, comment reconstruire quelque chose. D'autres difficultés à peu près constantes forment la toile de fond : problèmes matériels d'organisation, difficultés financières, batailles administratives, juridiques, conflits avec les équipes, les responsables de réinsertion. Olivier Mayeux raconte dans *La Vie suspendue* comment il a vécu huit années de « patience », auprès de son compagnon victime d'un coma traumatique grave, finalement retourné auprès de lui, porteur de lourdes séquelles comportementales. « La tragédie a tout modifié, tout métamorphosé de nous deux. Nous étions un couple heureux en harmonie avec un idéal de vie qui se construisait. La fatalité a fait de nous deux amis liés à jamais par le drame… Enfin une vie suspendue à la mienne, 2 900 jours de sa vie suspendus à mon seul espoir… celui qu'il redevienne un jour l'homme d'avant [13]. »

Les familles sont certes très inégales devant ces situations : leur composition, leur cohésion, leur culture, leur ethnie même, conditionnent largement les possibilités et les manières de réponse. Au moment où les progrès se ralentissent, où la perspective s'installe d'un handicap plus ou moins lourd, de très nombreuses familles se réfugient et parfois se bloquent dans un déni massif, déni non pas des déficiences actuelles évidentes, mais de leur caractère définitif. Ce déni est souvent l'origine de conflits graves avec l'équipe de rééducation. La famille peut alors imposer un changement d'établissement ou exiger un retour prématuré au domicile.

Il est malheureusement courant que la souffrance familiale prenne un caractère dramatique. Souvent un ou plusieurs membres du groupe familial doivent avoir recours à une prise en charge psychiatrique (jusqu'à 60 % des cas, dans différentes études). Parfois les familles se recomposent ou éclatent, un frère ou une sœur quitte la maison, un conjoint renonce et divorce au terme de deux ou trois ans, comme si la fuite était le seul recours. Jusqu'à la fuite dans la mort : suicide d'un père, d'un frère...

Comment aider ces familles accablées et tôt ou tard repliées, socialement isolées ? Nous pensons que beaucoup peut être fait par une prise en charge délibérée du groupe familial en tant que tel par l'équipe soignante, dans un but clairement identifié de prévention : créer et maintenir la confiance et la solidarité de la famille et de l'équipe devant les problèmes présents et à venir est un aspect essentiel de notre travail. Nous pensons aussi que les associations des familles, par la solidarité qu'elles déploient et les multiples systèmes d'assistance qu'elles ont mis en place, ont un rôle précieux [14]. Enfin, des thérapies familiales, psychothérapies systématiques ou occasionnelles sont possibles : l'approche systémique [15], l'approche psychanalytique, offrent des cadres de référence pour ces soutiens au long cours.

Évidemment, la seule façon efficace d'aider les familles est de les décharger du fardeau, inassumable dans la durée, d'un assujettissement constant et souvent total à leur blessé. Si ce fardeau est insupportable, soit que le blessé soit trop lourdement dépendant, soit que la structure familiale s'avère insuffisante, le placement dans l'institution appropriée, maison d'accueil spécialisée souvent, devrait pouvoir être effectué dans un délai raisonnable. Plus souvent, pour des blessés moins gravement atteints, des solutions d'hospitalisation à temps partiel, hôpital de jour, foyer de vie à vocation occupationnelle... apporteraient déjà aux familles la possibilité d'une détente, d'un temps de vie échappant à l'emprise du blessé. Malgré de nombreuses créations ces toutes dernières années, le nombre et la spécificité des structures capables de prendre en charge ces blessés ou les victimes de lésions cérébrales présentant de lourds handicaps restent insuffisants [16] ; l'organisation de véritables filières de soins cohérentes, avec une continuité de la prise en charge dans la durée, est l'exception.

Pour les blessés les plus lourdement handicapés, le

retour au milieu familial, on ne peut l'ignorer, est d'abord une situation par défaut imposée par la carence des institutions de prise en charge. Philippe, adolescent, victime d'un traumatisme grave, garde des lourdes séquelles, mais continue à progresser cinq ans après l'accident. Ses parents, devant l'inadaptation de plusieurs centres successifs, ont réorganisé leur vie et la maison autour de l'état de leur garçon dépendant. « Le vrai maintien à domicile, dit le père, est celui qui est réellement choisi par la personne handicapée et sa famille et ne doit pas être imposé. L'absence quasi totale de structures d'accueil adaptées est inacceptable. » Et il ajoute : « Pour que le maintien à domicile soit efficace il faut une prise en charge globale avec des équipes médicales et paramédicales bien formées et une coordination bien organisée, des solutions de détente salutaire et positive pour le malade et sa famille : séjours temporaires, centres de jour [17]... »

LA REPRISE D'UN TRAVAIL

La reprise du travail reste le but, le projet médico-social ultime et, par conséquent, le critère indiscuté de réussite de toute rééducation ou réadaptation après une maladie, un traumatisme, un accident de la vie quel qu'il soit. Nos sociétés continuent à voir dans le travail à la fois « le moyen de l'accomplissement personnel et de l'expression de soi » et le moyen, la garantie du « lien social ». Dans ce contexte idéologique familier, nul doute que retrouver son travail, ou au moins un travail, ne soit pour le blessé et sa famille à la fois le meilleur moyen et le meilleur critère de liquidation du traumatisme. Le travail repris, au moins au niveau symbolique, signifie l'autonomie et la capacité retrouvées, il rend au sujet sa place et son sens dans la communauté.

Dans les circonstances actuelles où « bénéficier d'un emploi » est un privilège et une chance, la réinsertion professionnelle d'un traumatisé crânien grave est toujours une aventure au long cours. Les décisions de la COTOREP [18], qu'il faut souvent attendre des mois, ouvrent la possibilité d'une reprise, d'un reclassement, d'un placement en milieu protégé ; elles n'en fournissent pas pour autant les moyens pratiques. Il faut encore que la famille et l'équipe trouvent une place disponible dans l'entreprise ou le centre approprié. Le traumatisé crânien est de toute façon un très mauvais candidat, moins du fait de ses handicaps visibles qu'en raison des troubles cachés de son efficience et de son caractère.

Il est difficile de faire état de résultats globaux tant les critères d'employabilité, de niveau de qualification, ou simplement de réussite de la réinsertion, sont variables dans les multiples études publiées. Dans les suites d'un coma traumatique, deux ans après l'accident on peut estimer qu'un tiers à la moitié des blessés ont retrouvé un emploi, un tiers ont été admis dans une filière de reclassement ou travaillent en milieu protégé, un quart sont en situation d'invalidité définitive [19]. Toute chose égale quant à la gravité du traumatisme et de ses séquelles, la reprise du travail est fortement conditionnée par l'âge du blessé, par son niveau général d'éducation et par sa plus ou moins bonne stabilité dans l'emploi avant l'accident [20].

CHAPITRE 12

Les mots pour le dire
Qu'est-ce que sortir du coma ?

Les métaphores sont des îlots imaginaires qui motivent la recherche et créent des zones d'attirance pour les concepts. Elles tissent un monde de présupposés qui travaillent en sourdine et hantent notre façon de conceptualiser, d'inventer ou de rechercher.

Lucien SFEZ, *La Communication*

Nous avons jusqu'ici suivi l'évolution du blessé, de ses relations, de sa prise en charge tout au long de la période de restauration. Nous voudrions maintenant mettre ce long trajet en perspective, en développant quelques-unes des métaphores communes récurrentes dans ce contexte.

Au total, comment dire la sortie du coma ? Est-ce une « nouvelle naissance », le développement progressif, analogue à celui de l'enfant, d'un ensemble cohérent de fonctions et de capacités ? Est-ce un « retour », à travers mille périls, vers une vie d'avant, suspendue par l'effraction de la maladie ou de l'accident ? Est-ce une « émergence » de quelque chose de qualitatif, le sujet lui-même ou la conscience comme attribut du sujet ?

Ces métaphores sont utilisées par les familles, par les soignants, pour exprimer la dynamique intuitivement perçue, et l'émotion devant le blessé : « Il renaît, il revient, il revient à lui, il émerge. » Autour de ces mots quotidiens peut s'organiser une discussion de quelques aspects biologiques et psychologiques importants de la sortie du coma. Il faut prendre garde aux métaphores : ce sont toujours des modèles cachés.

UNE NOUVELLE NAISSANCE

L'image d'une nouvelle naissance s'impose en premier lieu et avec force. D'abord parce qu'elle correspond au vécu des malades, de leur famille et des équipes soignantes. Ensuite, parce qu'elle peut s'appuyer sur un ensemble de recherches cliniques remarquablement convergentes.

Presque tous ceux qui, dans l'après-coup, disent quelque chose de ce qu'ils ont ressenti dans la période de sortie du coma viennent à évoquer leur vécu d'enfant. Parfois, les productions oniriques de l'éveil, plus ou moins mémorisées, renvoient directement aux souvenirs, aux personnages de l'enfance. On se souvient du témoignage de Michel Leiris : des récits de ce type, sans doute moins articulés, moins détaillés, sont tout à fait communs, rapportés par tous les observateurs. Dans d'autres cas, c'est le vécu de passivité et de dépendance de la période d'éveil qui a renvoyé, souvenir ou simple comparaison, au vécu du nourrisson : « Ce n'est que par bribes que la vie entra dans son corps... et durant de longues journées Ludwig Gödicke a bien pu croire qu'il était encore l'enfant au maillot qu'il avait été quarante ans auparavant, ligoté par des contraintes incompréhensibles et ne sentant rien d'autre que ces contraintes. Et s'il en avait été capable, il eut sans doute pleurniché pour réclamer le sein maternel, et effectivement il y eut bientôt une époque où il se mit à gémir [1]. »

Michèle Gallego, la mère de Patrice, victime d'un accident de la circulation au cours de son service militaire, a raconté « cette entreprise terrible et difficile : redonner la vie à un fils ». Son livre est titré *Sa seconde naissance*[2]. Pour beaucoup d'adolescents et d'adultes jeunes, les mères sont les partenaires irremplaçables du retour. Elles récupèrent et réinvestissent leur rôle ancien, recherchent et retrouvent leur nourrisson, au prix parfois de l'équilibre de la famille tout entière. Ce mouvement est fort, instinctuel, physique. Le témoignage existe d'une mère qui, rentrant de l'hôpital où son fils, après un long coma, donnait pour la première fois des signes clairs d'éveil, a été prise de contractions et de violentes douleurs du ventre : « C'est comme des douleurs d'accouchement », expliquera-t-elle aux médecins, sans faire consciemment le lien avec la renaissance de son fils.

Dans le même registre, Christian Pheline[3] raconte l'histoire de Jérôme, un garçon de vingt et un ans, victime d'un traumatisme crânien grave en éveil de coma. Son frère aîné, homme de théâtre, pour tenter de le ramener, s'allonge contre lui, se roule par terre avec lui, instinctivement conduit la régression jusqu'aux attitudes quasi animales de l'enfance où les petits de la fratrie se mêlent et s'entrelacent.

L'expérience des équipes d'éveil est, à son tour, celle d'un maternage, comme l'expérience de l'équipe de rééducation sera plus tard celle d'une éducation. Dans la visée globale de la prise en charge, comme dans chaque moment de la vie quotidienne, le blessé est toujours un être en formation, en devenir, qu'il faut comme l'enfant conduire de l'absolue dépendance du nourrisson à l'autonomie de l'adulte. De surcroît, le modèle de l'enfant est pour tous porteur d'optimisme, d'ouverture à tous les possibles. Que l'on sache par expérience que cet optimisme, au bout de l'histoire, se révélera souvent fallacieux ne suffit pas à désarmer sa charge d'espoir.

Tout un ensemble de recherches cliniques, certes hétérogènes, converge d'ailleurs pour mettre en évidence le parallélisme frappant entre le développement de l'enfant et la réorganisation fonctionnelle au sortir du coma.

L'analogie entre vie fœtale et coma

Les multiples dépendances du malade en réanimation renvoient à la dépendance fœtale totale, dépendance de la nourriture, dépendance du sang et surtout dépendance respiratoire : le couple, la bulle, associant respirateur et sujet réanimé, renvoie à la bulle respiratoire placenta-fœtus. Le sevrage du ventilateur coïncidant avec l'éveil du coma est alors le moment de la renaissance, comme la séparation du placenta est le moment même de la naissance. La comparaison entre vie fœtale et coma peut d'ailleurs être poussée très loin. On peut, par exemple, à la réactivité végétative du fœtus qui accélère son rythme cardiaque aux bruits extérieurs faire correspondre la réactivité végétative semblable souvent rapportée chez les comateux. Ces réflexions de Michèle Grosclaude [4] s'inscrivent dans la ligne d'une psychanalyse soucieuse des états originaires : on a pu à propos du coma évoquer les spéculations de Freud sur le « narcissisme primaire » de l'état fœtal [5] ou encore faire référence au « traumatisme de la naissance » envisagé avec quelque réserve par Freud lui-même, développé plus tard par Otto Rank [6].

Les stades ultérieurs du développement

Dans les années 1980, nous avons étudié au centre de Château-Rauzé, les modalités de restauration des fonctions motrices réflexes ou automatiques qui assurent la station, l'équilibre, et des activités programmées comme la marche ou la course [7]. Ces fonctions sont très souvent sévèrement altérées au moment de l'éveil. Elles réapparaissent progressivement selon une séquence constante qui correspond avec précision à la séquence de leur mise en place dans le développement de l'enfant. On peut définir des paliers marqués par des performances précises : tenir assis, se retourner, tenir à quatre pattes, tenir debout, courir... Les intervalles de temps qui séparent l'acquisition de ces attitudes par rapport aux stades initiaux, sont proportionnellement les mêmes chez l'enfant et chez le blessé au sortir du coma.

Un travail tout à fait analogue, présenté par Eson de l'université de New York, a porté sur l'ensemble des fonctions cognitives [8]. Ce groupe a construit un système composite de tests permettant de repérer la restauration des performances et des comportements adaptatifs, dans l'ordre où ils apparaissent au cours du développement, de huit mois à seize ans. Les blessés, victimes de traumatismes crâniens graves, sont soumis à ces tests de façon répétée durant les deux ou trois premiers mois suivant la sortie du coma et au-delà, plusieurs mois après. La récupération s'effectue en une progression continue et recouvre très généralement la séquence observée dans l'ontogenèse.

La reconstruction de l'identité

Après les comas traumatiques, cette reconstruction passe d'abord par le chemin d'une réappropriation du corps selon le processus décrit par Henry Wallon chez les nourrissons, « l'éprouvé corporel » constituant « le prélude du sentiment de personnalité ». Denise Osson, dans une reprise de son étude clinique de 1974 [9], a bien montré l'importance des soins corporels aux malades comme aux nourrissons et rappelé que le concept de *nursing* renvoie à la signification première de « nurse », la nourrice du premier âge. L'étude des tests d'expression – figure de Rey, dessin du bonhomme, test de Rorschach – met bien en évidence « la parenté processuelle de la constitution de l'identité chez l'enfant et de sa reconstruction chez l'adulte traumatisé ». Ainsi, chez les traumatisés, les dessins du bonhomme, même s'ils portent des traces évidentes du traumatisme et d'éventuels déficits, retrouvent l'unification de l'espace corporel et sa restructuration dans une progression vers l'individualité qui reflète celle que l'on a décrit dans l'ontogenèse.

Denise Osson n'aborde pas dans son travail la question de la reconnaissance de soi dans le miroir, dont elle souligne simplement l'importance. Henry Wallon [10], dans les années 1930, avait décrit comme « épreuve du miroir » ce moment où l'enfant devant le miroir, distingue son corps propre de son corps reflété, en accédant à un certain niveau de compréhension symbolique de l'espace et à un sentiment de sa propre identité. On sait comment Lacan, quelques années plus tard, a fait du « stade du miroir » l'étape génétique fondamentale au cours de laquelle l'enfant, vers l'âge de un an, s'identifie à son image et à l'image qu'il a de ses semblables [11]. René Zazzo, à son tour, devait longuement analyser ce moment unique de la genèse d'une conscience de soi [12].

Les blessés en éveil de coma sont souvent confrontés à un miroir, au cours de leurs interminables toilettes et dans le cadre des séances de rééducation motrice. Ces situations n'ont peut être pas donné lieu à des observations systématiques. On peut, cependant, faire l'hypothèse que quelque chose se passe devant le miroir qui atténue et résout le vécu de morcellement et ouvre un chemin vers une réidentification. Dans l'admirable film qu'Hélène Viard a consacré à *La Réparation* [13] au centre de Château-Rauzé, une longue séquence montre Jean-Charles, un blessé en phase d'éveil, devant le miroir, se coiffant longuement en fixant son image, examinant alternativement ses mains, l'image de ses mains occupées à de difficiles mouvements, l'image de l'infirmière debout derrière lui. L'expression du visage n'est pas « jubilatoire » comme celle de l'enfant dont parle Lacan ; elle est plutôt perplexe, puis anxieuse, et finalement apaisée. Il est difficile de ne pas voir là un moment de questionnement, peut-être de retour de l'identité.

Ainsi, par bien des aspects, la réorganisation des

fonctions après le coma semble répéter le schéma de développement des mêmes fonctions dans l'ontogenèse.

Le modèle de la nouvelle naissance a toutefois des limites, et même des limites parfois pathétiques. Winnicott parle de « la tendance innée du nourrisson à grandir ». L'enfant en quelque sorte est programmé pour aller au bout de son développement. Le blessé ne dispose pas d'un tel programme global et cohérent. Nous verrons bientôt que certaines restaurations semblent emprunter les mécanismes de l'apprentissage au cours du développement. Cependant, d'un côté, ni le cerveau ni la psyché du blessé ne sont des terres vierges, et les montages déjà acquis ressortent par pans entiers ; d'un autre côté, ni le cerveau, ni sans doute la psyché ne sortent intacts du traumatisme et les pertes fonctionnelles subies fixent souvent de façon infranchissable les limites de la récupération.

L'IMAGE DU RETOUR

Peut-on dire que la sortie du coma et le chemin jusqu'au normal soit un retour : retour vers où et de qui ? Celui qui a affronté le voyage, la guerre, l'accident, le coma, fait retour, il revient. Tel qui le rencontre s'exclame : « Mais c'est un revenant ! », manière de dire assez qu'on l'a tenu pour mort...

Au premier rang des textes fondateurs de notre civilisation, l'*Odyssée* est l'épopée d'un retour, le retour d'Ulysse, le modèle de tous les retours. Ce modèle est-il, pour nous, pertinent ? La guerre de Troie terminée, Ulysse fait voile vers Ithaque, « retour aux mille traverses », rencontre de monstres, descente aux enfers, pièges de la mer, douceur des séductrices. Dix années pour toucher sa terre natale, être reconnu, retrouver Pénélope, son royaume, sa vie d'avant. Comme Ulysse sans doute, le comateux a accompli une traversée longue, souvent tumultueuse, affronté tempêtes et bonasses, il est descendu aux « sombres bords » de l'Achéron [14].

Mais notre blessé n'est pas Ulysse, il n'a aucune des qualifications d'un héros, au mieux il est un survivant. Il a mené, il mène pour longtemps, une suite de combats défensifs. Il est passif, il n'est pas sûr que sa volonté de retour soit forte et motivée ; ses capacités sont toujours affaiblies : il n'a ni l'obstination, ni l'invention, ni l'industrie, ni la patience à rebondir d'Ulysse. Dans le retour, il y a le voyage et ses péripéties et puis il y a le but du voyage enfin atteint, et le moment décisif où il faut reconnaître et être reconnu, peut-être faire la preuve de qui on prétend être, de qui on est.

Pour Ulysse la tapisserie cyclique de Pénélope a suspendu le temps, Ithaque est retrouvée telle qu'en sa mémoire. Il n'a qu'à faire éclater son nom, sa force, sa virilité, restaurer l'ordre de son pouvoir sur les choses et les êtres. Notre blessé, qu'aucune déesse ne couvre de son égide, n'a pas souvent toutes les chances et jamais toutes les forces d'Ulysse. Comme Ulysse, il peut être reconnu par son chien : l'exacte réplique de l'histoire du chien Argos a été rapportée pour un blessé de Christian Pheline et nous connaissons un exemple semblable. Il y a toujours un porcher Eumée ou une nourrice, « la bonne Euryclée », pour reconnaître et pour aider. Cependant, dans bien des cas, les conditions d'une reconnaissance, d'une reprise possible des accords anciens, manquent. Le blessé n'est, ne sera pas reconnu, au double sens du mot. D'un côté, chacun dans son entourage hésite à reconnaître celui qu'il était, simplement parce que en effet il n'est plus celui-là : il n'est plus le même, il a changé. D'un autre côté, il ne reprend pas sa place, son rôle, il n'a pas la force qu'il y faudrait ou il ne sait pas la montrer : il n'est pas capable de « bander son arc » et, moins encore, de « goûter les charmes de l'amour ».

Quittons ici le mythe pour regarder de plus près cette évidence qui fait du retour de notre blessé tout à la fois une impossibilité et une souffrance. *Il n'est plus le même*, son identité est en question, évidence que disent avec des mots semblables pratiquement toutes les familles. Pour explorer ce problème de l'identité, empruntons un moment l'opposition développée de Paul Ricœur [15] entre le même *idem* et le même *ipse*. Pour le patient et pour tous autour de lui, il n'y a pas de doute que tout au long de l'aventure, il est resté le même, *idem*. Pour la famille, la continuité temporelle de son corps, si altéré qu'il ait pu paraître dans le coma, si déformé et misérable qu'il soit encore, ne fait aucun doute. Mais est-il resté le même, *ipse* ? En lui-même peut-il retrouver le vécu d'une identité d'avant et se sentir en continuité avec ce vécu, coïncider avec ce qu'on lui raconte du temps d'avant l'accident et que, par bribes, il retrouve ? Pour les autres, de toute façon, il a changé, comme d'ailleurs son image a changé. Son caractère est devenu tout autre, il est maintenant « imprévisible », « il n'est plus le même ». Au-delà de ces changements souvent trop évidents, comment le vécu d'une identité personnelle peut-il être recouvré ?

Au reste, ce changement était anticipé. Bien souvent, l'image du blessé avait changé ; bien avant son retour, chacun savait déjà qu'il ne serait plus le même. Beaucoup de ces malades, de ces blessés, au sortir du coma ont été vus par leur famille obnubilés, confus, amnésiques, agités, ayant peu ou prou perdu la raison. Ils sortent de l'aventure soupçonnés et dépréciés inévitablement, ils ne sont plus les mêmes d'abord dans les expectations de leurs proches. D'une personnalité déviante, on dit : « Il est tombé sur la tête. » Alors a-t-il pu tomber sur la tête sans que sa personnalité ne dévie ? On se souvient du docteur mis en scène par Pirandello dans la tragédie d'*Henry IV*. Que dit-il de ce pauvre traumatisé crânien qui se prend pour l'empereur d'Allemagne ? « La chute, le choc sur la nuque ayant troublé le cerveau, deux cas peuvent se présenter : devenir idiot, ou devenir fou. »

Et puis le temps a passé, l'absence ne va pas sans dérives affectives, les rôles se sont recomposés. La place désormais prescrite pour celui qui revient est une place aménagée à la mesure de ce qu'il est devenu, de ses manques et de ses besoins tels qu'ils sont, et aussi tels qu'on les imagine.

On touche ici les limites d'un modèle du retour. Il est et il n'est plus le même. Sa famille est et n'est plus celle d'avant. Le retour n'est pas la restitution du passé, il doit être obligatoirement une réadaptation de chacun, un compromis nouveau. Nous avons dit plus haut qu'il n'y a pas de guérison véritable *(cure)* mais une sorte de cicatrisation de la personne *(healing)* autour de ce qui reste possible. Canguilhem, plus d'une fois, a discuté l'idée de guérison, montrant, en particulier, à propos des blessés du cerveau, que la guérison n'est jamais une *restitutio ad integrum*, conformément à ce fait biologique fondamental que la vie ne connaît pas la réversibilité. « Il n'y a pas restitution des normes antérieures à la maladie, mais institution de normes nouvelles caractérisant un nouvel état [16]. » C'est vrai dans l'ordre biologique, ce qu'avait vu Goldstein, c'est vrai encore dans l'ordre psychologique.

Canguilhem a parlé d'une pédagogie de la guérison [17], c'est-à-dire des moyens propres à faire comprendre et accepter au malade et à son entourage que la fin de l'aventure n'est pas un retour mais que, cependant, elle peut être un nouveau départ. Cette pédagogie est le fond même de la prise en charge de réadaptation : « Apprendre à guérir, c'est apprendre à connaître la contradiction entre l'espoir d'un jour et l'échec à la fin. Sans dire non à l'espoir d'un jour, intelligence ou simplicité ? »

L'ÉMERGENCE

Émerger signifie apparaître au-dessus de la surface de l'eau. Un récif, un îlot émerge à marée basse. L'utilisation métaphorique du mot, pour dire la réapparition de la conscience, est commune : on dit de quelqu'un qu'il émerge d'un sommeil, de l'ivresse, et pour nous il émerge du coma.

Dans le cadre du colloque *Autisme et éveil du coma* [18], Jean Oury, psychiatre dont l'expérience de la psychose est sans doute incomparable, a développé une « théorie de l'émergence ». L'autisme et l'éveil du coma sont des situations de communication difficile, précaire, quasi absente. Dans ces deux situations, à la fois si différentes et si semblables, ici rapprochées, des signes ténus apparaissent et quelque chose émerge.

Jean Oury tout d'abord nous propose une « phénoménologie concrète » de ce qui peut se passer chez ces sujets. Il fait référence à « la fabrique du pré » que raconte Francis Ponge [19]. Dans le pré, l'herbe apparaît : quelque chose se trouve prendre forme (*gestaltung*), quelque chose déploie une présence, selon un « rythme », dans un « élan retenu ». Francis Ponge, lui aussi, allait d'ailleurs du pré à la conscience : « Le pré – mince tapis uni d'un millier de consciences dressées dans un jet (mille jets) d'une lenteur et d'une simultanéité extrême. » Cette image d'une efflorescence végétale, d'une « déclosion », d'une émergence pour dire la sortie du coma, se retrouve sous la plume de Jean Sutter : « Il semble qu'une sorte de poussée soit à l'œuvre pour faire émerger la conscience de la nuit dans laquelle elle avait sombré [20]. »

Mais quelles sont alors les conditions de l'émergence ? Où se produit l'émergence ? Avec quel partenaire ? Par quelle ouverture ? Dans quel climat institutionnel ? Comment l'institution, l'équipe, chaque soignant peuvent-ils être là où l'émergence se passe et au juste moment ? Comment lever les barrages, ouvrir les structures pour que le possible apparaisse, pour aller au-devant de ce qui émerge ? Marie Hélène Boucand, médecin qui a une longue expérience clinique de l'émergence des comas traumatiques, a évoqué l'image du filet comme outil de l'équipe, filet relationnel et filet d'hypothèses : « Je pense que c'est en filant autour d'eux les mailles du filet, comme on va à la pêche de ce qui peut se passer ou de ce qui peut les aider à émerger [21]. »

Il est peut être significatif qu'à aucun moment de la réflexion cursive et inspirée de Jean Oury, la question ne soit posée de la nature de ce qui émerge. On tente de décrire selon quels aspects, dans quelles conditions l'émergence a lieu et se déploie. Mais qu'est ce qui émerge ? Est-ce la conscience ? le sujet ? Peut-être est-il, à ce stade de l'émergence, trop tôt pour le dire, le résultat sans doute n'est donné qu'après. Ce qui émerge, c'est ce que nous voyons. L'émergence résulte de deux séries convergentes de conditions. Il y a nécessairement des conditions internes au système : nous supposons qu'un certain réarrangement du cerveau est nécessaire à la manifestation d'une forme ou une autre de conscience. Mais il y a aussi des conditions externes : rien n'émerge si nous n'avons pas organisé toute chose pour appeler cette émergence et lui faire accueil.

Que quelque chose émerge est phénoménologiquement clair et peut faire l'objet d'un consensus entre les observateurs. Ce quelque chose cependant reste ontologiquement mystérieux : je ne saisis justement qu'une émergence, c'est-à-dire une manifestation visible, un signe. Est-ce que la conscience ou un certain degré de conscience que j'aperçois, est identique ou seulement semblable, ou radicalement différente, de la conscience ou du degré de conscience, du normal auquel je fais implicitement référence ? Est-ce qu'il y a entre cette conscience et son expression qui émerge le même rapport que j'observe chez le normal ? Est-ce que l'émergence coïncide avec la restauration d'une conscience comme activité intime de la psyché ? Beaucoup de soignants pensent que, dans bien des cas, des formes de conscience précèdent toute manifestation émergente qui n'apparaît que lorsqu'un minimum de possibilités motrices, au sens le plus large, est retrouvé, que le blessé est conscient à quelque degré avant d'émerger. Dans d'autres cas, l'émergence peut laisser des doutes : sur quel critère, après tout, décidons-nous qu'il y a une conscience derrière l'ébauche d'un sourire qui émerge ?

Comment une réparation est-elle possible ?
La plasticité du cerveau

> *On peut admettre, du moins de manière très globale,*
> *l'existence d'une potentialité ou d'une tendance du*
> *système nerveux central à reconstituer sa structure.*
>
> M. JEANNEROD et H. HECAEN,
> *Adaptation et restauration des fonctions nerveuses*

Lorsqu'un coma a été provoqué par des lésions, la disparition de ce coma doit bien s'accompagner d'une compensation et/ou d'une réparation des dites lésions. Lorsque le coma était en rapport avec des désordres fonctionnels, le retour implique une disparition de ces désordres. Nous raisonnons nécessairement selon un schéma classique de correspondance entre la structure et la fonction : en constatant la restitution du déficit d'une fonction nous postulons une restauration parallèle d'un appareil neurobiologique, support de cette fonction. Comment comprendre cette restauration et quels mécanismes peut-on invoquer pour en rendre compte ?

Nos idées dans ce domaine ont extraordinairement évolué dans la seconde moitié du XXe siècle. Il n'est pas exagéré de dire que la neurobiologie a connu là un de ces changements de paradigme, ici particulièrement radical, que Thomas Kühn reconnaissait dans l'évolution des sciences. Les hommes de ma génération ont été formés au système nerveux central décrit au tournant du siècle par Sherrington et Ramón y Cajal [1]. Ce système nerveux ressemblait à un central téléphonique parcouru de voies rigidement câblées. Le réseau d'une extrême complexité opérait selon des mécanismes sophistiqués de connexion et d'intégration de caractère réflexe et automatique. Cette organisation était mise en place dans l'ontogenèse, n'était susceptible d'aucune évolution, d'aucun changement, d'aucune réparation. « Une fois le développement achevé, écrivait ainsi Ramón y Cajal, les sources de croissance et de régénération des axones et des dendrites sont irrévocablement perdues. Dans le système nerveux adulte les voies nerveuses sont fixées et immuables : chaque élément peut mourir, rien ne peut être régénéré. »

Mais nous avons changé tout cela... Un mot magique résume le paradigme actuel : le mot de « plasticité ». La vie tout entière du système nerveux semble maintenant en permanence sous le signe du changement, du modelage dynamique. Notre système nerveux est plastique, son organisation structurale n'est pas fixée. Bien au contraire, elle s'adapte en permanence au cours de la vie en fonction de notre interaction avec le monde extérieur dans le comportement et particulièrement dans l'apprentissage.

Une somme considérable de résultats expérimentaux très divers converge vers cette notion devenue la clé de notre compréhension générale du fonctionnement nerveux : l'organe suit en quelque sorte la fonction. On a pu montrer dans toute l'échelle animale, des invertébrés à l'homme, que l'activité fonctionnelle s'accompagne toujours de changements morphologiques des zones du système nerveux central impliquées : allongement et arborisation des dendrites, réaménagement et multiplication des synapses, extension ou régression des cartes corticales correspondantes [2,3].

Cette plasticité des réseaux neuronaux constitue le

cadre de référence et l'horizon d'espoir de tous les travaux sur la réorganisation structurale et la reprise fonctionnelle après les accidents ou maladies qui affectent le système nerveux central[4].

LES DÉSORDRES CAUSÉS PAR UNE LÉSION CÉRÉBRALE

Les lésions cérébrales qui ont conduit au coma ont des effets de deux types : d'un côté, les neurones au niveau de la lésion sont directement lésés, détruits, ils ne se réparent pas et ne sont pas remplacés ; d'un autre côté, les conséquences de leur atteinte s'étendent à distance à d'autres neurones appartenants au même réseau fonctionnel.

Des neurones sont perdus : corps cellulaires mécaniquement touchés, ou tués par l'ischémie, axones étirés ou rompus, dendrites arrachées. Ces neurones perdus ne sont pas remplacés. Nous pensons à ce jour que les phénomènes de rechange des cellules détruites, qui sont la règle dans d'autres tissus, n'existent pas au niveau du système nerveux central. Les neurones matures ont perdu la possibilité de se diviser et aucun neurone souche ne paraît disponible en réserve. La mise en évidence très récente d'une neurogenèse active chez l'homme adulte, possible dans certaines conditions, est une découverte aussi spectaculaire qu'inattendue[5]. Il reste, cependant, improbable que des phénomènes analogues interviennent dans la réparation d'une lésion.

Les axones rompus au niveau de la substance blanche du système nerveux central ne se réparent pas, alors qu'au niveau du système nerveux périphérique, des nerfs des membres par exemple, ils sont tout à fait capables, avec certaines limites mécaniques, de rétablir leur continuité et de retrouver leur fonction. Une somme considérable de travaux cherche à comprendre cette différence pour tenter de la contourner et d'apporter au système nerveux central ce qui justement permet la repousse des axones au niveau périphérique [6]. Mais, pour le moment, force est de constater qu'il n'y a dans le cerveau blessé ni apparition de neurones nouveaux ni réparation des neurones cassés.

Toutefois, les déficits constatés immédiatement après une lésion cérébrale ne sont pas complètement et directement explicables par les pertes cellulaires de cette lésion elle-même, ils sont liés en partie à la mise au repos, consécutive à la lésion, de structures fonctionnelles à distance. En 1914, le neurologue suisse Constantin von Monakow dans une étude très élaborée décrivait ce phénomène comme un choc à distance, un *diaschisis* [7]. Le concept de diaschisis est resté longtemps assez imprécis, plus descriptif qu'explicatif, plus spéculatif que clinique. Les travaux expérimentaux ultérieurs, et plus récemment les études chez l'homme par caméra à émission de positrons, ont confirmé la réalité du phénomène et précisé ses bases biologiques [8, 9]. Comme l'avait bien vu von Monakow, l'effet à distance est bien lié à une « perte d'excitation » des neurones cibles, qui ne reçoivent plus d'afférences actives des axones lésés [10]. Ces neurones cible sont dits « déafférentés ».

QUELLE STRUCTURE POUR LA REPRISE
D'UNE FONCTION PERDUE ?

La reconstruction d'une structure efficace pour servir de support à une reprise fonctionnelle peut faire intervenir des processus superposés correspondants à des niveaux d'intégration très différents. Nous en distinguerons trois : remodelage du réseau synaptique correspondant aux afférences détruites ; intervention de structures cérébrales nouvelles jusque-là étrangères à la fonction ; développement de stratégies fonctionnelles originales.

Le remodelage du réseau synaptique

On suppose depuis longtemps qu'une partie importante de la restauration, au moins initiale, correspond, non pas à une réparation de lésions mais plutôt à la reprise fonctionnelle de connexions à distance inhibées mais restées anatomiquement intactes. On a parlé pour expliquer ce phénomène de « levée du diaschisis ».

Si le diaschisis est compris comme résultant d'une déafférentation, la levée du diaschisis doit comporter, d'une manière ou d'une autre, une réafférentation des neurones cibles. Un grand nombre de travaux expérimentaux ont apporté la preuve que ces phénomènes de réafférentation sont possibles et même qu'ils interviennent toujours et se mettent en place très rapidement après toute lésion axonale. Les modalités de la réafférentation sont multiples et peuvent intervenir à différents niveaux.

Au niveau synaptique élémentaire, on a beaucoup étudié le phénomène « d'hypersensibilité de dénervation ». Lorsqu'un neurone est partiellement privé d'une partie de ses afférences, on observe un changement fonctionnel qui aboutit à augmenter sa sensibilité à d'autres afférences conservées. Ces phénomènes peuvent intervenir dans des délais très brefs, ils sont sans doute régulés localement et représentent une sorte d'adaptation biologique automatique.

Au niveau d'un réseau de neurones, on a pu montrer que les connexions synaptiques perdues en aval d'une lésion peuvent non pas être directement rétablies, mais être remplacées par une prolifération des afférences restantes partageant le même champ synaptique [11]. En fait, les sites synaptiques rendus vacants à la suite d'une lésion ne restent jamais vides. Ainsi, au niveau des systèmes sensitifs, après perte des afférences venues d'une portion de la surface cutanée, on assiste à un bourgeonnement des neurones voisins venus de territoires cutanés adjacents au territoire dont les projections ont été perdues.

Ces résultats de travaux expérimentaux montrent à l'évidence qu'une forme de réparation de la structure est possible. Cependant, nous n'avons jusqu'ici aucune preuve directe que de tels phénomènes de réorganisation synaptique interviennent après une lésion chez l'homme adulte. Il n'est pas sûr d'autre part que ces repousses aient une signification fonctionnelle utile.

La substitution d'aires cérébrales nouvelles

On a longtemps pensé qu'une fonction pouvait se rétablir en s'appuyant sur une nouvelle structure mettant en jeu des fragments préservés du système fonctionnel initial d'une part, et d'autre part, des fragments complémentaires adéquats empruntés à des ensembles neuronaux jusque-là peu ou pas impliqués dans la fonction. On proposait ainsi l'hypothèse d'une « vicariance fonctionnelle » pour signifier que dans certaines limites, les structures cérébrales se substituent les unes aux autres. Plusieurs travaux expérimentaux et des observations cliniques récentes confirment cette hypothèse. On a pu montrer, par exemple, que la récupération chez le chat de facultés visuelles efficaces après ablation des aires visuelles normales dépendait de la mise en jeu de structures corticales à distance, jusque-là sans rapport direct avec la fonction visuelle. Ce réaménagement, observé à vrai dire seulement chez l'animal très jeune, comporte la mise en place de connections radicalement nouvelles entre la rétine et la structure de remplacement [4].

Tout récemment, le groupe de Hamdy à l'Institut neurologique de Queen's Square à Londres a présenté un remarquable ensemble de travaux concernant la commande volontaire de la déglutition [12]. Cette commande dépend d'une zone restreinte du cortex moteur, elle est normalement bilatérale avec une dominance de l'hémisphère droit. Les malades qui ont subi un accident vasculaire hémisphérique droit peuvent présenter des troubles sévères de la déglutition. La récupération de ces troubles est liée à la prise en charge de la fonction par l'aire correspondante de l'hémisphère gauche et l'on peut observer par stimulation magnétique trans-corticale une extension importante de la carte motrice correspondante à ce niveau.

La substitution d'une aire corticale détruite ou inactivée, par d'autres régions jusque-là complètement étrangères à la fonction, a été à plusieurs reprises démontrée par des études utilisant la caméra à émission de positrons. On a pu chez l'homme apporter la preuve que la récupération du déficit moteur, consécutif à un accident vasculaire particulier touchant la voie motrice principale, était liée à la mise en jeu de structures corticales et sous-corticales étendues bilatérales qui ne sont pas normalement requises dans l'acte moteur correspondant chez le sujet normal [13].

La restauration par changement de stratégie

Les possibilités d'une réorganisation encore plus large ont été étudiées sur le plan théorique par les chercheurs russes [14]. Ceux-ci envisagent la restauration au niveau global d'une fonction. Le concept de fonction est ici entendu dans un sens holistique et téléologique : il recouvre non plus la représentation abstraite d'un découpage plus ou moins arbitraire des performances observées (la fonction motrice par exemple), mais plutôt la représentation concrète d'une activité globale définie par son but (la lecture ou la marche par exemple). De telles réorganisations adaptatives mettent en jeu des ensembles neuronaux vastes et hétérogènes, leur remodelage s'organiserait en mobilisant des circuits jusque là complètement étrangers à la fonction considérée. Dans la marche d'un sujet atteint de lésions des cordons postérieurs de la moelle, la perte de certaines afférences sensitives du membre inférieur est suppléée par des afférences visuelles ou des afférences sensitives du membre supérieur (lorsque le sujet utilise une canne jusqu'ici sans rapport avec la fonction de marcher). Une telle mise en jeu de stratégies alternatives implique la participation active du sujet qui doit prendre conscience des conditions nouvelles nécessaires à atteindre le but poursuivi. Il s'agit, au fond, de modalités particulières d'apprentissage dont le rôle est certainement majeur, en particulier lors des phases dernières de la rééducation, à condition que les possibilités d'autocontrôle et le niveau de motivation du sujet soient suffisants.

L'importance du réentraînement

Quels que soient les mécanismes en jeu dans la réorganisation du support structural d'une performance donnée, il paraît évident que la sollicitation constante et systématique par le réentraînement est essentielle pour rouvrir une voie inhibée, reconstruire un circuit interrompu, stabiliser un réseau nouveau, définir et mobiliser un nouvel ensemble neuronal.

De nombreux travaux expérimentaux ont démontré l'importance du réentraînement sur la récupération. Ainsi l'exercice actif accélère la récupération chez le singe rhésus après ablation du cortex moteur. Dans des expériences récentes chez le singe écureuil, on montre que le réentraînement à des tâches d'habileté manuelle après lésion corticale s'accompagne d'une extension des zones de représentation de la main parallèle à la reprise fonctionnelle. La compensation de déficits posturaux après intervention sur le système de l'équilibre chez le chat est également facilitée par le réentraînement. Dans la même ligne on peut retenir les résultats rapportés par Mark Rosenzweig et Bruno Will (universités de Berkeley et Strasbourg [15]). Ces deux chercheurs ont pu montrer après lésion du cortex visuel chez le rat que la qualité de la récupération était conditionnée par la richesse de l'environnement avec lequel l'animal peut interagir. Le rat enfermé dans une cage nue récupère très sensiblement moins bien que le rat disposant d'objets multiples qu'il peut explorer et manipuler. Dans tous ces protocoles expérimentaux, la récupération apparaît ainsi comme un processus dépendant de l'activité de l'animal.

Il reste cependant difficile d'apporter des preuves analogues de l'intérêt du réentraînement chez l'homme. Les bénéfices généraux de la prise en charge des malades atteints de lésions du système nerveux par les techniques de rééducation puis de réadaptation ne sont guère discutés, mais peu d'études rigoureuses sur le plan méthodologique sont disponibles. Joseph Zihl du Max Planck Institut de Munich a montré chez les patients présentant des lésions du cortex visuel qu'un réentraînement intensif permettait un élargissement significatif et durable du champ visuel restant, mis en évidence par des tests appropriés, mais aussi corrélé à une amélioration subjective importante des possibilités visuelles [16]. Il n'est pas certain pour autant qu'il s'agisse là d'une récupération proprement dite. Une adaptation des possibilités visuelles restantes compensant le déficit est également possible. En toute hypothèse, le fait à retenir est ici l'importance du réentraînement pour l'amélioration de la fonction.

Dans d'autres domaines fonctionnels où peut-être, justement, les possibilités d'adaptation sont limitées, les conclusions des études contrôlées sont souvent peu optimistes : pour ne prendre qu'un exemple, une méta-analyse concernant l'efficacité des techniques de rééducation du langage a finalement abouti à des conclusions dubitatives [17].

UN MODÈLE BIOLOGIQUE
POUR UNE NOUVELLE NAISSANCE

Il faudrait finalement envisager non pas, comme nous venons de le faire, le réarrangement d'une fonction particulière parmi toutes les fonctions du cerveau, mais la réorganisation plus globale d'un fonctionnement cérébral intégré permettant une reprise des différentes modalités d'interaction avec le monde tout entier et conduisant au retour de la conscience.

En l'absence de lésions, quand le travail cérébral a été suspendu par un coma bref sans lésions importantes, la reprise du trafic des neurones réhabite un réseau intact et l'éveil est rapide. Il serait intéressant ici de chercher pourquoi cependant l'éveil de ce type de coma n'est ni immédiat, ni complètement clair comme l'éveil du matin. On peut penser que la période de confusion, quand elle persiste quelque peu, correspond au rétablissement progressif des métabolismes cellulaires déviés immédiatement par une panne, quelle que soit sa nature. Lorsque des lésions existent, parfois massives ou encore étendues ou diffuses, selon quels processus et dans quelles limites le cerveau rétablit-il un fonctionnement global ? Nous n'en avons aucune idée : tout ce que nous avons appris de la réorganisation concerne des fonctions isolées ou des fragments de fonction. Les hypothèses que nous pouvons formuler s'inscrivent nécessairement dans une lecture très générale de l'organisation du système nerveux qui sera ici, pour nous, celle de Gérald Edelman [18]. Le modèle d'Edelman tente de rendre compte de l'organisation cérébrale et de la conscience comme fonction résultante de cette organisation dans son ensemble. Nous pensons que ce modèle, si on accepte ses hypothèses de base et les principes de son architecture, peut permettre une description en termes généraux de la réorganisation cérébrale et du retour de la conscience comme résultant de cette réorganisation. L'extension du modèle d'Edelman au domaine physiopathologique de la lésion et de sa restauration paraît en tout cas ouvrir un champ de réflexion intéressant.

Edelman décrit la genèse des structures fonctionnelles du cerveau en deux étapes : mise en place dans la vie embryonnaire d'un répertoire primaire déterminé par les données génétiques, offrant une surabondance de circuits neuronaux disponibles, puis développement après la naissance d'un répertoire secondaire de connexions, sélectionnées et stabilisées dans le répertoire primaire par l'interaction avec l'environnement. L'unité fonctionnelle du répertoire finalement en place est constituée non par des neurones unitaires mais par des groupes de neurones interconnectés formant autant de cartes. Les différentes cartes sont reliées entre elles par des connexions multiples réalisant différents niveaux d'intégration disposés à la fois de façon parallèle et distribuée et de façon hiérarchique.

Le coma traduit toujours l'effondrement de cette organisation. Si le coma résulte d'un trouble fonctionnel transitoire et réversible, on peut admettre que l'ensemble des structures reprend ensuite son activité avec le retour d'une activation d'origine réticulaire, sans changement particulier de l'organisation préalable. Il en est tout autrement lorsque le coma s'accompagne de désordres des structures : la survenue d'une lésion cérébrale localisée, et plus encore d'un traumatisme, avec ses multiples effets fonctionnels et lésionnels, locaux et globaux, constitue un séisme majeur : des cartes sont détruites, totalement ou partiellement, des connexions entre cartes de même niveau et de niveaux différents sont suspendues ou rompues. Le coma traduit l'ensemble des désordres ainsi constitués. On doit envisager la sortie du coma comme résultant d'une nouvelle organisation qui sans doute récupère d'abord, dans une large mesure, les structures restées utilisables et ensuite, autant qu'il est anatomiquement possible, reconstitue un réseau fonctionnel complémentaire pour remplacer les structures non récupérables.

On peut imaginer la réorganisation du post-coma sur le modèle de l'organisation première du système dans l'ontogenèse, telle qu'Edelman la décrit, ce qui revient en quelque sorte à donner un contenu neurobiologique à la métaphore de la nouvelle naissance.

L'ensemble des cartes et des connexions laissées intactes ou rapidement récupérées après l'accident figurerait comme un nouveau répertoire primaire représentant la structure anatomique désormais exploitable. Beaucoup d'éléments de ce répertoire primaire sont sans doute inutilisables parce que coupés de leurs connexions. La reprise fonctionnelle va en quelque sorte rétablir, réhabiter celles de ces connexions qui sont anatomiquement présentes. Comme dans tout processus d'apprentissage, on peut penser que les connexions possibles sont sélectivement renforcées par les processus biochimiques spécifiques de leur propre fonctionnement et dessinent ainsi les circuits fonctionnels qui constituent le nouveau répertoire secondaire.

Dans ce processus, l'activation par les structures d'éveil étant supposée normale, le système nerveux central serait réinvesti par l'activité des afférences des différentes modalités sensitives et sensorielles ouvertes sur le monde extérieur. Cette reprise d'activité de la périphérie vers le centre est probablement fondamentale et permet de comprendre l'importance de l'environnement, des stimulations que nous avons appris empiriquement à mettre en œuvre.

D'autres mécanismes généraux doivent-ils être envisagés pour rendre compte de la reconstruction éventuelle d'un véritable réseau global ? Le concept d'auto-organisation, un concept récurrent de la biologie, doit ici être évoqué. Il n'y a pas si longtemps les travaux et réflexions du grand neurobiologiste hongrois János Szentágothai plaçaient l'auto-organisation au cœur d'une théorie générale du système nerveux central [19]. Edelman fait un usage appuyé de cette notion, il décrit le cerveau comme « un exemple de système capable de s'auto-organiser » et on peut penser que l'organisation d'auto-corrélation qu'il décrit entre les cartes, n'est pas distincte d'un phénomène général d'auto-organisation [18]. Dans un autre contexte, la « capacité d'auto-organisation de notre cerveau » a pu être considérée par Jean-Pierre Changeux comme une véritable « valeur de survie [20] ».

À quoi correspondent précisément au niveau élémentaire des connexions neuronales les phénomènes d'auto-organisation ? Où réside le principe auto-organisateur ? Faut-il imaginer là quelque téléonomie ? Plutôt, et telle est sans doute la pensée d'Edelman, l'organisation doit-elle être comprise comme un processus global, mis en œuvre, orienté en quelque sorte par la sélection neuronale, dépendant quant à elle de la reprise des relations avec le monde extérieur.

Au total, en transposant le modèle d'Edelman à la nouvelle naissance du cerveau, on voit se succéder une phase de restitution des fragments préservés du réseau ancien mettant en place le répertoire possible, et une phase de réorganisation proprement fonctionnelle, basée sur des mécanismes de sélection. La première phase représente un phénomène purement fonctionnel de réactivation d'un réseau anatomiquement intact mais inhibé, c'est ce qu'on appelait autrefois la « levée du diaschisis ». Cette phase est rapide, elle pourrait correspondre à la première partie de la courbe de récupération. La seconde phase implique une réorganisation structurale plus ou moins profonde, elle s'étale sur des durées de temps plus longues, elle assure une progression fonctionnelle beaucoup plus modeste sur des durées beaucoup plus longues. Elle pourrait correspondre à la seconde partie de la courbe de récupération.

PEUT-ON AIDER LA RÉPARATION ?

La possibilité, par une intervention thérapeutique quelconque, d'aider à la réparation du tissu cérébral ou encore de pourvoir une suppléance ou une substitution de ces fonctions perdues, était naguère exclue au niveau du principe même. Mais le paradigme a changé et, aujourd'hui, la réparation est devenue une des perspectives essentielles de la recherche en neurosciences, toutes disciplines confondues. Une marée de résultats hétérogènes inonde depuis dix ans la littérature spécialisée et le clinicien ébloui ne laisse pas d'espérer rendre demain, ou après-demain, leurs jambes aux paraplégiques et leur mémoire aux traumatisés crâniens.

Nous allons examiner rapidement quelques domaines où des applications thérapeutiques paraissent sinon à notre portée immédiate, du moins plausibles à moyen terme [21].

Les neurotrophines

De nombreux facteurs de croissance nerveuse ont été décrits. Ces neurotrophines sont des molécules fascinantes [22]. Le rôle essentiel et ubiquitaire qui leur est reconnu les désigne comme agents importants de toutes réparations et candidats potentiels à une utilisation thérapeutique [23, 24]. De nombreux protocoles expérimentaux ont déjà apporté la preuve que l'addition de neurotrophines *in situ* favorise fortement la réorganisation neuronale et améliore la récupération fonctionnelle après les traumatismes de la moelle épinière et de l'encéphale [25, 26]. On peut envisager d'utiliser ces agents soit comme seule aide pharmacologique, soit comme complément à un autre procédé, une greffe par exemple. On attend des neurotrophines une protection contre la disparition secondaire de neurones au niveau des lésions et plus encore une facilitation de toute forme de repousse ou de bourgeonnement cellulaire.

Cependant, l'utilisation des neurotrophines en thérapeutique pose de nombreux problèmes. Ces molécules, sous diverses formes voisines aussi bien que les récepteurs qui transmettent leur action, sont très répandues dans le système nerveux. Leur administration dans un but thérapeutique comporte le risque de favoriser des processus de croissance inajustés ou carrément dangereux. En admettant que ce risque soit acceptable ou contournable, il reste à mettre au point des techniques d'administration permettant d'apporter ces molécules, avec sécurité, dans une région limitée et en concentration suffisante.

Différentes possibilités sont à l'étude. On peut tenter de solubiliser ces molécules pour les injecter ensuite par voie générale. On peut utiliser les ressources potentiellement immenses de la thérapie génique : on sait modifier *in vitro* les gènes d'une lignée cellulaire pour les rendre capables de produire une neurotrophine particulière. Des cellules ainsi transformées peuvent être ensuite apportées au niveau d'une lésion à réparer, soit par greffe directe, soit en mettant en place une capsule de polymère contenant les cellules et autorisant la diffusion lente et calibrée de la neurotrophine qu'elles produisent au sein du tissu. La faisabilité et l'efficacité de ce type de manipulations sont déjà démontrées dans différents protocoles expérimentaux, et des essais sont, semble-t-il, en cours chez l'homme[27].

Les greffes cérébrales

Sera-t-il possible un jour de réparer le tissu nerveux blessé comme on répare la peau d'un grand brûlé en greffant des fragments d'une peau saine prélevée ou produite ailleurs[28] ? Les greffes de neurones utilisent nécessairement du tissu nerveux embryonnaire, les neurones adultes, compte tenu en particulier de leurs multiples prolongements, ne peuvent être prélévés, isolés, et maintenus en survie. Le prélèvement du tissu cérébral qui sera greffé est pratiqué sur des fœtus recueillis après interruption volontaire de grossesse, ce qui, en dehors des difficultés pratiques et logistiques considérables, soulève d'importants problèmes éthiques. Pour cette raison les recherches actuelles s'orientent vers l'utilisation de tissus animaux (xénogreffe). Mais des préoccupations d'autre nature entrent ici en compte : le risque de transmission à l'homme d'un agent pathogène, et plus encore d'un rétrovirus inclus dans le patrimoine génétique animal, qui pourrait s'avérer incontrôlable, pour limité qu'il soit, ne peut être complètement éliminé[29].

On peut encore envisager la possibilité de transformer génétiquement des cellules de l'homme pour leur conférer certaines propriétés neuronales. On sait maintenant que les neurones implantés survivent et sont capables de réaliser des connexions synaptiques avec les neurones de l'hôte avec des effets fonctionnels démontrables. Dans certaines conditions expérimentales, il a été possible de montrer que la croissance axonale des neurones d'une greffe peut être appelée et guidée par des signaux biochimiques émis par les neurones cibles, reproduisant ainsi le schéma de mise en place des connexions dans la construction embryonnaire du système nerveux[30]. Cependant, à ce jour, la reconstruction complète d'un réseau neuronal fonctionnel par greffe n'a jamais été réalisée.

Les aides à la repousse axonale

De nombreux facteurs qui limitent la réponse des axones rompus au niveau du système nerveux central ont été identifiés. Différentes stratégies visant à éliminer ou à contourner ces facteurs négatifs sont possibles et se sont révélées efficaces sur différents modèles de lésion expérimentale de la substance blanche. On peut chercher à limiter les effets biochimiques de la cicatrice gliale et à inhiber les réactions inflammatoires à différents niveaux. On peut offrir aux axones des ponts mécaniques facilitateurs constitués par des greffes de fibres du système nerveux périphérique, puisque celles-ci permettent et favorisent la réponse. On peut inhiber les molécules de surface produites par les oligodendrocytes en utilisant des anticorps appropriés. On peut, enfin, fournir par différentes techniques tel ou tel facteur neurotrophique précisément ajusté, ou encore un cocktail de facteurs trophiques stimulant la croissance axonale [31].

Tous ces procédés isolés ou combinés ont été mis en œuvre dans des protocoles expérimentaux techniquement ingénieux [32]. Le domaine d'application chez l'homme serait sans doute d'abord celui des lésions traumatiques de la moelle épinière responsables de paraplégies souvent complètes et définitives. Des lésions limitées et précises de la substance blanche du cerveau, susceptibles de telle réparation, sont plus rares. Il n'est cependant pas complètement déraisonnable de penser que certaines atteintes localisées après des traumatismes, ou encore certaines lésions vasculaires limitées de la voie motrice, puissent être un jour l'indication d'intervention de réparation axonale.

Les stimulateurs et les prothèses

Nous avons une expérience déjà ancienne et diversifiée de la stimulation des structures cérébrales par le moyen d'électrodes profondes implantées à demeure par voie stéréotaxique.

Dans les années 1980, nous avons proposé des stimulations de certaines structures thalamiques impliquées dans les mécanismes de l'activation corticale, dans le but de favoriser l'éveil des traumatisés crâniens graves en état végétatif probable ou confirmé [33]. Dans le même temps, plusieurs équipes japonaises ont suivi la même démarche. Ces tentatives ont concerné au total quelques dizaines de patients.

Les résultats obtenus par notre équipe et par les deux équipes japonaises sont remarquablement convergents. On obtient dans la moitié des cas une amélioration évidente de la communication et des possibilités fonctionnelles globales du blessé. Cette amélioration est cependant limitée et, à peu d'exceptions près, tous les blessés traités, avec un recul de nombreuses années, restent lourdement handicapés. Le mécanisme des effets de la stimulation, au moins dans ces cas particuliers, reste discuté. Il n'est pas probable qu'il s'agisse d'une sorte de suppléance directe d'une fonction d'activation déficiente. Des effets non spécifiques, peut-être simplement de nature vasculaire, sont possibles. Il est très vraisemblable que ces protocoles seront affinés et repris et que d'autres types de stimulation cérébrale se développeront dans les années qui viennent.

Les perspectives de substitution de structures manquantes du cerveau par des prothèses, ou encore l'aide ou la suppléance au niveau des entrées et des sorties du système nerveux par des interfaces prothétiques avec le monde extérieur, peuvent sembler relever de la science-fiction. Il s'agit en fait d'un domaine très actif de la recherche, au point de rencontre entre technologies de pointe dans le domaine de l'informatique, de l'électronique et des matériaux biologiquement compatibles, et médecine de rééducation. Que l'on puisse connecter entre eux un système de neurones et un système quelconque de circuits électroniques, ressort d'une analogie de base : les signaux transmis par les neurones sont portés par des courants d'ions dans un milieu aqueux, tandis que les signaux transmis, par exemple dans un ordinateur, sont portés par un courant d'électrons dans un milieu métallique. En fait de nombreux types d'interfaces entre ces deux types de systèmes ont déjà été réalisés et se sont révélés fonctionnels au moins à un certain degré. Par exemple le groupe de John Chaplin aux États-Unis est parvenu chez le rat à brancher directement les commandes d'un robot sur l'activité de

groupes de neurones identifiés comme participants à l'organisation du mouvement [34].

Malgré ces résultats et d'autres tout aussi spectaculaires, la suppléance bionique des handicaps reste une
perspective lointaine.

Troisième partie

L'IMPOSSIBLE RETOUR
LES ÉTATS VÉGÉTATIFS

On devrait pouvoir comprendre que les choses sont sans espoir, et cependant être décidé à les changer…

F. Scott Fitzgerald, *La Fêlure*

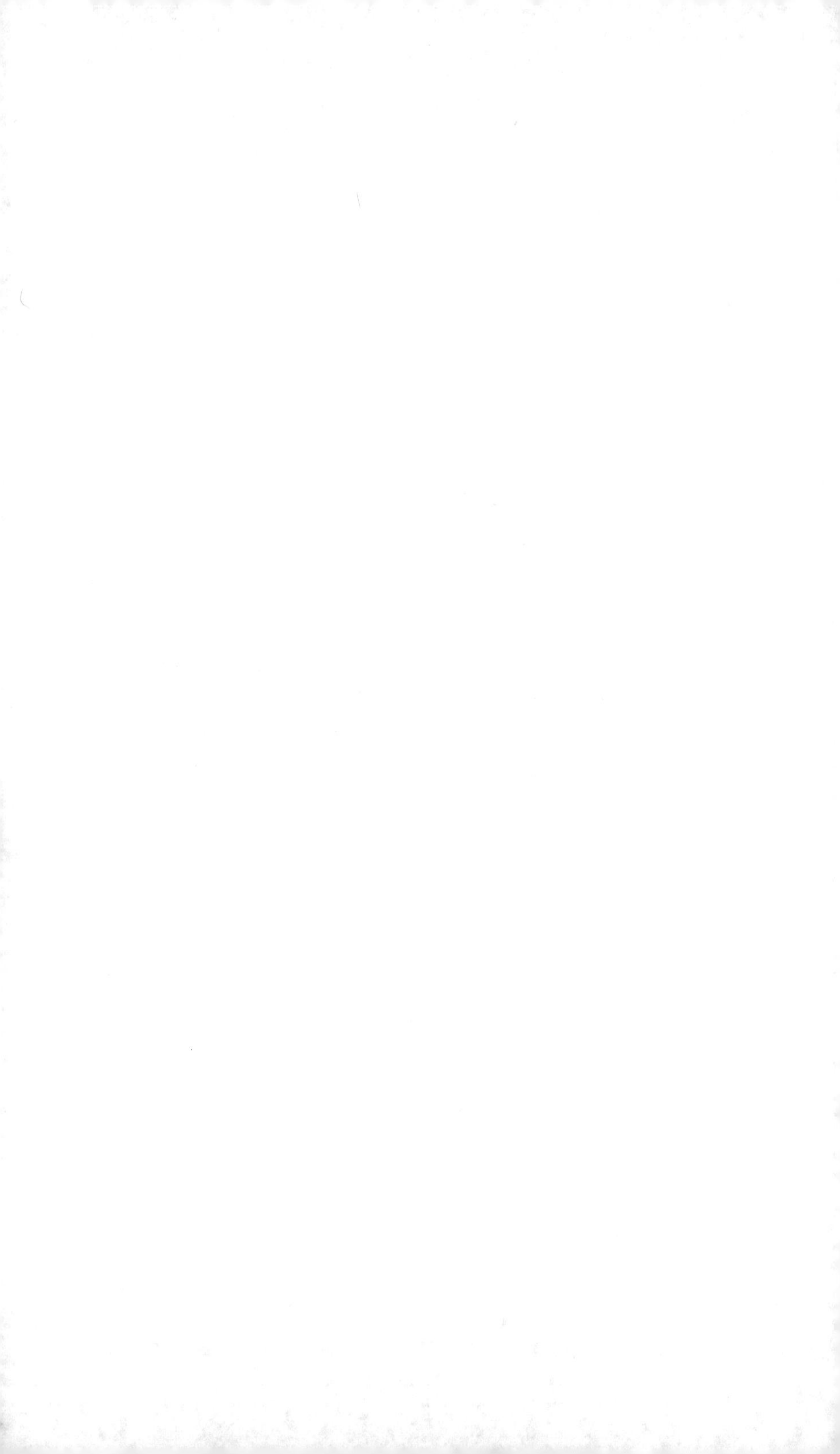

CHAPITRE 14

Le corps est là, l'esprit est absent

Nous avons décrit la sortie du coma comme un retour de la vigilance suivi d'une restauration par étapes de la conscience. Cette restauration pouvait s'interrompre et rester fixée à chacun des paliers de l'évolution. Cependant, tous les patients envisagés jusqu'ici dépassent le stade de la conscience réactive et parviennent à une certaine communication. Même lorsque celle-ci met en jeu un registre limité, elle permet de reconnaître, ou au moins de supposer, que le malade a, peut-être avec d'importantes distorsions, accès au monde qui l'entoure et aux mouvements, si altérés soient-ils, de sa propre psyché.

Nous devons aborder maintenant la description de l'état végétatif, un état *défini* par l'absence de toute forme de vie mentale, de conscience, et nous sentons bien, avant toute réflexion, qu'un tel état, s'il existe, est radicalement différent des pires situations de déficits envisagés jusqu'ici. En fait, sa définition même instaure une différence de nature entre des sujets sortants du coma qui sont du côté de la conscience, et ces autres êtres dits « végétatifs » que l'on situe du côté de la non-conscience. Cette différence de nature, à elle seule, construit la souffrance spécifique des familles, surdétermine la prise en charge et ouvre une série de problèmes anthropologiques, éthiques, philosophiques, absolument nouveaux.

HISTOIRE D'UN CONCEPT

Lorsque à partir des années 1950, les progrès de la réanimation ont permis la survie de patients ayant subi des altérations cérébrales sévères, les médecins ont appris très vite qu'un certain nombre de ces patients ne dépasseraient jamais les premiers stades de l'éveil du coma : ils restent dans un état d'appauvrissement massif des fonctions cérébrales supérieures et ne présentent aucun indice de conscience commune, alors que les régulations végétatives de l'organisme se stabilisent. Au cours des années 1960, les situations de ce type, à peu près inconnues jusqu'alors, ont été observées de plus en plus souvent dans tous les services de réanimation.

En avril 1972, dans un « point de vue » de *The Lancet*, Bryan Jennett, neurochirurgien à Glasgow, et Fred Plum, neurologue à New York, tous deux spécialistes d'autorité reconnue, ont décrit cette situation clinique comme un syndrome, pour lequel ils ont proposé la dénomination, présentée comme simplement descriptive et suffisamment générale, d'« état végétatif persistant[1] ». Le choix du terme végétatif était appuyé explicitement sur la définition des mots *vegetate* – « vivre une vie purement physique, dépourvue d'activité intellectuelle ou d'interrelations sociales » – et *vegetative* qui se dit d'« un corps organique capable de croissance et de développement, mais dépourvu de sensations et de pensée » *(Oxford English Dictionary)*.

Au cours de la même période, d'autres auteurs, Bricolo[2] en Italie, Gerstenbrandt[3] en Autriche, Vigouroux[4, 5] en France, ont attiré l'attention sur ces états, en restant dans le cadre de la pathologie traumatique où ils sont le plus souvent observés. Jennett et Plum décrivaient, eux, les mêmes tableaux en les rapprochant de tableaux semblables reconnus au cours d'autres affections du système nerveux.

Ils regroupaient l'ensemble de ces faits en un syndrome clinique aux limites d'ailleurs peu précisées.

Isoler un syndrome, lui donner un nom, c'est toujours tracer des frontières dans le tissu complexe d'une pathologie, instaurer un certain ordre. L'ordre est ici très clair : « Il paraît sage de faire une distinction absolue entre les patients qui produisent de façon consistante des réponses compréhensibles pour leur entourage et les patients qui n'en produisent jamais. » « Il nous semble, poursuivent Jennett et Plum, que le problème immédiat est de reconnaître qu'il existe un groupe de patients qui ne démontrent jamais l'évidence d'un esprit au travail *(working mind)* ... Certainement, la survie indéfinie de patients en cet état pose des problèmes avec des implications humanitaires et socio-économiques que la société dans son ensemble aura à examiner [1]. »

La publication de Jennett et Plum a été immédiatement répandue, commentée positivement, reprise et sans doute dépassée dans ses intentions. Le concept nosologique d'état végétatif persistant a été universellement admis [6]. Dès lors, comme le note François Tasseau, médecin du centre médical de l'Argentière, spécialiste français particulièrement compétent de ces problèmes, « on a volontiers assimilé toutes les évolutions très péjoratives avec l'état végétatif et *a posteriori* on peut regretter que ce terme se soit répandu plus vite que la compréhension de son contenu [7] ».

Le diagnostic d'état végétatif persistant, dans les nombreuses circonstances où le problème peut être posé, est devenu un diagnostic quotidien, presque facile, souvent expéditif, en tout cas sans problèmes cliniques apparents, posé souvent après quelques semaines d'évolution. Très vite, les problèmes de diagnostic apparemment réglés ont disparu devant les problèmes inévitables de la conduite à tenir. Que faire des malades en état végétatif ? Les maintenir ? Les utiliser ? Les laisser mourir ? Les faire mourir ?

Dans les années 1980 une littérature considérable s'est développée sans jamais remettre en cause l'ordre nosologique de la publication initiale. Dans le monde anglo-saxon, un débat public se développait, entrecroisant positions éthiques, interrogations anthropologiques, considérations économiques, débat périodiquement relancé par quelques affaires venues devant les cours de justice et fortement médiatisées. Une attitude officielle se dégageait tirant ces sujets vers une forme consensuelle d'euthanasie passive.

Dans le même temps, en France, les points de vue officiels restaient ceux d'un humanisme médical traditionnel, les attitudes pratiques, sauf dérapages isolés, étant à l'unisson. En 1991, un groupe pluridisciplinaire, réuni dans le cadre du centre Sèvres, publiait un ouvrage de haute tenue [8] présentant de façon exhaustive la documentation objective et les attitudes générales concernant les états végétatifs chroniques.

Dans les années 1990, le climat du débat a sensiblement évolué. On a parlé d'une « réévaluation opportune » de bien des aspects du problème [9]. Des interrogations sérieuses ont été soulevées concernant les conditions du diagnostic et de la prise en charge de ces patients, tandis que le débat éthique lui-même semblait se décanter. C'est cet état des lieux que nous allons décrire, nous réservant d'en discuter, ensuite, certains aspects en fonction de l'expérience particulière de notre équipe.

UN ÉTAT D'ÉVEIL SANS CONSCIENCE

Le tableau cohérent, qui se dégage des travaux sur les états végétatifs [10, 11, 12], est centré par un fait clinique essentiel : l'absence, le manque apparent de tout signe de conscience, de toute activité mentale supérieure alors que le sujet est éveillé, les yeux ouverts. Il n'y a aucune réponse aux ordres simples et la douleur n'est pas localisée. La posture est constamment hypertonique, des stimulations variées entraînent un renforcement de cette rigidité. Une gamme assez étendue d'activités motrices spontanées est décrite. Cependant, ces productions sont considérées comme sans but, sans contenu identifiable, sans intention : mouvements oculaires horizontaux conjugués lents, quelquefois brusques, sans fixation ou poursuite volontaire ; mouvements de la bouche et de la face : mâchonnements, grincements de dents, bâillements, grimaces, sourires même, mouvements plus rares du cou et des membres. Des cycles veille/sommeil sont identifiables avec des périodes de sommeil irrégulières, le jour comme la nuit, sans rythme circadien.

Le tableau de l'état végétatif – simplement même ce fait clinique central : l'absence d'activité consciente contrastant avec le maintien de la vigilance – impose une interprétation physiopathologique univoque, d'ailleurs suggérée dès les premières descriptions : ce tableau traduit la perte globale des fonctions des centres supérieurs, du néocortex en particulier, avec conservation des fonctions du tronc cérébral. Les données de l'examen neurologique, les données complémentaires de l'électrophysiologie, les études métaboliques et l'imagerie confirment de façon homogène cette conclusion [13].

L'état végétatif est pour nous une modalité évolutive du coma. À la phase terminale de certaines maladies dégénératives, de la maladie d'Alzheimer surtout, ou encore dans certaines malformations ou défauts de développement du système nerveux central, on peut rencontrer des états d'appauvrissement, ou d'impossibilité de relation, très proches cliniquement de l'état végétatif. Les problèmes posés par ces malades sont cependant tout autres *.

---

* On doit encore distinguer nettement de l'état végétatif deux situations particulières, observées au sortir de comas vasculaires ou plus rarement traumatiques : le syndrome de verrouillage ou *locked in syndrome* (LIS) d'un côté [14], le mutisme akinétique de l'autre [15]. Ces tableaux rares s'écartent des états d'éveil retardé habituels, mais ils sont, au moins pour le LIS, bien différents des états végétatifs avec lesquels ils sont quelquefois confondus.

Pour s'en tenir aux états végétatifs apparaissant après un coma, un tiers environ font suite à des traumatismes crâniens, un tiers à des accidents anoxo-ischémiques, le dernier tiers à des pathologies cérébrales diverses comportant une majorité d'accidents vasculaires. Nous ne connaissons pas avec exactitude la fréquence actuelle de ces états. Toutes étiologies confondues, différentes études estiment que l'on observe chaque année environ un état végétatif nouveau pour cent mille habitants, soit près de six cents cas nouveaux par an en France. Compte tenu de la durée de vie moyenne de ces patients, on peut évaluer le nombre total de malades en état végétatif observés à un moment donné à deux pour cent mille habitants, soit plus de mille cas dans notre pays.

COMAS TRAUMATIQUES ET COMAS ANOXIQUES

Même si le noyau symptomatique des états végétatifs, et son support lésionnel, restent relativement homogènes, les aspects cliniques et pronostiques sont différents dans les différents contextes étiologiques. On peut opposer schématiquement les caractéristiques des comas et états végétatifs d'origine anoxo-ischémique à celles des comas et états végétatifs post-traumatiques.

Déjà sur le plan de la prévention, les situations sont contrastées. L'état végétatif est considéré unanimement comme une issue catastrophique du coma, qu'il faut, si cela est possible, prévenir. La seule façon de la prévenir est évidemment d'éviter de maintenir la vie à tout prix lorsqu'il est hautement probable que le patient ne peut survivre qu'en état végétatif. On pose à nouveau ici le problème du pronostic des comas graves dont nous avons souligné les difficultés. Toutes les études montrent que la prévision d'une issue catastrophique du coma anoxo-ischémique est possible[16]. De plus en plus souvent, les réanimateurs sont en mesure d'établir, pour chaque variété de coma anoxo-ischémique, des « recommandations » qui permettent de savoir jusqu'où ne pas aller trop loin et quand arrêter les résuscitations héroïques. À l'opposé de ces situations, il faut redire que, dans les comas traumatiques, aucune étude n'est parvenue à dégager des indicateurs pronostiques fiables et que pour cette raison, dans la très grande majorité des cas, les thérapeutiques agressives sont conduites tant que le coma dépassé n'est pas certain.

Lorsque l'état végétatif est cliniquement constitué, son évolution ultérieure est encore nettement différente dans les deux situations [17]. De très nombreux travaux convergents ont établi que l'évolution des états végétatifs anoxo-ischémique est plus stéréotypée, moins longtemps incertaine, et dans l'ensemble plus sévère, que l'évolution des états végétatifs traumatiques. La mortalité à moyen terme est plus élevée, les chances de récupération sont moindres, l'irréversibilité de la situation peut être affirmée plus tôt. Ces différences, au moins sur le plan statistique, sont clairement marquées, à la fois chez l'adulte et chez l'enfant, même si toutes choses égales, les perspectives sont plus favorables chez l'enfant.

Dans les états végétatifs anoxo-ischémiques, si une certaine récupération est finalement possible, elle apparaît avant le troisième mois. Les patients restant en état végétatif passé ce délai ne présentent aucune évolution perceptible, la plupart disparaissent avant cinq ans. Dans les états post-traumatiques, une évolution favorable, voire même une récupération finale de qualité, peuvent se dessiner après plusieurs mois. Cependant, à mesure que le temps passe sans progrès sensibles, les chances de progrès ultérieurs s'amenuisent nettement. Chez le blessé en état végétatif à trois mois, 35 % des adultes et 56 % des enfants récupèrent à quelque degré ; 16 % des adultes et 32 % des enfants sont finalement classés dans les catégories « bonne récupération » ou « handicap modéré ». Chez les blessés en état végétatif à six mois, les perspectives globales sont à peu près deux fois moins bonnes et la très grande majorité de ceux qui récupèrent gardent un handicap lourd. Notre collègue Albino Bricolo dès ses premiers travaux avait indiqué qu'après un an les progrès sensibles sont exceptionnellement observés [10]. Toutes les séries actuelles confirment ce point de vue, bien que quelques observations isolées soient connues, de blessés ayant présenté des améliorations nettes après plusieurs années.

L'ÉVIDENCE DE L'ABSENCE ?

Le problème du diagnostic de l'état végétatif doit nous retenir assez longuement. On peut traiter en quelques lignes du diagnostic du coma parce qu'il s'agit d'un problème de technique médicale pure et parce que ce problème ne soulève aujourd'hui aucune difficulté pratique ou théorique. Le diagnostic de l'état végétatif est complexe et particulier. D'abord, parce qu'il repose sur l'approche clinique de quelque chose d'à peu près insaisissable : l'absence de conscience ; ensuite, parce que aucun examen paraclinique ne peut le confirmer.

Les éléments cliniques déterminants du diagnostic d'état végétatif sont des symptômes négatifs : « Pas d'évidence de conscience, pas d'évidence de réponses. » Affirmer l'état végétatif revient à reconnaître l'absence de quelque chose que contient justement la vie non végétative. Ce quelque chose a été différemment caractérisé [18] : tantôt, l'accent est mis sur l'absence de conscience ; tantôt, sur l'absence de relation, tantôt sur l'absence de vie mentale.

Il faut toujours beaucoup de prudence avant de fonder un diagnostic sur un manque. Comme on a dit, il ne faut pas confondre l'absence d'évidence avec l'évidence de l'absence, surtout quand ce qui est absent est, en tout état de cause, difficile à définir comme la conscience, ou à reconnaître de façon univoque comme la relation. Le diagnostic d'absence de conscience ou d'absence de relation ne peut en aucune façon être fondé sur une sémiologie caractérisée dépourvue d'ambiguïtés. Il est, au contraire, toujours basé sur des interprétations hautement subjectives, d'un registre de signes eux-mêmes mal définis, instables et fugaces.

Les données paracliniques objectives ne permettent pas d'appuyer le diagnostic. Dans ce domaine, l'électrophysiologie est décevante, les activités électriques variées que l'on peut étudier n'offrent pas chez les végétatifs un tableau suffisamment constant et spécifique différent de celui recueilli dans des états moins graves. Les études utilisant la caméra à émission de positrons sont certainement plus intéressantes mais encore trop rares pour que leur valeur diagnostique proprement dite soit évaluée [19, 20].

Sans préjuger de l'avenir de ces études, on peut poser le problème de leur pertinence proprement diagnostique dans ce contexte. Est-ce que l'absence d'activité dans une structure, traduite par exemple par un métabolisme effondré, permet de conclure à l'abolition d'une fonction ? De nombreux chercheurs, visiblement gênés par les problèmes proprement séméiologiques du diagnostic d'état végétatif, passent facilement des fonctions aux structures et proclament que ces sujets n'ont pas de conscience, pas d'activité cognitive parce qu'ils ont perdu l'organe qui sous-tend la conscience, l'activité cognitive [21]. Une telle approche du couplage structure/fonction est naïve ou tendancieuse. Quelle est la structure qu'il faudra trouver détruite ou muette pour conclure que la conscience a disparu ? Nous ne pensons plus que la glande pinéale soit le siège de l'âme, ni qu'on puisse localiser au scanner un « théâtre cartésien » où se jouerait la conscience, ni qu'on puisse garantir que la conscience est abolie, sur les résultats d'investigations instrumentales, si sophistiquées soient-elles.

VERS UNE APPROCHE PLUS PRUDENTE

À ces difficultés de principe s'ajoute le fait que le diagnostic d'état végétatif a pu être porté, est encore souvent envisagé, dans des conditions d'observation insuffisantes.

Beaucoup de malades ou de blessés dans le coma sont reçus et maintenus dans des services de réanimation où la réanimation proprement dite est correctement conduite, mais qui n'ont ni la vocation, ni la compétence d'assurer au stade du post-coma une prise en charge appropriée. Le tableau clinique présenté par un blessé supposé végétatif trois mois après le début du coma en dit souvent plus long sur les carences de la structure où il a été traité que sur les réelles possibilités de réponse de son système nerveux.

Il n'est pas exceptionnel d'avoir à examiner, dans le cadre d'une consultation quasi fortuite ou encore lors d'opérations d'expertise, des sujets pour lesquels le diagnostic d'état végétatif a été retenu, après quelques semaines d'évolution, dans la structure où ils avaient été initialement reçus, et qui ont été par la suite dirigés vers des structures de long séjour sans spécialisation particulière, mais où toute attitude active est en pratique abandonnée. Dans ces conditions, le diagnostic d'état végétatif se vérifie toujours : aucune évolution n'est possible. Or de tels sujets placés dans des conditions plus favorables feront en quelques semaines les progrès les plus étonnants.

Le diagnostic d'état végétatif est difficile. Pourtant, pendant longtemps, il a été considéré comme simple. En 1990 encore, on lit que l'exactitude *(accuracy)* du diagnostic d'état végétatif permanent est de 100 %[22]. Ailleurs, l'association médicale américaine admet qu'une erreur est possible de l'ordre de 0,1 %, non pas sur l'existence d'un état végétatif mais sur son caractère irréversible[23]. Ces positions, malgré les autorités officielles qui les couvrent, nous ont toujours apparu discutables, pour dire le moins.

À partir de 1990 cependant, quelques voix [24], dont la nôtre [25], se sont fait entendre pour dénoncer cette situation. Plusieurs publications ont apporté la preuve d'erreurs de diagnostic évidentes dans des proportions étonnantes de cas. En 1993, Nancy Childs, médecin directeur d'un centre de rééducation neurologique du Texas, sur une série de quarante-neuf patients admis sur cinq ans avec un diagnostic d'état végétatif confirmé, a relevé 37 % d'erreurs de diagnostic, ces erreurs affectant surtout le groupe des états végétatifs après traumatisme [26]. En 1996, Keith Andrews, médecin directeur d'une institution semblable de Londres, a rapporté que 43 % des patients reçus, encore avec le diagnostic formel d'état végétatif, étaient en fait capables de conscience à un degré ou à un autre [27]. Dans ces deux séries, les chiffres sont équivalents et éloquents.

Depuis quelques années une réaction s'est dessinée. Plusieurs groupes de travail ont été réunis à l'initiative d'autorités variées, avec pour mission de discuter précisément des conditions de diagnostic des états végétatifs et d'un comportement médical approprié devant ces patients.

Aux États-Unis, une *Multi-Society Task Force on Persistent Vegetative State* a réuni des représentants de toutes les sociétés médicales américaines concernées : neurologues, neurochirurgiens, réanimateurs, spécialistes de la « réhabilitation [28] ». Les conclusions de la Task Force ont ensuite été reprises et mises en forme de recommandations pratiques par l'Académie américaine de neurologie [29]. Ces recommandations définissent un « standard » de diagnostic. « Standard » signifie ici de façon explicite une attitude médicale appuyée sur le plus haut degré possible de certitude clinique, donc universellement « recommandable » et qu'il est en pratique obligatoire de respecter.

Dans le même temps, plusieurs conférences internationales ont été tenues en Europe autour des mêmes problèmes, dans un esprit bien différent. Ces travaux marquent un progrès décisif du regard médical sur ces patients, ils ont abouti à fixer autour de 1995 ce qui est sans doute aujourd'hui l'attitude prédominante dans de nombreux pays européens et particulièrement en France. L'intention n'était pas, à l'exemple de la Task Force américaine, d'édicter des règles dogmatiques propres à encadrer de façon rigide les comportements médicaux devant une pathologie particulièrement inconfortable, mais plutôt de mettre en perspective les problèmes spécifiquement cliniques et aussi les problèmes plus généraux posés en pratique par une situation complexe, toujours tragique, encore nouvelle dans notre expérience.

On peut retenir comme représentatifs de cette attitude générale les résultats de la Working Party, réunie à Londres [30]. Concernant le diagnostic proprement dit, les conclusions suivantes ont été avancées :

— Le diagnostic d'état végétatif est toujours complexe et nécessite une approche complexe et nuancée par des spécialistes compétents dans un milieu approprié.

— Le diagnostic est purement clinique et les investigations neurophysiologiques ne peuvent ni le confirmer ni aider le pronostic.

— Le diagnostic ne peut être rapide : l'évaluation du patient doit s'étaler sur des jours ou des semaines.

— Le point de vue des familles et celui des soignants proches du patient doivent être pris en compte ; la place de l'interprétation des signes est importante.

— Le diagnostic d'irréversibilité de l'état végétatif n'est pas nécessaire. L'incertitude du pronostic à long terme est soulignée ; on retient que la probabilité d'une évolution positive est inversement proportionnelle à la durée de l'état végétatif. Cependant, les qualificatifs de persistant ou de permanent ne paraissent pas utilisables, peut-être parce que le premier est trop flou et le second trop décisif.

Sur les problèmes proprement diagnostiques, il y a peu

à ajouter à ces conclusions. Si le diagnostic d'état végétatif doit être formellement posé, ce dont nous discuterons plus loin, les conditions proposées par la Working Party de Londres paraissent satisfaisantes. D'autres conférences à la même époque ont abouti à des conclusions très voisines. Un des résultats importants de ces réflexions aura été de faire apparaître la possibilité, puis de distinguer formellement dans les tableaux cliniques présentés, des degrés possibles d'altération dans la réactivité à l'environnement.

Différent de l'état végétatif proprement dit, caractérisé par l'absence complète de réponses évoquant conscience ou communication, peut exister un état intermédiaire stable ou marquant une évolution vers l'éveil. Cet état est qualifié diversement : *low awareness state, minimally responsive state, minimally conscious state*. Toutes ces expressions tentent à mettre en forme un état de communication minimale et instable, ce que Vigouroux avait autrefois décrit comme des états « pauci-relationnels ». Ainsi, l'état végétatif n'est plus présenté comme un tableau unique et homogène : on peut décrire des degrés à l'état végétatif, comme on a décrit des degrés au coma [31].

CHAPITRE 15

Un statut différent ?
Le poids des interprétations

*Partout où l'échange est impossible, c'est la terreur.
N'importe quelle altérité radicale est donc l'épicentre
d'une terreur. Celle qu'elle exerce sur le monde normal par
son existence même. Celle que ce monde exerce sur elle en
l'anéantissant...*

Jean BAUDRILLARD, *La Transparence du mal*

Que dire et que faire de tels sujets ?

Plus que l'absence de contenu, ou le contenu résiduel de
la vie végétative, c'est évidemment l'interprétation qu'on en
donne, le prix, la signification qu'on lui accorde, qui ordonnent finalement notre comportement vis-à-vis de ces blessés.
Sont-ils morts ou vivants ? Leurs vies sont-elles des vies
d'homme ? Que peut-on dire de la *qualité* et du *sens* de leur
existence ? Telles sont les questions qui reviennent, lanci-
nantes, dans toute la littérature des états végétatifs.

SONT-ILS MORTS OU VIVANTS ?

Dans le contexte du débat, toujours ouvert, sur les frontières changeantes de la mort, de nombreuses prises de

position, tout un vocabulaire, visent à tirer les états végétatifs hors du vivant. Il y a comme un effet de confusion entre la notion de coma dépassé et celle de coma prolongé, celui-ci assimilé à l'état végétatif chronique. Mais il y a surtout une conviction argumentée et portée par quelques voix d'autorité et par une proportion non négligeable de médecins.

Dans la ligne du large consensus qui accepte le coma dépassé comme une mort pratique autorisant les prélèvements d'organes, on est allé plus loin et selon que l'on envisage l'organe ou la fonction, on a parlé à propos des états végétatifs de « mort néocorticale[1] », de « mort cognitive[2] », de « mort mentale », de « mort subjective[3] ». Ainsi comme on a assimilé la mort cérébrale, mort du cerveau entier à la mort tout court, on pourrait, et le pas après tout ne serait pas si grand[4], assimiler la mort du néocortex à la mort du cerveau en ce qu'il a de noble, donc par proximité à la mort du cerveau entier et ainsi à la mort elle-même.

Cette attitude à première vue choque le sens commun biologique et peut paraître purement nominale, liée à une définition de mots ; elle a pourtant été largement exposée et débattue[4]. On peut d'une certaine façon la justifier : on dit en somme que le patient est mort puisque son néocortex est mort, mais que son corps reste vivant, comme on admet que les cellules mises en culture ou un organe transplanté restent vivants alors que l'individu donneur a disparu. Il ne s'agit au demeurant que d'étendre aux états végétatifs avérés le raisonnement accepté pour les comas dépassés. Une telle extension du territoire de la mort réglerait avec beaucoup d'avantages apparents le problème des états végétatifs chroniques et aurait ainsi, comme on l'a dit, un « intérêt stratégique ». Parce que, si on peut dire que ces malades sont morts, on sait très bien ce qu'il faut faire d'eux : nous avons des stratégies éprouvées devant la mort. La plus moderne de ces stratégies est bien entendu l'utilisation du corps mort au bénéfice des autres hommes, par la pratique des transplantations. Il est à cet égard significatif qu'un journal spécialisé dans les transplantations d'organes ait conduit un large débat, plein de réserve et de pudeur il est vrai, sur les états végétatifs comme donneurs éventuels d'organes à transplanter[5].

Ce débat est loin d'être clos, il a rebondi en 1997 dans la revue *The Lancet*. « Un forum international pour l'éthique de la transplantation[6] » considère que le diagnostic d'état végétatif étant posé, ces patients n'ayant aucun intérêt à être maintenus en vie, il convient d'administrer leur mort de façon rapide de manière à fournir aux transplantations des organes en bon état fonctionnel. En somme, bien qu'ils soient morts, il faut encore les tuer de façon appropriée aux besoins des vivants. Qu'une revue aussi prestigieuse que *The Lancet*, et aussi sourcilleuse sur le contenu éthique des travaux qu'elle publie, ouvre sa large audience à une position de cette nature est significatif. Quelques lettres de protestation parues dans le numéro suivant font entendre un son différent entre réprobation et perplexité, mais le problème reste posé.

Cependant, à supposer que l'on s'engage dans cette voie, une difficulté pratique considérable apparaît : le jour où le diagnostic d'état végétatif chronique signifiera non pas une survie vague et indéfinie mais la mort elle-même, il faudra fonder ce diagnostic sur des critères tout à fait indiscutables. C'est à l'évidence parce que le diagnostic de coma dépassé peut reposer sur des critères raisonnablement certains qu'on l'accepte comme diagnostic de la mort. Mais peut-on dire qu'il existe des critères indiscutables pour fonder le diagnostic d'état végétatif chronique ?

Peut-être les états végétatifs, comme hier les comas dépassés, nous conduiront-ils à une nouvelle définition de la mort[7]. La mort sera alors définie comme la perte irréversible d'un organe dont la fonction constitue un attribut déterminant de la vie. Mais est-il si facile de définir cet organe ou cette fonction ? Quelle est la fonction si essentielle à la vie de l'être humain que, quand elle est perdue, on peut dire de cet être qu'il est mort[8] ?

SONT-ILS ENCORE HUMAINS ?

La vie des états végétatifs chroniques est-elle une vie humaine ? Beaucoup de ceux qui ont, dans des contextes divers, examiné cette question répondent par la négative. Généralement ces positions ont un caractère axiomatique : on dit, par exemple, « l'homme c'est la conscience de soi », ou la liberté, ou la raison, ou le langage. On définit la valeur humaine, l'humanité d'une vie, par quelque prédicat que, de toute évidence, on ne peut attribuer aux états végétatifs chroniques, et la conclusion s'en suit. Dans la tradition occidentale nourrie de Platon et de Descartes, l'homme est défini par la raison : notre collègue réanimateur Maurice Cara en 1986 écrit ainsi dans un éditorial consacré aux états végétatifs chroniques : « Bref un homme qui ne pense plus cesse de faire partie de l'humanité. Revenant au *cogito ergo sum* de Descartes pour nous médecins, savoir si le malade peut ou pourra encore penser ou non, voilà la question[9]. » On peut aussi définir l'homme par la communication et rejeter les états végétatifs chroniques de la communauté humaine parce qu'ils ne communiquent pas : l'Église réformée de Hollande déclare que « la vie au sens biblique présuppose la communication ; lorsqu'il n'y a aucune chance de récupération pour un patient qui ne répond pas, il a cessé d'être un être humain[10] ».

Ces deux attitudes résument de façon schématique de nombreuses prises de position. Si ces malades ne sont plus des hommes, que sont-ils ? Ils appartiennent, dira-t-on, à la vie animale, la destruction du cerveau supérieur impliquant le retour à l'animalité. Voilà les états végétatifs devenus des objets biologiques doués de la vie sur le mode de la physiologie animale et privés de tout autre attribut. Dans ces conditions, on comprend qu'on puisse se servir d'eux comme en effet nous nous servons des animaux dans nos expériences. Et on se souvient qu'en 1985, à Amiens, un réanimateur, qui estimait « que ces sujets sont des modèles humains presque parfaits [11] », en est arrivé à conduire une expérimentation proprement dite sur un malade en état végétatif. L'affaire a été dévoilée ou dénoncée. Des protestations, des objections ont été soulevées dans divers contextes.

On se souvient que le Comité consultatif national d'éthique saisi de cette affaire a estimé en 1986 que ces expérimentations étaient condamnables et que les patients en état végétatif chronique « sont des être humains qui ont d'autant plus droit au respect dû à la personne humaine qu'ils se trouvent en état de grande fragilité ». Il est exclu qu'ils puissent servir de « moyens au progrès scientifique qui n'a pas pour objet l'amélioration de leur état [12] ».

Depuis cette importante mise en garde il ne semble pas que d'autres tentatives du même style aient été effectuées dans notre pays. On peut remarquer que l'avis du Comité national ne s'accompagne pas d'un grand appareil de justifications ; il est plutôt livré comme une sorte d'évidence. Le problème, pourtant, doit être débattu parce que, dans ce contexte ou dans un autre, il resurgira tôt ou tard [13].

Si l'on veut garder l'homme derrière l'état végétatif chronique, on doit d'abord poser que l'homme ne saurait être défini par telle ou telle capacité ou somme de capacités. La Déclaration universelle des droits de l'homme repose sur un présupposé éthique majeur qui affirme « la dignité inhérente à tous les membres de la famille humaine et l'inaliénabilité de leurs droits ». Cette dignité ne saurait être perdue pour des raisons de santé, de perte d'autonomie, de diminution de capacité intellectuelle ou relationnelle. Que l'humanité soit dans l'homme, inaliénable et indivisible, paraît un argument fort et d'une valeur générale et fondatrice pour l'éthique médicale. Appliqué aux états végétatifs chroniques, cet argument rejoint l'intuition de la communauté qui reconnaît ces blessés comme hommes simplement parce qu'ils l'ont été et que cette qualité, ontique en quelque sorte, ne se perd pas.

SONT-ILS DES PERSONNES ?

Plus que l'homme, c'est souvent la Personne que l'on trouve au centre du débat éthique, la Personne c'est « l'Être individuel en tant qu'il possède la conscience, l'unité et la continuité de la vie mentale, la liberté, et sur le plan éthique la capacité de distinguer le bien du mal ». Les patients en état végétatif chronique ont perdu la conscience, l'unité et la continuité de la vie mentale, ils sont à l'évidence privés de liberté et de capacité éthique. C'est précisément parce que l'on ne saurait leur attribuer une responsabilité morale qu'Engelhardt, un des chefs de file les plus respectés de la bioéthique nord-américaine, leur refuse le statut de personne et conclut : « Des comateux sans espérance de réveil nous donnent l'exemple d'êtres qui sont membres de l'espèce humaine mais ne font pas partie de la communauté morale des personnes [14]. »

Comment alors qualifier de tels êtres ? Simplement par la poursuite d'un destin biologique séparé autonome. Toute vie « personnelle » ayant disparu, il reste un corps en quelque sorte déshabité. « Le propre d'une personne, écrit Meyer [15], c'est de ne pas se confondre à tout prix avec son destin biologique. » La même position est défendue par Brody : « Ce ne sont plus des personnes puisqu'ils ont perdu les bases physiologiques qui supportent ce qui est crucial pour le statut de personne : il reste ce corps vivant qui était le corps de Mrs. P. [16] »

La dissociation entre destin biologique et vie personnelle est devenue dans un certain sens familière avec le débat éthique concernant l'utilisation des embryons. On nous a fait toucher du doigt ici qu'il peut y avoir vie humaine avant que la personne ne soit constituée et l'on a beaucoup discuté pour savoir à quel moment le fœtus devait être considéré éthiquement comme une personne. La situation des états végétatifs chroniques est-elle symétrique ? Peut-on considérer qu'ils ont perdu le statut de personnes ? L'ont-ils perdu totalement dans toutes ces dimensions ? Le rapport du comité consultatif national d'éthique de 1987[17], consacré à la recherche biomédicale retrouve ici une distinction classique entre personne de fait et personne de droit. Dans l'état végétatif chronique, la personne de fait est apparemment perdue, mais la personne de droit demeure.

La personne de fait, « l'être conscient de chair et de sang, de regard et de parole, de sensibilité et de vouloir, de raison et de liberté », est problématique en effet. Cependant, la personne de droit, « unité vécue du sujet vivace en nous et de ses prérogatives attitrées par l'égard d'autrui, la disposition juridique, le statut civique, la règle morale » semble demeurer, conserver son statut, quelles que soient les péripéties, les avatars oserait-on dire, de la personne de fait.

Plus loin, le même texte ajoute à cette définition une dimension cruciale : « la personne de droit... réalité qui *relève au demeurant moins de l'être que du rapport*, car s'il est une personne c'est nécessairement qu'il y a une autre personne pour le reconnaître et s'affirmer elle-même comme personne dans cette reconnaissance ». Voilà introduit, en face du blessé végétatif, autrui qui le regarde et qui le reconnaît comme Personne[18]. Cette réflexion nous paraît essentielle en ce qu'elle indique nettement que le regard de l'autre est décisif dans le statut de l'état végétatif, nous y reviendrons.

QUELLE EST LA QUALITÉ DE LEUR VIE ?

La dernière, et en apparence la plus concrète des questions posées à propos de ces malades est celle de la qualité et du sens de leur vie. Ce problème recouvre en partie, mais ne se confond pas avec celui de la personne. La qualité de la vie est une notion très actuelle, un thème récemment proposé à la réflexion médicale [19] : la finalité de la médecine devrait être, dit-on, la qualité de la vie du patient plutôt que la durée de cette vie.

La notion même de « qualité de vie » appliquée aux états végétatifs est pourtant ambiguë. Si on parle de la qualité de la vie comme d'un bien subjectif ressenti par le malade, il est contradictoire de l'évoquer chez les sujets dont on dit par ailleurs qu'ils n'ont aucune possibilité de conscience. Sur quelle base jugera-t-on de la qualité de vie vécue par le patient et comment pourra-t-on prendre une décision à son sujet en considérant « ses meilleurs intérêts [20] » ? Que veut dire exactement lord Walton of Detchant, président du comité d'éthique de la Chambre des lords, dans cette formulation elliptique : « Dans de tels cas non seulement la qualité de la vie est faible, mais elle n'existe pas [21] » ?

En fait nous passons, sans le dire, à une appréciation objectivante, extérieure, sans plus nous mettre à la place du sujet, mais en jugeant pour lui, de notre point de vue de personnes entières et raisonnables. Sur quels critères se formera alors notre appréciation ? À partir de quelles altérations du contenu d'une vie, dira-t-on que sa qualité est devenue inacceptable ? Le théologien américain MacCormick a longuement analysé cette question en référence aux problèmes des enfants atteints de malformations graves. Les perspectives de vie de ces enfants ne sont pas acceptables, dit-il, parce qu'ils n'ont pas les « potentialités d'une expérience humaine véritable [22] ». MacCormick rappelle que dans la tradition judéo-chrétienne, la vie est simplement la condition de l'épanouissement d'autres valeurs, au premier rang desquelles vient la possibilité de relations humaines. Parce qu'ils sont privés de telle relation, la vie des états végétatifs est considérée comme inacceptable, tout comme celle des enfants malformés. Cette position de MacCormick a été largement débattue et réfutée en particulier par Verspieren qui s'exprime pourtant dans le même contexte de tradition chrétienne [13].

Dans ce débat, on glisse, sans toujours s'en aviser, du problème de la qualité de la vie telle qu'elle est vécue par le patient lui-même, au problème tout différent du sens et de la valeur de sa vie telle que nous l'apprécions. Est-ce que la vie a une valeur dépendante de ses contenus ? De son utilité au sens large ? Ou bien est-ce que la vie a une valeur, une dignité intrinsèque ? Cette valeur, cette dignité sont-elles absolues, sont-elles relatives et relatives à quoi ? Est-ce la vie en elle-même, dans son contenu biologique objectif, qui est porteuse de valeur [23] ? Est-ce seulement la vie humaine ? Et alors pourquoi, en référence à quel contenu spécifique, à quelle signification propre ?

Comment, chaque fois qu'est abordée la question de la valeur de la vie, ne pas voir se profiler le spectre de toutes les idéologies d'exclusion ? On sait assez comment on a pu reconnaître des « vies sans valeur vitale » *(lebensunwerte Leben)* qui pouvaient et devaient impérativement être éliminées. Comment ne pas ressentir une volonté d'élimination, quelquefois véhémente, derrière certaines discussions sur les états végétatifs ?

CHAPITRE 16

Faut-il poursuivre les soins ?
Conduites pratiques

L'homme est périssable – il se peut ; mais périssons en résistant, et si le néant nous est réservé, ne faisons pas que ce soit une justice.

Étienne de SENANCOUR, *Oberman*

Si l'on exclût les positions extrêmes et minoritaires qui considèrent les patients en état végétatif soit comme déjà morts soit comme assimilables à des objets biologiques utilisables, on peut schématiser deux attitudes générales contrastées qui, l'une et l'autre, existent bel et bien et conduisent à des comportements pratiques opposés.

Pour certains, les patients en état végétatif confirmé sont considérés comme déchus objectivement, au moins dans une large mesure, du statut de la personne humaine normale, la qualité de leur vie est misérable, leur meilleur intérêt est de ne pas vivre une vie qui n'a ni contenu ni valeur. La logique est alors de diriger doucement mais fermement ces corps importuns et sans signification vers la mort. En pratique, on adopte une attitude d'abandon actif des soins.

Pour d'autres, ces patients sont acceptés comme des personnes membres à part entière de la communauté humaine. Sans se prononcer sur la qualité particulière de leur vie, on considère qu'ils ont droit à notre respect et à nos soins. En pratique, on définit les conditions d'une prise en charge médicale, finalement conventionnelle.

L'ABANDON ACTIF

L'attitude d'abandon actif a pris forme aux États-Unis dans les années 1980. Ce point de vue a été révélé, et sans doute popularisé, par plusieurs affaires venues devant la cour de Justice et largement médiatisées. La première de ces affaires, exemplaire à plus d'un titre, est celle de Karen Ann Quinlan [1]. En 1975, cette jeune fille de vingt ans, à la suite d'un abus massif d'alcool et de tranquillisants, présente un arrêt cardiaque et, au décours du coma initial, reste dans un état végétatif caractérisé. Ses parents, après une longue réflexion, d'accord avec le prêtre catholique qui les accompagne, décident de la laisser mourir et demandent aux médecins de l'hôpital de débrancher le respirateur jusque-là maintenu. Les médecins refusent. L'affaire, après divers niveaux de juridiction, vient devant la Cour suprême du New Jersey. La Cour suprême donne droit à la famille et le respirateur est arrêté. Cependant, la mort attendue fait défaut et Karen reste neuf ans dans un état végétatif confirmé sans que d'autres mesures pour hâter sa fin soient envisagées.

Cette histoire, et ensuite d'autres histoires analogues [2,3], ont suscité aux États-Unis un débat public très large sur l'abandon des soins au cours des états végétatifs. Curieusement ce débat a porté non pas sur les conditions du diagnostic d'état végétatif ni même sur le fondement éthique de l'abandon des soins, mais plutôt sur les modalités à appliquer.

Une littérature surabondante a débattu de cette attitude d'abandon actif lui distinguant des degrés : on peut abandonner les traitements dits extraordinaires, abandonner aussi les traitements dits ordinaires, en incluant ou non parmi ceux-ci les apports d'eau et de nourriture au fort contenu symbolique [4]. On peut répertorier un grand nombre de prises de position et de distinctions parfois byzantines confrontant ces différentes possibilités et leur valeur éthique.

En 1990, l'American Medical Association (AMA) a fait un pas décisif : elle a proposé d'étendre aux blessés en état végétatif chronique les règles édictées pour les « patients en phase terminale dont la mort est imminente », c'est-à-dire de cesser d'employer des traitements médicaux destinés à prolonger la vie, y compris les apports artificiels d'eau et de nutriments [5]. Cette assimilation de l'état végétatif à la situation de mort imminente est pour nous cliniquement choquante : les malades en état végétatif ne sont en aucune façon en phase terminale.

Il est difficile de savoir avec quelle fréquence cet abandon de soins caractérisé est effectivement accompli. Sans doute rencontre-t-il de fortes résistances parmi les médecins puisque ce que nous en savons vient surtout de quelques cas individuels où cet abandon était assumé et réclamé par la famille, mais refusé par le médecin et finalement ordonné par des cours de justice. La foule anonyme des états végétatifs chroniques durablement et douloureusement supportés par leurs familles et la communauté ne fait pas la une des journaux américains. Néanmoins, on admet qu'un certain consensus social existe aux États-Unis en faveur de l'abandon actif des soins [6].

La situation en Europe n'est certainement pas homogène. Des enquêtes récentes indiquent que 65 % des médecins interrogés en Grande-Bretagne et 56 % en Belgique considèrent que l'interruption de la nourriture pourrait être une solution appropriée dans certaines circonstances et qu'une telle solution devrait en tout cas pouvoir être arrêtée sans intervention des cours de justice [7]. Ces réponses générales ne reflètent pas obligatoirement une pratique. L'idée d'abandon actif est semble-t-il acceptable dans l'Europe du Nord, acceptée en Hollande ou en Norvège, par exemple, alors qu'elle reste très éloignée de la sensibilité de l'Europe latine.

On doit assimiler l'attitude d'abandon actif à une euthanasie passive qui module l'évolution vers la mort qu'elle vise de manière à la rendre en apparence confortable pour le patient et émotionnellement supportable pour l'entourage. On connaît bien les problèmes éthiques posés par l'euthanasie, ce n'est pas ici le lieu de les soulever et il ne nous paraît pas clair qu'ils se posent différemment selon que l'euthanasie est active ou passive[8], selon qu'on accepte l'euthanasie d'emblée ou que l'on se dirige vers son acceptation en ménageant les étapes[9].

La littérature sur la suspension ou le retrait des soins, ou de la nourriture et de l'hydratation, pour finir la vie des états végétatifs est un forum d'hypocrisie. Si la solution que l'on décide de soutenir consiste à faire mourir ces patients, il faut le dire clairement, il faut affronter le mot encore tabou d'euthanasie[10], en soulignant qu'il s'agirait ici d'une euthanasie décidée par autrui pour un patient en état d'incapacité et non pas d'une euthanasie réclamée à autrui par un patient conscient. On se souvient de *L'Innommable* de Beckett : « Allons, allons un bon mouvement voyons, finis de mourir, c'est la moindre des chose, après tout le mal qu'ils se sont donnés, pour te faire vivre[11]. »

LA PRISE EN CHARGE ORDINAIRE

La conduite à tenir vis-à-vis de ces patients, telle qu'elle est proposée par les conférences européennes, est loin d'un abandon actif. Elle représente plutôt une prise en charge médicale traditionnelle adaptée à cette situation très particulière d'une dépendance extrême et durable, associée à des perspectives fonctionnelles et vitales limitées. Cette prise en charge, avec sans doute bien des variantes, est celle qui est mise en œuvre très généralement dans notre pays, mais aussi dans de nombreux pays européens ou encore au Japon. Il faut distinguer deux temps : le temps des tentatives de rééducation active, qui est du même coup un temps d'évaluation des possibilités de communication, et ensuite, le temps indéfini d'une situation stabilisée, avec son cortège de lourds problèmes.

De la phase végétative à l'état végétatif

Nous avons décrit, comme premier temps de « l'éveil retardé » des comas graves, une phase végétative qui peut durer de quelques jours à quelques semaines. Au début de cette période de nombreux problèmes somatiques persistent. Cependant, dès que le patient a retrouvé une autonomie respiratoire stable, son transfert dans un service ou dans un centre de rééducation adapté doit être envisagé. Nous avons décrit plus haut quelques aspects des problèmes rencontrés par les équipes, par les familles, devant un malade dont l'éveil était retardé et difficile.

Les malades dont nous parlons maintenant ne sont pas d'une nature différente, leur réveil est très retardé et très difficile. La prise en charge est la même dans ses principes et dans sa mise en œuvre quotidienne, les réponses du patient sont seulement plus pauvres, minimales, quasi absentes. Le temps passe. Si à partir d'échanges progressivement enrichis, un processus de rétroaction positive s'instaure, le blessé va émerger de sa vie végétative vers une forme de communication, jusqu'à une certaine autonomie. Si, au contraire, la situation n'évolue pas, le spectre de l'état végétatif prend forme ; le mot est non plus murmuré à la dérobée mais admis, et progressivement explicité dans les entretiens avec les membres de la famille.

Le temps nécessaire à cette évolution est variable en fonction de l'étiologie. Dans les états d'origine anoxo-ischémique, si une évolution relativement favorable est possible, elle apparaît en quelques semaines : on admet qu'après trois mois d'éveil sans progrès, des progrès ultérieurs ne s'observent en pratique jamais. Dans les états post-traumatiques, la situation est très différente : il faut au moins un an d'évolution sans progrès dans le contexte d'une prise en charge active et convaincue, avant de renoncer à une perspective plus favorable. Encore des progrès tardifs, à vrai dire rarement très significatifs, sont-ils quelquefois observés.

Un lieu de vie ?

Ainsi, après des mois passés de « rééducation » et d'observation, nous sommes devant un malade, un blessé, que toutes les possibilités techniques et humaines ont échoué à ramener. Sa situation somatique est stable, ses possibilités de communication sont également stables, presque toujours non pas absolument nulles, mais limitées à quelques réactions d'interprétation toujours difficile. Cette situation de stabilité s'est imposée très progressivement à l'équipe et à la famille. Chacun a bien compris, sinon accepté, que les perspectives de réel progrès fonctionnel à long terme sont à peu près exclues, que le séjour en centre de rééducation n'est plus nécessaire au bien-être du patient, qu'un autre cadre de vie doit être envisagé qui offre des conditions de sécurité et de confort optimales pour le patient, mais aussi préserve le mieux possible l'équilibre de la famille tout entière.

La sortie du centre de rééducation doit finalement être décidée, mais cette décision ouvre toujours un moment de crise et de désarroi pour la famille et aussi, il faut bien le dire, un moment difficile pour l'équipe. Dans quel cadre familial ou institutionnel la vie du patient va-t-elle se poursuivre, avec quel environnement technique, quel degré d'investissement médical, à quel prix affectif pour la famille, à quel coût pour la société ?

Le choix du lieu de vie vers lequel on dirige le sujet est en partie déterminé par les attitudes de la famille et par ses possibilités matérielles, mais il est plus encore surdéterminé par les disponibilités locales des établissements de soins.

Sur le plan du principe, nous pensons que tout doit être fait pour faire accepter à la famille qu'un placement dans un service de long séjour est la solution raisonnable. L'expérience montre largement que dans le cas général, le retour à domicile d'un patient en état végétatif confirmé représente une charge insupportable à long terme et conduit souvent à la destruction de la structure familiale elle-même.

Encore faut-il trouver un lieu de vie, sinon adapté, du moins acceptable. Les institutions adéquates, maisons d'accueil spécialisées en particulier, sont encore en nombre largement insuffisant. Les places d'hospitalisation dites « de long séjour » sont plus accessibles, mais presque toujours les structures hospitalières correspondantes n'ont ni la vocation ni les moyens d'assurer un niveau de soins adéquat. Diriger ces patients vers un établissement psychiatrique ou un asile de vieillards n'est jamais qu'un constat d'échec de nos structures sociales. Trop souvent le retour à la maison familiale n'est pas choisi mais imposé par l'absence d'une solution institutionnelle possible à une distance raisonnable.

Une situation précaire

Les patients en état végétatif sont fragiles. Leur survie dépend étroitement d'un niveau de soins approprié. Peut-être n'est il pas indispensable, au moins dans notre pays, d'aboutir à une définition formelle de ce niveau [12]. Le but général est de maintenir les fonctions vitales, de prévenir les complications, d'assurer le confort, d'éviter ou de traiter la douleur. L'hygiène des voies respiratoires, des voies excrétrices, de la peau, des muqueuses, est essentielle. La pratique de postures, de positionnements du corps prévenant l'hypertonie musculaire, de mobilisations douces maintenant le jeu des articulations sont aussi importantes. Une nutrition équilibrée et suffisante, une hydratation adéquate doivent être assurées.

L'ensemble de ces pratiques devrait être banal dans les institutions qui reçoivent ces patients. Lorsque ces soins doivent être dispensés à la maison, ils requièrent l'intervention d'un personnel qualifié : une infirmière et un kinésithérapeute sont en pratique indispensables même si, avec le temps, tel membre de la famille fait l'apprentissage de la plupart des gestes nécessaires.

Au fil des mois, ou parfois des années, quels que soient les soins, la situation somatique de ces patients tend à se détériorer. Pour des raisons imparfaitement élucidées, leur organisme s'affaiblit, des complications multiples sont possibles, des épisodes récurrents d'infection pulmonaire augmentent de fréquence et de gravité. Tôt ou tard, tantôt de façon inopinée, tantôt au terme d'une évolution prévisible, le médecin se trouve confronté à une pathologie aiguë mettant en jeu à court terme la vie même du patient. Il y a, ici encore, un large consensus pour admettre que, dans ces circonstances, une grande prudence, pour ne pas dire une grande réserve, s'impose dans la mise en œuvre de traitements héroïques. Seul le médecin peut, dans chaque cas, informer la famille et arrêter avec elle la conduite à tenir, en gardant à l'esprit qu'ici bien plus qu'au chevet d'un coma au pronostic indéterminé, l'acharnement thérapeutique serait inacceptable.

UN ÉQUILIBRE FAMILIAL IMPOSSIBLE

Au cours de la longue période du centre de rééducation, la famille, chaque membre de la famille, a fait un chemin, a peu à peu construit l'attitude personnelle qui lui permet de vivre avec la réalité pressentie puis avérée d'un être proche, désormais fixé dans un état lointain, proprement incompréhensible et insupportable. Cette attitude peut varier beaucoup d'une famille à l'autre, et entre chaque membre de la même famille en fonction de ses liens particuliers avec le patient. Cependant, on retrouve toujours une souffrance, et la même difficulté à élaborer cette souffrance.

Nous avons évoqué l'épreuve des familles confrontées aux séquelles lourdes des traumatismes crâniens graves. On retrouve ici des réactions comparables. Toutes les familles vont ressentir plus ou moins quelque amertume et ressentiment à l'égard des médecins, de la médecine, qui en ont trop fait, ou pas fait assez, qui maintenant abandonnent le patient. Cette attitude peut, rarement, être investie en agressivité remâchée permanente. D'autres familles entreprennent une recherche éperdue de quelque miracle, se tournent vers les médecines douces, les *patterning* savants, toutes les escroqueries disponibles.

Au-delà de ces réactions communément observées dans bien des situations médicales, on peut penser que la nature de l'épreuve d'une famille confrontée à un malade en état végétatif stabilisé est d'une nature très spécifique [13]. Sans doute, comme on l'a dit, le travail de deuil est-il ici particulier parce qu'il faut faire le deuil de la relation à un être proche alors que cet être reste massivement là, impose sa présence-absence et empêche ainsi le désinvestissement affectif essentiel au progrès du deuil.

L'étrangeté de cette situation de présence-absence, son caractère proprement impensable, résistent au temps et continuent à miner toute intelligence de la réalité, toute existence pratique au quotidien. L'anthropologue Cheryl Mwaria, réfléchissant sur les patients en état végétatif, les rapproche d'autres sujets en marge (position de liminalité), en situation d'incertitude, que les ethnologues ont décrit dans les moments de passage de la vie humaine, naissance, puberté, mort [14]. Le passage doit s'accomplir, ces situations ne peuvent être durables, l'indéfinition du sujet, si elle devait se perpétuer, serait intolérable pour notre raison, elle n'a pas de place dans notre culture, dans l'ordre de notre société. On ne peut pas être à la fois ni mort ni vivant, là et pas là. Les attitudes parfois violentes de notre société vis-à-vis des états végétatifs prennent sans aucun doute leurs racines à ce niveau. Bien sûr, la famille, chaque membre de chaque famille, doit pour son compte résorber cette indéfinition, lui trouver une solution, dire pour son compte, dans son for intérieur, si le frère, la fille, la sœur, le père est plutôt mort ou plutôt vivant et jusqu'à quel point il nous attache encore à lui.

On a pu observer des solutions violentes, extériorisées. Telle l'histoire horrible de Samuel Linares [15]. Samuel, à l'âge de six mois, aspire et bloque dans sa trachée un ballon dégonflé ; arrêt cardio-respiratoire prolongé ; état végétatif, jugé absolument irréversible compte tenu de l'étiologie et de tous les facteurs pronostiques disponibles. Le père réclame avec insistance l'arrêt du respirateur, tente de l'arrêter lui-même un soir de nouvel an, le personnel hospitalier s'y oppose. Trois mois après le père vient avec une arme chargée, tient en joue les infirmières, éteint le respirateur, prend son fils dans ses bras et l'y maintient serré près d'une heure jusqu'à ce qu'il soit tout à fait mort et froid.

La violence ouverte est rare ; des dérapages de tel ou tel membre de la famille vers une forme ou une autre de souffrance personnelle psychosomatique ou franchement psychiatrique sont, en revanche, très souvent observés [16]. Malgré tout, on voit presque toujours se mettre en place, déjà pendant le temps du centre de rééducation, toutes les attitudes possibles entre un abandon progressif plus ou moins culpabilisé et un surinvestissement poussé parfois au-delà du raisonnable [17].

Si un placement dans une institution est finalement possible, les liens de chacun avec le patient peuvent évoluer avec le temps. Dans certains cas, on les verra se défaire au fil des mois, les visites s'espacent, l'un après l'autre, les amis, les frères et sœurs, la compagne, abandonnent. C'est un père, ou une mère plus souvent, qui continue à venir, peut-être plusieurs fois par semaine, malgré l'éloignement. La mère reste là, prend la main un moment, quête encore une réaction, cherche des nouvelles, s'inquiète d'une pâleur, d'une raideur récente. Celle-ci répétait inlassablement, doucement, à son fils agrégé d'allemand deux vers de Goethe *Warte nur, balde/Ruhest du auch* (« Prends patience, bientôt toi aussi tu reposeras ».) Ces visites ne sont pas loin de celles que l'on pourrait faire au cimetière, si la mort était dite.

Si le patient finalement revient au domicile familial, il faut bouleverser le cadre même de la maison, l'organisation tout entière, redistribuer les rôles, assurer une garde permanente, trouver une surveillance médicale qui rassure, un personnel spécialisé qui aide et qui maintient. Avec ce retour à la maison, la relation au patient est en quelque sorte imposée. Le patient est le centre objectif et permanent du cercle familial tout entier, sa présence n'est ni évitable ni négociable. À plusieurs reprises, les émissions télévisées ont donné à voir des familles entièrement organisées autour d'un patient en état végétatif. Aucun équilibre ne semble possible. On vit au quotidien dans un désarroi psychologique indépassable, une angoisse, une dépression latente. Un frère, une sœur parviennent à rompre le pacte, à se détacher de la maison. Des moments de révolte dure sont possibles [18].

Pour ceux qui restent auprès du patient, les liens affectifs restent nécessairement forts. Presque toujours, le poids effectif de la prise en charge est assumé par l'un des membres de la famille. La mère le plus souvent. La mère investira fortement toutes les taches de soins et parviendra à établir un système de communication affectif plus ou moins précaire avec son enfant. Du sens de tout cela, elle n'aura rien à dire, ou simplement comme la mère de Fredy plusieurs années après : « Je savais que Fredy était là-dedans, qu'il avait besoin de moi, c'est ça qui m'aidait le plus, c'est ça qui m'a tenu en vie. »

Malgré tout, la vie quotidienne fonctionne, ponctuée de monologues comme dans Beckett : « Le coma t'a repris ? Je ne te demande pas si tu es sensible à tout ce qui se passe, je te demande seulement si le coma t'a repris. Tes yeux paraissent fermés, mais ça ne veut rien dire, nous le savons. Lève un doigt mon poulet, veux-tu, si tu n'es pas tout à fait sans connaissance. Fait ça pour moi Willie, rien que le petit doigt, si tu n'es pas privé de sentiment. Oh ! tous les cinq, tu es un ange aujourd'hui, maintenant je vais pouvoir continuer d'un cœur léger [19]. »

Ces mères de patients en état végétatif, mères génitrices le plus souvent, mais parfois épouses devenues mères, sont toujours quelque part entre la mère Courage de Brecht dans son entêtement à la vie impossible, et la Pietà d'Avignon avec son destin scellé, accepté. La clinique psychanalytique ne manquerait pas d'explications. Citons simplement la réflexion sensible de Cécile Léau et Dominique Hildgen, deux infirmières nantaises qui ont enquêté sur la vie des patients en état végétatif et la vie de leurs familles. « La mère, écrivent-elles, réenfante, retrouve tout au fond d'elle-même le don de la vie, réinvente de toutes pièces un être qu'elle avait porté pendant neuf mois ; elle en fait *sa chose* dont elle seule devine les besoins et peut s'occuper pleinement. Peut-être est-ce dans cette première gestation qu'elle retrouve le souvenir de ce que personne d'autre ne peut connaître, celui de la relation, fruste et primaire mais intense, avec un être qui ne parle pas et ne communique pas, ce qui lui permettrait de vivre l'entretien de celui qui est totalement dépendant d'elle comme une seconde gestation. Mais de celle-ci personne ne connaît le terme. Il s'agit cette fois d'un état définitif où la mère s'installe, coupée de ce qui l'entoure, repliée sur elle-même et sur cet enfant, recréant le lien unique d'un amour dont l'objet lui appartient totalement, quelles qu'en soient les conséquences pour ceux qui vivent autour d'elle [20]. »

Peut-on aider ces familles ? Toutes les études disponibles [17, 20, 21, 22] insistent sur l'impérieuse nécessité de maintenir une prise en charge explicite et concertée de la famille en tant que telle, tout au long de l'histoire. Notre aide ne peut être que d'information et de soutien. Lorsque, au temps du centre de rééducation, l'évolution vers un état de dépendance extrême devient probable, les rencontres, le discours tenu à la famille prend une importance décisive. Ce que nous savons et ce que nous ne savons pas de l'état végétatif doit être dit, répété, progressivement précisé et accompagné de toutes les perspectives pratiques qui en découlent. Pour nous, un des buts essentiels de ce discours doit viser précisément à déculpabiliser la famille, ou tel membre de la famille, une jeune épouse par exemple, de sa propre évolution vers un relâchement éventuel des liens au patient, et peut-être aider à ce que cette évolution soit possible.

Pour que ce discours passe et soit efficace il faut un climat de confiance, de complicité même dans la prise en charge, une mise en commun équilibrée des espoirs et des craintes de l'équipe et de la famille. Il faut, en particulier, que la famille partage avec l'équipe la conviction que tout ce qui est humainement possible a été mis en œuvre. Cette confiance doit être établie tôt dans l'évolution et maintenue avec vigilance malgré les inévitables aléas du chemin, les froissements, voire les rivalités, qui peuvent se faire jour entre famille et équipe. Notre expérience dit assez que la confiance envers l'équipe de rééducation restera pour longtemps, bien au-delà du séjour au centre, le meilleur recours de la famille dans les mauvais moments.

ÉTHIQUE ET ÉCONOMIE

Globalement, la prise en charge des états végétatifs chroniques est évidemment lourde sur le plan financier et l'on a beaucoup écrit que l'argent ainsi dépensé serait mieux employé dans d'autres secteurs des besoins de santé. Ces coûts ont été évalués[23] à une somme globale de 665 millions de francs par an en France, pour un total d'environ mille patients en état végétatif. Cette somme représente 0,125 %, soit 1/800 du total des dépenses de santé de notre pays. À côté de ces données, la littérature apporte des chiffres moins contrôlés visant au spectaculaire. Aux États-Unis la presse a par exemple raconté l'histoire d'une jeune fille ayant survécu dix-sept ans dans un état végétatif chronique à la suite d'une chute de cheval sous le titre de « The six millions dollars woman[24] ».

Une réflexion sur les dépenses de santé passe nécessairement par la considération d'un rapport coût/efficacité[25]. En matière d'état végétatif, c'est moins le coût, certainement dépassé par celui d'autres affections, que l'inefficacité de la dépense qui est en cause. C'est ce que Jennett[26] a inlassablement répété avec une argumentation rigoureuse : le traitement du malade en état végétatif chronique est à la fois sans effets *(unsuccessful)* puisqu'il n'améliore pas de façon appréciable l'état du patient, et cruel *(unkind)* puisqu'il n'aboutit qu'à maintenir une vie jugée par ailleurs pire que la mort. Dans ces conditions, un tel traitement aboutit à un gaspillage déraisonnable *(unwise)* des ressources économiques disponibles.

Il y a dans cette argumentation deux attitudes. La première consiste au fond à adopter explicitement une règle d'optimisation qualité/prix. Il serait éthiquement justifié de dépenser de l'argent pour les états végétatifs si la qualité de leur vie était meilleure. Il n'est pas acceptable de payer cher pour ce qui finalement est mauvais. On pourra être troublé par le rapprochement entre la valeur attribuée à une vie et le coût social qu'elle représente. On pourra être troublé plus encore par « l'économisme » ici manifeste, cette déviation qui revient à donner une valeur morale à un choix économique.

La deuxième attitude prescrit un choix de caractère social. L'objectif de soins donnés à une personne singulière à laquelle le médecin est contractuellement lié est remplacé par un objectif plus large de santé publique. Ce débat est actuel : sans l'aborder au fond, on peut rappeler que pour le moment nous n'avons reçu ni de nos patients, ni de la société la mission d'opérer explicitement de tels choix. Devant ces patients, nous n'évitons pas, pas plus que devant tant d'autres situations médicales aujourd'hui, un point de vue économique au sens large. Il ne semble pas que jusqu'à ce jour, dans notre pays, des contraintes économiques aient influencé les attitudes médicales proprement dites concernant les blessés en état végétatif. Nous savons bien, cependant, que ces contraintes s'exercent en fonction des régimes de couverture sociale et des conditions d'assurance dont peuvent bénéficier les blessés. Ainsi les conditions et le confort de vie aménageable à domicile seront-ils très inégaux selon qu'une réparation par l'assurance automobile est ou non juridiquement possible...

CHAPITRE 17

L'état végétatif revisité

Dans les noires ténèbres du Rien, le Presque (rien) laisse filtrer une lueur d'espoir, un très mince filet de lumière...

Vladimir Jankélévitch,
Le Je-ne-sais-quoi et le Presque-rien

Au centre de Château-Rauzé, le concept même d'état végétatif est considéré avec une grande réserve ; le diagnostic d'état végétatif est tenu pour inutile et dangereux, il est instinctivement repoussé. La prise en charge est toujours dominée par un doute positif sur la possibilité d'une vie psychique résiduelle : l'équipe s'efforce d'établir une relation au patient ; elle a acquis la conviction que cette relation est le lieu même où se passera l'émergence, si celle-ci doit jamais advenir.

UN DIAGNOSTIC OU UN VERDICT ?

Il y a bien des années, lors d'une réunion, une aide soignante s'adressant à Edwige Richer, qui venait d'annoncer l'arrivée prochaine d'un blessé particulièrement lourd, lui dit : « S'il vous plaît, ne nous dites pas qu'il va être végétatif, ça change tout, vous savez, on ne les voit plus pareils. » Certainement, le diagnostic d'état végétatif, même au stade où il n'est qu'envisagé, « change tout » du regard des soignants et surdétermine fortement la prise en charge. Notre équipe ne croit pas que sa vocation, ou seulement un aspect de sa fonction, soit d'assurer dans des conditions irréprochables le diagnostic d'état végétatif. Ce diagnostic, en fait, est pour nous contestable dans son principe même et d'un autre côté il nous semble inutile.

Pour nous, plus encore que difficile, le diagnostic d'état végétatif est contestable parce que nous n'avons pas, de la conscience, une définition générale utilisable et encore moins, sur le plan médical, une définition sémiologique ferme, qui permettrait de reconnaître son absence sans ambiguïté. Dans la définition de Jennet et Plum, reconnaître l'état végétatif, c'est reconnaître l'absence de « l'esprit » (*mindless*), faire en somme, comme on l'a dit, « la preuve du légume [1] ». Mais comment faire une telle preuve ? Il est évidemment facile de voir que le registre d'échange de ces blessés est extrêmement appauvri, mais il nous paraît en général impossible de dire qu'il est vide. Les blessés en état végétatif qui ne produisent jamais aucun « signe » sont pour nous l'exception. On peut dire que ces sujets ne produisent pas les signes conventionnels d'une activité consciente, cognitive, relationnelle, que nous reconnaissons chez le normal, mais il est en général impossible d'affirmer qu'ils n'ont pas à quelque degré des expériences de cette nature.

Tous les auteurs ont observé chez ces blessés une riche palette d'activités motrices apparemment spontanées, ou en réponse à telle variation de leur environnement : « Beaucoup présentent sur le visage une apparence d'intérêt et certains même montrent des fluctuations émotionnelles avec éventuellement des pleurs enfantins ou un sourire en réponse à des stimulations verbales. » Mais les activités de ces blessés sont toujours décrites comme « non intentionnelles », « sans signification », « sans but » (*mindless, meaningless...*). On souligne que les gestes habituellement les plus chargés de sens, le sourire par exemple, sont ici « sans contenu ». Sans contenu pour qui ? un signe est toujours « ce qui représente quelque chose pour quelqu'un ». Il n'y a pas de signe sans quelqu'un, un interprétant, pour affirmer la signification. Or beaucoup interprètent justement les moindres comportements de ces blessés comme signes de conscience, sinon de cognition : de très nombreux récits anecdotiques ou systématisés font apparaître tout un répertoire de sens. Dans une enquête américaine[2], les proches estimaient que leur blessé est sensible à leur présence (73 %) et à leur communication verbale (65 %), à la douleur (67 %), à la lumière (42 %), à la nourriture (27 %)…

Ainsi, le diagnostic repose sur des interprétations obligatoirement subjectives et en aucun cas sur une sémiologie objective. Toujours le regard que je pose sur le blessé précède et détermine mon interprétation.

De surcroît, le diagnostic, ici confondu avec un pronostic, est inutile au sujet. Un diagnostic en médecine ouvre la démarche de l'action thérapeutique, il est un moment nécessaire de la praxis médicale : on fait un diagnostic pour ranger le malade dans une catégorie connue pour laquelle une conduite à tenir est établie, des thérapeutiques éprouvées sont à notre disposition. Le diagnostic, ici, n'a aucune portée thérapeutique autre que négative. Ce diagnostic, comme nous l'avons compris avec le temps, est en fait un verdict qui a toujours pour effet, sinon pour but, de déclencher un processus d'abandon, de faire la nuit plus noire, d'aller vers la mort, et ce but n'est jamais manqué : ces êtres sont plus que d'autres êtres, pour reprendre un mot de Kierkegaard[3], « vulnérables aux blessures de la négativité ».

Certes, il est très habituel en médecine qu'un diagnostic fonctionne comme un verdict aux lourdes connotations psychosociales. Mais le diagnostic d'état végétatif chronique est encore particulier parce que le monde où il jette les blessés est radicalement opaque. Seul peut-être le diagnostic de la « folie » à l'âge classique, selon Michel Foucault, était-il comparable[4]. Mais ici, plus encore que là, on prononce une aliénation radicale et on met en cause jusqu'au statut anthropologique du sujet. Ce statut nouveau est déjà anticipé dans la démarche diagnostique : ceux qui voient dans l'état végétatif une forme de non-existence refusent aux blessés les pauvres signes de l'existence ; ceux qui cherchent dans l'état végétatif la survie du sens chargent de sens le moindre frémissement.

Au bout du compte, il ne s'agit pas ici d'un diagnostic, il s'agit d'un regard. L'existence même de ces patients dépend directement de mon regard : ces patients sont exactement ce que je fais d'eux. Si mon regard les fonde comme des personnes, ils sont des personnes et deviennent des personnes ; si mon regard les reconnaît comme sujets, tôt ou tard de manière infime peut-être, ils s'exprimeront comme sujets. Mais si je les tiens pour des choses, ils ne protesteront pas, ils seront « chosifiés ». Mon regard ne se trompe jamais : toujours il autovérifie le bien-fondé de sa visée.

LE POSSIBLE COMME CHOIX

Faut-il le dire, nous sommes de ceux qui considèrent chaque patient comme une personne. Nous tenons chaque patient pour un sujet potentiel, sinon toujours possible. Nous cherchons chez chaque patient la survie du sens.

Quelque chose de l'ordre de l'expérience humaine, une forme de vie subjective, une forme d'intentionnalité peut exister, derrière l'apparence de la vie dite végétative. L'état végétatif n'est pas le coma. Dans le coma, la vigilance, fonction nécessaire à toute élaboration dans la psyché, est abolie. Dans la vie végétative, la vigilance est retrouvée. Au cours du coma jamais, et pour cause, aucune élaboration intrapsychique ne sera décelable. Au contraire, de nombreux patients en état végétatif, avec le temps, et de façon au moins minimale, parviendront à communiquer quelque chose, au moins des moments de réaction émotionnelle, des contenus affectifs bruts. Tel Jean-Jacques qui, un an et demi après son accident, passe pour la première fois un week-end à la maison. Son chien vient lui lécher la main. Jean-Jacques hausse lentement les sourcils, retient sa respiration et brusquement, se met à pleurer interminablement. Que supposer, que dire d'un vécu, d'une souffrance ou d'un plaisir à ce moment ? Que dire de la conscience de Jean-Jacques ?

Edwige Richer fait souvent, et presque de principe, l'hypothèse que ces patients ne communiquent rien, non parce que la psyché est tout à fait vide, mais parce qu'ils n'ont aucun moyen d'expression utilisable pour manifester ses contenus.

Lorsque, après des mois d'enfermement absolu, certains patients accèdent à un geste précaire permettant l'instauration d'un code, on est bien souvent étonné de l'étendue des contenus de vie psychique qu'ils peuvent nous communiquer. On connaît l'histoire de ce patient japonais, considéré par d'excellents spécialistes, comme en état végétatif irréversible qui, après des mois, parvient à mobiliser un coude et accède à une communication par clavier. Or cet homme était professeur d'anglais et membre d'une petite communauté catholique restée très soudée autour de lui au long de son évolution. Le médecin, un jour, lui demande comment il vit cette situation et si, au fond, il est « heureux ». Le patient répond en anglais : « All will be brought to life. » C'est un verset de la première épître de saint Paul aux Corinthiens : « Tous seront ramenés à la vie » (dans le Christ). On peut réfléchir sur le niveau de cognition qu'une telle réponse implique.

Tant qu'aucun mouvement n'apparaît et qu'aucun code n'est possible, il est légitime de garder un doute et de ne pas conclure trop vite de l'absence d'expression à l'absence de quelque chose à exprimer. Reste que chez de nombreux patients, et pour longtemps, aucun code proprement dit ne peut être mis en place parce que aucun mouvement précis, isolable et répétable, n'est repéré. On a, de façon insistante, décrit ces patients comme « arelationnels ». Pourtant, l'expérience des soignants, qui presque toujours rejoint celle des membres de la famille, est bien différente. Les relations avec eux se nouent et s'imposent. Bien entendu, ces relations sont toujours fortement asymétriques, presque tout vient du partenaire, presque rien du blessé. Encore faut-il entendre ce presque rien, la petite lumière de Jankélévitch.

Un seul moment auprès de n'importe quel patient de ce type fournit une riche moisson de signes, le registre étant celui d'un matériel évidemment préverbal d'ordre affectif, peut-être simple écho émotionnel de la présence. On ne peut décrire rien de constant d'un sujet à l'autre, rien de fiable qui pourrait fonder une sorte de séméiologie minimale de la relation. Simplement l'évidence que le blessé quelque part est sensible et renvoie quelque chose.

Nous ne faisons ici que prendre acte de la frappante discordance entre le discours médical toujours répété dans lequel les manifestations notées sont décrites comme dénuées d'intention, de contenu et de sens, et le discours des proches et des soignants où les mêmes manifestations et beaucoup d'autres sont au contraire chargées de sens. Peut-on donc chercher l'échange de sens comme levier d'une restauration ? L'expérience de notre équipe montre qu'il y a là un chemin possible. Il ne s'agit pas de se satisfaire d'une sorte de lyrisme de l'empathie, il faut une pratique attentive et un cadre conceptuel approprié, qui est pour nous celui de la sémiotique.

Comment le sens peut-il circuler entre un patient et un soignant qui lui fait face ? Voici un exemple. Bernard depuis des mois ne fait aucun progrès, sa vie est à proprement parler « végétative ». Chaque jour il est levé, lavé, habillé, déshabillé, baigné, rhabillé, mobilisé, nourri interminablement à la cuillère, avec tous les autres dans la salle à manger commune, allongé pour la sieste, levé à nouveau, promené…

Le repas du soir, cependant, est administré dans sa chambre par une sonde gastrique avant le coucher général. Or, depuis quelque temps, Bernard, avant chaque gavage du soir, produit de violents orages végétatifs, accélère sa respiration, tousse, hoquette, devient rouge sombre, dilate ses pupilles. De telles manifestations chez les patients de ce type sont fréquentes et correspondent en général à un inconfort quelconque, une douleur sans doute ressentie. Ici aucune épine irritative n'est découverte. L'équipe fait une hypothèse. D'une certaine façon, cet orage végétatif *signifie* que Bernard « veut » prendre ses repas du soir, comme les autres, dans la salle à manger. Ce sens possible est expliqué, on pourrait dire soumis, à Bernard. Désormais, Bernard dînera comme il déjeune, au milieu du groupe. Les crises végétatives cessent immédiatement. Une telle histoire n'est ni simple ni banale. Chaque jour, pour la très grande majorité des patients à un certain stade, les soignants perçoivent des signes, cherchent délibérément avec les autres soignants l'interprétation de ces signes, proposent cette interprétation au patient qui, d'une manière ou d'une autre, par son comportement la refuse ou la valide, et souvent l'adopte et désormais l'utilisera « intentionnellement » pour signifier. À partir de la moindre manifestation d'un patient, un échange de sens peut s'amorcer, puis se maintenir et parfois s'enrichir progressivement jusqu'à l'établissement d'un code.

L'ÉTAT VÉGÉTATIF N'EXISTE PAS

On a souvent prêté à notre équipe cette assertion que « l'état végétatif n'existe pas ». On peut en manière de conclusion développer cette formule : l'état végétatif, défini comme une absence complète de toute communication humaine, sans doute en effet au cours d'une longue expérience de l'évolution des comas, nous ne l'avons pas rencontré. Cette expérience porte sur une série importante de comas traumatiques et ne peut être étendue sans réserve aux comas anoxo-ischémiques, dont les formes graves peuvent, peut-être, conduire à des états inaccessibles.

Dans les suites des comas traumatiques, on rencontre des tableaux cliniques très variés où toutes les formes et tous les degrés de non-communication peuvent être observés. Chez tous ces blessés, à condition qu'on s'en donne les moyens, il est possible d'établir une relation et, si limitée soit-elle, de la charger de sens. Au moins, tous ces blessés présentent-ils ces manifestations végétatives décrites à propos de Bernard. L'étendue des significations émotionnelles et affectives qui passent par ces orages est étonnante, leur contenu intentionnel nous paraît avéré le plus souvent. Chacun donnera au « dialogue » qui peut s'établir à partir de là la valeur que lui dictent sa raison et sa sensibilité.

Certes, on peut faire à cette attitude une objection dirimante. On dira que l'équipe vit dans l'illusion du dialogue et se complaît en fait dans sa propre subjectivité. Cette objection est sérieuse et ne peut être complètement réfutée. Elle appelle cependant deux remarques d'ordre différent.

La première remarque est pratique : lorsqu'une relation est établie avec un blessé, elle est stable et le code de sens peut être transmis. Au moment où le blessé quitte le centre de rééducation pour un autre lieu de vie, l'équipe qui le reçoit est mise au courant de ses possibilités de communication et elle les utilisera à son tour d'une façon efficace. Ce qui est ainsi transmissible peut être difficilement tenu pour pure illusion. La seconde remarque est plus générale : il est vrai que la position de l'équipe est subjective. Cette subjectivité, cependant, n'est pas celle d'un soignant particulier, mais de l'ensemble de l'équipe qui met en commun ses interprétations. Cette subjectivité est entièrement assumée et revendiquée. Elle n'est pas complaisance de l'équipe à soi-même, mais confiance de l'équipe envers le possible du blessé. La subjectivité, et les risques qu'elle contient, engagent en fait et mettent à l'épreuve pratique notre responsabilité.

Nous ne pensons pas, avec Jennett, que l'état végétatif permanent puisse exister en lui-même et qu'il convient de le dépister le plus tôt possible pour des raisons économiques au sens large [5]. Nous pensons plutôt que la vie végétative est une sorte de situation asymptotique, la forme extrême des séquelles neurologiques majeures des comas, et qu'il n'y a là aucun diagnostic particulier à faire qui n'aurait pour effet que de désigner une réalité anthropologique nouvelle, quelque part au-dessous de l'homme.

Nous pensons qu'il est toujours possible d'établir une relation avec le patient, que cette relation habite sa vie, qu'elle est porteuse de sens pour lui, comme elle l'est bien entendu pour nous. Nous savons d'expérience que l'avenir d'une telle relation, si pauvre et difficile qu'elle soit, est en fait imprévisible, qu'elle peut évoluer vers une forme plus conventionnelle de communication, si limitée soit-elle.

Quatrième partie

UNE RENCONTRE HUMAINE
PRATIQUE ET ÉTHIQUE

CHAPITRE 18

Quelle conscience au sortir du coma ?

Le point de départ que nous prenons dans cette étude est l'existence d'une réciprocité humaine.

Maurice NEDONCELLE, *La Réciprocité des consciences*

La conscience est complètement perdue dans le coma, mais quand et comment revient-elle, et jusqu'où, dans le retour ? Peut-on parler d'une sorte de conscience derrière l'état végétatif ? Nous avons laissé ces questions en suspens comme s'il n'y avait pas d'évidence indiscutable, comme si la conscience était une réalité cliniquement insaisissable que l'on ne peut qu'abandonner peu ou prou aux interprétations subjectives des uns et des autres. Nous n'avons certes pas la tentation de formuler maintenant des réponses sans ambiguïté. Nous essayerons seulement de cerner certaines des difficultés que nous avons à reconnaître, à comprendre et à accepter les formes de conscience qui peuvent apparaître au sortir du coma.

LA CONSCIENCE TELLE QUE NOUS L'ATTENDONS

Et tout d'abord qu'est-ce que nous entendons quand nous parlons de notre conscience, de la conscience d'autrui, et du coup qu'est-ce que nous attendons au juste de voir resurgir dans l'éveil ? Il n'y a pas de définition unifiée de la conscience. Dans la perspective qui est ici la nôtre, la conscience est tout à la fois une fonction du cerveau, une expérience que je fais du monde et de moi-même, un espace de partage avec autrui, une image de l'homme.

1. La conscience a une fonction totalisante, une fonction d'intégration : la conscience est « une intégration vécue », disait Alfred Fessard[1], l'un de fondateur de la neurobiologie moderne. À cette intégration, on décrit habituellement deux niveaux, désignés comme conscience primaire et conscience d'ordre supérieur. La conscience primaire permet d'unifier l'expérience actuelle que j'ai du monde par la voie de mes sens, de confronter cette expérience avec les données correspondantes des expériences passées contenues dans ma mémoire, de conférer à mon vécu actuel une signification par rapport à mes besoins, à mes désirs, à l'engagement présent de mon comportement. La conscience d'ordre supérieur, quant à elle, inclut et dépasse le niveau de la conscience primaire, elle utilise et intègre les données de toutes mes fonctions cognitives, elle est étroitement liée au langage, à la fonction symbolique plus généralement, par où ses contenus peuvent être diversifiés presque à l'infini. La conscience d'ordre supérieur permet une mise à distance, un détachement de la scène immédiate de la conscience primaire, l'élaboration d'une représentation complexe du monde, elle compose à chaque instant une extraordinaire polyphonie pertinente ou

décalée, c'est selon, qui est le monde même où j'existe, où j'agis, d'où je parle.

2. Cependant, ma conscience ne concerne pas seulement ce monde extérieur, elle se tourne vers elle-même, elle a un caractère réflexif : j'ai conscience d'avoir conscience et j'ai conscience de l'ensemble de mes opérations mentales. Je peux dans le même temps prendre conscience du monde et prendre conscience de la représentation personnelle et élaborée que je construis de ce monde, des sentiments et émotions qui connotent cette représentation.

Je sens bien que l'expérience de la conscience que je décris là est d'une subjectivité absolue. La conscience, répète Searle, est une expérience à la première personne[2]. Ma conscience m'appartient à moi seul : si j'ai mal, j'ai conscience de ma douleur, personne d'autre n'a conscience de ma douleur. Ce caractère subjectif et privé de l'expérience consciente avec ses contenus qualitatifs spécifiques, ce monde qu'elle met à ma disposition, a une portée essentielle : cette expérience me constitue de façon directe comme une personne différente de toutes les autres personnes, comme un sujet, le sujet d'une histoire, d'un vécu singulier et la conscience par là est bien, comme l'exprime excellemment Antonio Damasio, le « sentiment même de soi[3] ». Très concrètement, à un niveau empirique, l'expérience consciente me donne « l'effet que cela fait d'être moi-même », me dit « à quoi cela ressemble d'être moi-même ». À un autre niveau, mais de façon tout aussi immédiatement perçue, la conscience me donne à voir le moi que je suis, avec sa continuité, sa permanence et pourtant sa constante évolution, son identité dans le temps.

3. Si la conscience est cette expérience essentiellement subjective, comment pourrais-je en rendre compte et la reconnaître objectivement ailleurs qu'en moi-même ? Chez un autre être en général ? Chez autrui ? Chez un patient

sortant du coma ? N'y a-t-il pas là une impossibilité de principe ?

Je peux, dans une certaine mesure, faire confiance pour reconnaître la conscience à certains de ses effets. Ainsi, nous pensons que la cohérence et l'adaptation du comportement, son intentionnalité manifeste, sont les marques convaincantes du fonctionnement efficace d'une conscience primaire. Je suis prêt à reconnaître cette conscience à de nombreux animaux, au chien qui me regarde pour que je lui ouvre la porte du jardin, au dauphin qui file et virevolte le long de l'étrave du bateau de longs moments, comme jouant avec moi. Bien entendu, je n'ai aucun accès possible au vécu subjectif correspondant à leur conscience. Nagel dans une présentation célèbre considère les chauves-souris [4] : je peux bien me représenter le battement nocturne des ailes membraneuses et le guidage précis d'un système d'écholocation, mais je ne saurais jamais à quoi ça ressemble d'être une chauve-souris. Je ne reconnais la conscience primaire qu'à des effets dans le comportement. Au gré de mes intuitions mimétiques, je suppose seulement que la chauve-souris sait à quoi ça ressemble d'être ce qu'elle est, je suppose que mon chien a un vécu subjectif de sa vie de chien.

Reconnaître chez autrui une conscience d'ordre supérieur est autrement difficile. Je suis devant un autre homme, mon semblable, chez qui je fais l'hypothèse d'une conscience semblable à la mienne. Il s'agit ici bien moins de reconnaissance que de partage et l'instrument ordinaire de ce partage est le langage. Je ne peux entrer dans la conscience d'autrui que dans la mesure où il communique avec moi par son langage ou éventuellement par d'autres activités symboliques. C'est par le langage que moi-même je rends autrui témoin de ma conscience, mon langage m'introduit dans la conscience d'autrui. Symétriquement, par le langage seul, autrui me rend compte de l'expérience subjective qu'il a de sa propre conscience et je la reconnais comme semblable à la mienne. Le signe décisif de la conscience de soi chez un autre être est l'utilisation du langage et le langage est tenu très généralement pour le marqueur même de la conscience [5]. Finalement, je ne reconnaîtrai comme conscient comme moi que celui-là qui sera capable de me communiquer sa propre conscience d'une façon susceptible de me convaincre. Le langage est l'outil habituel d'une telle communication, est-il pour autant indispensable ? Est-il possible d'échanger quelque conscience sans langage ?

Une dimension essentielle de mon expérience de la conscience est ainsi tournée vers autrui. Les consciences des hommes ne sont pas des monades sans fenêtre, elles s'échangent et dans l'échange se constituent. Tout ce que la psychologie génétique a compris de l'avènement du sujet dans l'ontogenèse, tout ce que la psychanalyse a révélé de l'histoire du moi l'atteste suffisamment. Nagel, un des représentants les plus prestigieux de la « philosophie de l'esprit » aux États-Unis, a bien montré que l'affirmation même de la conscience implique autrui et qu'il faut passer des conceptions substantialistes et fonctionnalistes à une conception relationnelle de la conscience [6]. Jean-Didier Vincent décrit la conscience comme une subjectivité partagée avec l'autre : « L'homme est un animal qui dit à son semblable : je suis conscient » et encore : « C'est le partage de la subjectivité qui est fondateur de l'humain, en large partie [7]. »

4. Dans la perspective de cette expérience indissociable de moi-même et d'autrui dans la conscience, vient naturellement s'imposer la dimension proprement anthropologique, décisive, que je confère à la conscience, au moins à la conscience supérieure, d'être une spécificité humaine. D'un côté, elle est une composante essentielle, peut-être le couronnement ou encore la condition d'éminence des fonctions les plus hautes du système nerveux qui sont notre privilège ; d'un autre côté, elle paraît contenir d'une façon mystérieuse l'être même de l'homme, son autonomie et sa

capacité de sujet. Enfin la conscience ouvre un espace d'échange tissé par le langage et propre à l'homme.

LE RETOUR À SOI-MÊME ET AU MONDE

C'est tout cela que je voudrais retrouver à la sortie du coma, tout cela indissociable, tout cela en un seul bloc : la conscience qui permet la saisie unifiée du monde, contient l'intentionnalité, conditionne l'adaptation du comportement ; la conscience qui permet la saisie unifiée de soi-même, garantit l'identité, le projet, la responsabilité ; la conscience qui permet le partage avec autrui, la communication, la vie sociale ; la conscience en un mot qui est l'homme même.

L'éveil rapide, la conscience intacte

L'éveil rapide nous donne à voir le retour d'une conscience entière et presque toujours rapidement d'une conscience claire, peut-être à travers une brève période confusionnelle ou onirique, peut-être au prix de quelque accident psychopathologique. Le retour de la conscience primaire est dans une large mesure observable : le moment où se dissipe la confusion, correspond sans doute à la restauration d'une possibilité de mise en conjonction des données sensorielles actuelles, des mémoires, des systèmes de valeurs. Une fonction d'intégration est restituée et cette restitution permet un comportement adapté. Le retour de la conscience de soi n'est pas plus difficile à observer. Le langage est ici presque toujours disponible, souvent au sein même de la confusion. Des morceaux de mémoire, des bribes de raisonnement, des questions, des réponses se font jour et la conscience de soi semble se reconstruire comme un puzzle de l'être dont les fragments, un moment mélangés, mais restés chacun intact, maintenant réajustent leurs

contours. Ce processus a été étudié dans les analyses péné-
trantes de Henry Ey ; certains témoignages l'ont décrit de
l'intérieur, on se souvient de celui de Michel Leiris.

L'éveil retardé, la conscience blessée

Scruter le retour d'une conscience dans l'éveil retardé
pose de tout autres problèmes. Une restauration globale est
finalement acquise et il y a progrès entre la dépendance
initiale totale et l'autonomie relative qui est retrouvée
lorsqu'on s'autorise à reconnaître chez le sujet une certaine
conscience de soi. Chez les patients les plus lourdement
atteints, une conscience de soi entière et normale, le retour
que nous attendons, restera toujours difficile à identifier, le
plus souvent sans doute parce que la conscience de soi est
en fait perdue ou défigurée, et peut-être aussi, au moins dans
quelques cas, parce que le patient ne nous livre aucune
expression, aucun indice et qu'il est du coup impossible de
saisir sa conscience, alors que, peut être, elle est présente ou
presque.

Et d'abord, comment repérer, comment analyser une
conscience dégradée ou vacillante et comment la reconnaître pour elle-même au sein de la psyché tout entière
blessée ? À chaque moment, la conscience met ensemble des
données élaborées par de multiples appareils cérébraux
voués à d'autres fonctions : la perception, l'attention, la
mémoire, le langage. Ces fonctions sont constitutives de la
conscience sans se confondre avec elle. Nos collègues
neuropsychologues ont de nombreux outils, toujours
affinés, pour explorer toutes les facettes de ces fonctions et
les évaluer en terme de performance, d'efficacité comportementale. Cependant, il leur est souvent impossible de savoir
jusqu'à quel point les troubles qu'ils étudient comportent,
impliquent et quelquefois dépendent de perturbations
propres de la conscience. Par exemple, après de nombreux
comas d'étiologies différentes, des troubles massifs de la

mémoire sont très fréquents. Que peut-on dire de la conscience de ces patients ? Peut-on imaginer une conscience sans mémoire, alors que la conscience est nécessairement mémoire, qu'elle implique justement une lecture du présent par la mémoire, qu'elle est, comme le dit Edelman[8], « un présent remémoré » ? À l'opposé, certains patients disent avoir perdu toute possibilité de mémoire, cette amnésie occupe et parfois obsède leur conscience. Cependant, des tests appropriés montrent qu'en fait ils mémorisent de larges éléments de leur vécu et utilisent ensuite les données enregistrées de façon pertinente dans leur comportement. Qu'est-ce qu'une mémoire, sans conscience de cette mémoire ?

Bien entendu, de tous les déficits possibles au sortir du coma, ce sont les difficultés de l'expression au sens large qui pèsent le plus directement sur notre appréciation de la conscience. Nous ne pouvons accéder à la conscience du patient que par le témoignage spécifique qu'il nous livre. Il peut seul nous dire s'il est conscient et de quelle façon par son langage ou par quelque mode d'expression que nous puissions interpréter. Si le patient ne livre aucun signe plus ou moins conventionnel, nous pensons d'abord qu'il n'a rien à signifier, que sa conscience est vide. Il faut toujours un effort de raison pour faire l'hypothèse que peut-être les moyens instrumentaux de produire des signes de conscience sont en défaut, que le langage et toute forme d'expression sont impossibles.

L'expérience de l'éveil du coma démontrerait, s'il en était besoin, que notre approche de la conscience d'autrui dépend absolument de ses possibilités d'expression. On observe des malades chez lesquels conscience et expression sont altérées de façon à peu près proportionnelle. Cette situation correspond souvent à un stade précoce de l'éveil retardé, le sujet évoluera ensuite vers une amélioration de la conscience et de l'expression de façon homogène ou dissociée. D'autres sujets resteront durablement dans cet état, alors il sera crucial d'établir un code qui permette d'accéder au niveau de conscience particulier, appauvri, qui est le leur. Devant un malade qui ne communique pas, l'hypothèse d'un niveau de conscience relativement élevé, avec des possibilités d'expression nulles ou non reconnues, doit toujours être envisagée. Pour tous les patients en éveil de coma, le problème de l'expression est essentiel : « accrocher la communication » à un mode d'expression, si précaire qu'il soit, est un des buts essentiels de la prise en charge.

LA CONSCIENCE, POURQUOI ?

Au bout du compte pourquoi nous obstinons-nous à retrouver, à affirmer la conscience d'un patient quelquefois si lointain ? C'est sans doute que nous sommes enfermés dans notre conception d'une valeur anthropologique décisive de la conscience. Si nous ne sommes pas en mesure d'affirmer la conscience, l'homme nous semble perdu. Cette même conception anthropologique nous conduit à une sorte de saisie de la conscience sur le mode du tout ou rien. Nous ne pensons pas naturellement que la conscience puisse être altérée, morcelée, d'une façon ou d'une autre déficitaire. Si la conscience n'est pas entière, l'homme à nouveau nous semble en question. De sa place de psychanalyste, François Roustang remarque : « Dès lors que s'éloignent les rivages de la conscience (ou de l'entendement, ou de la raison), il semble que, au regard de (notre) culture, il ne puisse y avoir de place que pour le vide. Tant elle est persuadée que la valeur suprême réside dans la maîtrise, le pouvoir, la domination par la clarté ou la lumière, c'est-à-dire finalement l'état d'éveil complet[9]. »

Il faut prendre acte au sortir du coma de la conscience possible et celle-ci bien évidemment reflète les possibilités du cerveau tel qu'il est sorti de l'aventure. À quoi ressemble ce cerveau et de quoi est-il capable ? Il ne ressemble sans doute à aucun autre : dans chaque cas particulier, la géographie unique des lésions, les possibilités plastiques liées à l'âge et à d'autres facteurs individuels, les sollicitations de l'environnement, aboutissent à un résultat singulier et, comme chaque système nerveux originel de chaque homme est unique, chaque cerveau de chaque blessé est aussi unique. Comme fonction émergente d'un cerveau unique, chaque conscience aussi est unique.

Si les désordres cérébraux ont été pour l'essentiel réversibles, si les lésions définitives sont limitées, les différences avec le normal peuvent être minimes, le patient nous paraîtra changé, mais sa conscience elle-même ne sera pas en question. Chez les sujets dont le cerveau est sévèrement touché, les différences peuvent être massives. Au gré des lésions, des pièces essentielles peuvent manquer. Ici, l'hippocampe a pu être détruit de l'un ou des deux côtés, le cerveau possible sera incapable de mise en mémoire. Ici, le pôle frontal de l'un ou des deux côtés a pu être grossièrement altéré : le cerveau possible ne dispose plus des structures qui sous-tendent chez le normal une part essentielle de l'attention, de la mémoire de travail, de certains aspects de la vie émotionnelle, de l'exercice du jugement. Pourtant, dans chaque cas, le cerveau rendu paraît fonctionner comme un tout. Au long des phases de rééducation et de réadaptation, un certain comportement émerge plus ou moins différent du normal, toujours particulier : il correspond au possible fonctionnel de ce cerveau tel qu'il est.

Faut-il poser le problème de la conscience qui l'habite ? Si l'on parle ici de conscience, ce doit être en acceptant l'idée d'une différence qualitative, peut-être considérable avec la conscience normale qui correspond au possible fonctionnel du cerveau normal. Parler de conscience déficitaire a-t-il un sens ? La conscience du blessé est une autre conscience qui m'est doublement opaque, d'abord parce qu'elle est expérience d'un autre homme, ensuite parce qu'elle est le résultat d'un cerveau absolument différent du mien. Que penser de l'expérience consciente, du vécu d'un patient qui, par exemple, présente des troubles manifestes de la mémoire ? Dans quel monde intérieur peut-il vivre [10] ?

Révérence gardée, nous pourrions faire ici un détour par la conscience animale. Dennett a remarquablement montré dans un ouvrage récent [11] comment au long de la phylogenèse chaque cerveau différent, en fonction de sa complexité propre, opère un certain type d'intégration du monde et de ses propres opérations, qui supporte le comportement spécifique de l'espèce. On peut considérer chacune de ces intégrations comme une modalité particulière de la conscience et dire comme Dennett qu'il y a, le long de l'évolution, une succession de consciences possibles des différentes espèces animales. Chacune de ces consciences représente le résultat de l'accord d'un cerveau donné avec le monde que ce cerveau peut saisir et avec lequel il interagit. Accepter ou refuser le terme de conscience pour rendre compte d'un tel accord est finalement une question de vocabulaire. Si je garde le mot conscience et que je parle de la conscience de la chauve-souris ou de mon chien, c'est évidemment en excluant toute référence implicite à la conscience de l'homme normal, ce qui n'est pas si facile.

Sur le plan neurobiologique, il n'y a pas de différences de nature entre les différents cerveaux apparus dans l'échelle animale, simplement des différences de complexité. De même il n'y a pas de différences de nature entre les différents cerveaux réorganisés après des lésions cérébrales graves. Dans les deux cas, les structures possibles permettent selon des schémas et des mécanismes sans doute comparables, un certain niveau d'intégration et une certaine interaction avec le monde. Dans les deux cas, je peux reconnaître le résultat final comme une forme de conscience.

Dans le face-à-face avec le patient gravement cérébro-lésé, sa conscience peut m'apparaître étrange, étrangère même ; ses modes de fonctionnement, le vécu qui peut l'accompagner, son existence même me sont impénétrables.

Je réalise alors combien dans l'expérience ordinaire, la conscience constitue entre l'autre et moi-même un espace commun où s'éprouve la réciprocité humaine, combien cet espace ici est profondément déséquilibré, la réciprocité fortement asymétrique. En fait, si j'accueille cette conscience, si je l'accepte comme une conscience humaine, ce n'est pas pour telle ou telle capacité fonctionnelle qu'elle manifeste, ce n'est pas parce qu'elle est proche de la conscience de l'homme normal, mais c'est d'abord parce qu'elle apparaît chez une personne humaine que je reconnais comme telle.

Cette position première est de nature éthique, je rencontre une personne humaine, je dis de sa conscience qu'elle est une conscience humaine simplement parce qu'elle habite un être que j'accepte comme mon semblable avant toute évaluation ou jugement de valeur sur ses capacités.

CHAPITRE 19

Le cœur de la prise en charge

Tant que le ciel du « tu » se déploie au-dessus de moi, les vents de la causalité s'accroupissent à mes talons, et le tourbillon de la fatalité se fige.

Martin BUBER, *Je et Tu*

Nous avons souvent parlé de « prise en charge », expression usuelle, commode pour ce qu'elle a de général et de neutre. À bien y regarder, pourtant, le concept de prise en charge est exigeant : il contient et il dépasse l'idée étroite de traitement et même l'idée plus large de soins. Il vise non pas la maladie ou la blessure, mais le malade et toute la charge que la maladie fait peser sur lui. Il vise ce malade particulier et non pas la généralité des malades, et peut-être moins le malade que l'homme chargé, alourdi par la maladie et tout ce qui va avec.

Cette charge, nous la prenons, nous assumons la responsabilité de la porter avec lui. L'idée de prise en charge est ainsi totalisante, elle prend tout de cet homme que voilà, son mal, ses dimensions personnelles et relationnelles, son épaisseur, sa temporalité.

La prise en charge est thérapeutique. Dans sa lointaine source étymologique, la thérapeutique est une relation d'aide, d'assistance [1]. Le *therapon* grec est celui qui tient volontairement le rôle d'un serviteur noble, présent, amical et discret, qui prend en charge ce qui alourdit, ce qui gène. Le *therapon* désigne aussi chez les Grecs le desservant des dieux, et on peut entendre par là que celui qui est pris en charge a, de ce seul fait, une dimension plus qu'humaine.

En manière de discussion nous allons reprendre quelques aspects de la prise en charge, chercher son unité, reconnaître sa spécificité et son sens : qui exactement prend-on en charge ? Quelle figure de l'homme malade, quelle dimension de l'être humain ? Qui assume la prise en charge, quel autrui ? Quelles sont les approches, quels sont les leviers ?

Assurément, la prise en charge de nos patients est très particulière, ce n'est pas comme d'ordinaire en médecine la prise en charge d'un corps souffert par un sujet exprimant d'une manière ou d'une autre sa souffrance, réclamant nos soins et notre sollicitude. C'est la prise en charge d'un corps déshabité, sans conscience d'abord, sans conscience entière pour longtemps, qui ne réclame rien, ne sollicite rien. Si nous voulons résister à la réification de fait de ce patient, il nous faut reconnaître en lui et préserver ces figures de l'être où la continuité de la conscience et de l'humain soit garantie malgré l'effacement de la conscience empirique : notre prise en charge doit viser la personne, le sujet, l'identité.

LES FIGURES DE LA CONSCIENCE

La Personne

La personne humaine est pour nous l'objet premier de la prise en charge. Des différentes catégories qui approchent l'être de l'homme, la Personne reste une référence centrale pour de multiples débats juridiques, économiques, sociaux, et particulièrement pour le débat médical. La personne est rationalité et responsabilité, elle est unité, continuité, identité, elle est encore centre de relations, nœud de liens[2]. Définie par tous ces traits, la personne nécessairement est conscience. Son existence, sa réalité impliquent la conscience, et même la conscience la plus haute, la conscience réflexive au moment où elle émerge en conscience morale.

Quel est donc le destin de la personne lorsque la conscience sombre dans le coma, lorsqu'elle reste incertaine dans l'éveil retardé et dans la vie quasi végétative ? La personne dans ces conditions est précaire certes, et de fort bons esprits la tiennent pour effacée et perdue[3]. Dire que la personne est au centre de la prise en charge, c'est justement affirmer sa continuité derrière l'effacement. Cette continuité, nous la trouvons dans la permanence du corps, dans les potentialités du retour, dans la stabilité des liens.

— La permanence du corps. Le corps est là, dans le coma et tout au long de l'histoire pathologique restera là, porteur d'identité, il est la personne même, à aucun moment on ne peut le sortir de son contexte et le réduire à un objet[2].

— Les potentialités du retour. Ce corps est un corps pour guérir, il contient la personne qui fera retour. On a dit que l'embryon était une « personne potentielle » et devait être traité comme telle ; on pourrait dire aussi que le malade dans le coma, et parfois longtemps après dans l'éveil retardé, est une personne potentielle. Cette personne de fait, qui a existé, est notre perspective, nous cherchons à repérer, à faire advenir, à actualiser son identité, sa continuité, sa responsabilité.

— La force des liens. Autour du patient sa famille est présente et active, elle atteste à l'évidence la réalité, la permanence de la personne dans ses attachements ; même dans les conditions extrêmes de la vie végétative la famille maintient une forme de relation. Notre prise en charge de la famille, si essentielle, nous l'avons répété, est encore prise en charge du patient comme personne.

Ainsi, depuis le début du coma, nous aurons été gardiens attentifs de la continuité de la personne, et encore à la fin, quand la personne de fait reviendra avec la conscience de soi, nous serons là pour affirmer, avant elle peut-être, sa liberté et sa responsabilité retrouvées. La prise en charge de la personne n'est pas une posture philosophique, elle est très concrètement le souci constant d'une référence centrale qui détermine nos attitudes et nos choix, qui habite le dialogue interne de l'équipe et le dialogue avec les familles.

Le sujet

Le sujet dans la tradition de la philosophie classique depuis Descartes et Kant, c'est le sujet de la conscience. Quand la conscience est abolie, ce sujet-là disparaît : il n'y a pas de sujet repérable dans le coma. Quand la conscience est obscurcie, dans la démence par exemple, quand la conscience fait difficilement retour dans l'éveil du coma, le sujet est problématique. Toujours le sujet est précaire : on a bien reconnu la continuité de la personne, on peut lui opposer la fragilité du sujet solidaire de la conscience. Le coma est décidément un moment pathologique marqué par l'opposition sujet-objet. Le patient dans le coma est objet de soins, exclu du commerce intersubjectif. Dans l'éveil du coma, le sujet fait retour, il entre à nouveau dans la communication des consciences. Ce retour peut être difficile et longtemps incertain. Il faudra alors substituer le sujet : dans le même temps le mettre en scène, l'affirmer comme sujet et pourtant dire à sa place, faire à sa place, donner sens à sa place, il faudra, en anticipant le possible, rendre au patient ses pouvoirs, lâcher toute emprise. Prendre en charge le sujet, c'est avoir la préoccupation constante de son autonomie, de sa liberté.

L'identité

Chaque humain, avant toute analyse, apparaît comme un individu, un être concret, déterminé, indivisible, et cet individu a une identité : il est le même aux différents moments de son existence. Le patient admis aux urgences dans le coma est d'abord un individu et son identité peut faire problème. Cependant le nom et le prénom seront vite récupérés, l'identité civile reconnue. À l'opposé, l'identité de soi telle qu'elle est vécue par le sujet lui-même est désorganisée par le coma [4]. Le blessé qui « revient à lui » ne sait pas qui il est. Le doute sur son identité marquera la période de confusion mentale et pourra conduire à des épisodes délirants caractérisés. Plus tard, et parfois durablement, l'identité du patient, telle qu'elle est ressentie par l'entourage, restera en question : « Il a changé, il n'est plus le même » entend-on si souvent.

Dans la période d'éveil, l'identité restera problématique et constituera une des préoccupations majeures de la prise en charge. Tant que la confusion persiste, l'équipe s'efforcera de rendre au patient des repères de son passé et de combler le vide correspondant à la traversée du coma. Au-delà et pendant la période de réadaptation il faudra prendre en compte le changement souvent considérable intervenu. Les séquelles qui apparaissent alors conditionnent bien un déficit de mêmeté. Le patient et sa famille mettent presque toujours en jeu le mécanisme efficace du déni : « Je suis comme avant », « il est comme avant ». La difficile stratégie de l'équipe sera alors de faire vivre au blessé qu'il est le même en effet, et que pourtant il est un autre.

AUTRUI COMME CONDITION DU RETOUR

Le retour de la conscience dans l'éveil du coma implique la présence active d'autrui. Autrui, la famille et plus encore l'équipe soignante, n'est pas dans la position d'un observateur en attente de performances définies à l'avance qui permettraient de reconnaître la conscience ; autrui est un acteur décisif, un opérateur direct, oserait-on dire, du retour de la conscience.

Si le sujet dans l'ontogenèse se construit en référence à autrui, si l'individu adulte au long de sa vie se définit et se situe dans une relation à autrui, dans un réseau de relations socialement construites, si la conscience de soi implique en permanence l'échange avec autrui dans le jeu du langage, il n'est pas étonnant que le retour du sujet, la reconstitution de l'identité, l'émergence de la conscience de soi au sortir du coma passent à nouveau par la médiation d'autrui.

Tous les patients au moment de l'éveil ont à quelque degré à retrouver autrui et à s'appuyer sur lui. Chaque infirmière sait bien les gestes élémentaires, les mots familiers qu'il faut prononcer pour dire à un patient encore confus qu'il reprend pied dans un monde où autrui vient à sa rencontre. Quand l'éveil est rapide, les phases de transition passent inaperçues, le patient recouvre dans le même temps la cohérence du monde extérieur, la présence des autres et sa présence à lui-même. Lorsque l'éveil est retardé, le rôle d'autrui prend d'autres dimensions. Plus la destruction de la psyché est profonde, plus l'intervention d'autrui est indispensable, plus elle se situe sans doute à des niveaux fondamentaux de la structure de l'être. Dans les cas les plus graves, la carence d'autrui conduit tout simplement à l'absence d'éveil : comme on a connu des enfants loups restés en deça de l'humain pour avoir grandi sans intervention humaine, on peut décrire des patients restés au sortir du coma proches de la vie végétative pour n'avoir pas été pris à leur éveil dans une relation humaine.

Autrui est le médiateur obligé du retour de la conscience et cela tout au long de l'évolution. Cette médiation passe tour à tour par le corps, par les signes, au total elle est la rencontre même du sujet.

Nous avons bien vu comment concrètement la prise en charge du corps est pour longtemps le seul chemin ouvert vers la conscience. Dans une approche neurologique originale et séduisante des problèmes de la conscience, Israël Rosenfield de la City University de New York, proche d'Edelman, a montré comment l'expérience du corps, par le biais de l'image du corps, est « auto-référence » obligée de toute conscience, condition de son expérience de l'espace et du temps[5]. Dans le registre philosophique, Maine de Biran faisait déjà du corps « le lieu où le moi se sent exister[6] ». Plus près de nous, Merleau-Ponty a longuement développé cette idée que la conscience est d'abord incarnée dans une « chair », qu'elle est en relation avec le monde et avec autrui par cette chair. Le corps n'est pas un objet extérieur à la conscience, il est dans la conscience, relation au monde et Merleau-Ponty parle d'une « intentionnalité corporelle[7] ».

La manipulation du corps ouvre déjà un espace primordial d'échanges tissé de signes. Le corps dans son registre est signe, fait signe, reçoit des signes, mais son registre est limité. Le patient doit sortir du corps, retrouver le commerce des signes diversifiés qui organisent la communication humaine. Par les signes qu'il adresse à autrui, il doit produire du sens et le savoir, et par les signes qu'il perçoit d'autrui il doit recevoir du sens. Le sens organise le tissu entre les hommes, il est la condition du lien social et, pour le patient qui nous occupe, la réapparition du sens est la condition même du retour.

La feuille qui bouge est signe du vent, la feuille ne fait pas signe intentionnellement, elle ne fonctionne comme signe que parce que je suis là comme interprète pour recevoir ce signe. À l'inverse, l'être conscient fait signe intentionnellement, pour être compris de l'autre : le retour de signes chargés d'intentionnalité, chargés de sens, marque bien le retour du sujet et de la conscience, mais ce retour implique nécessairement un vis-à-vis, un autrui pour l'accueillir, un témoin pour en prendre acte.

Le rôle d'autrui va au-delà d'une aide à la restitution du corps éprouvé et d'un réinvestissement des signes. Autrui est à la fois acteur et témoin du retour du sujet. Au temps du coma inévitablement, le patient est objet de soins, la conscience est abolie et avec elle le sujet. Dans l'éveil le chemin est inverse : le sujet revient et la conscience avec lui. Autrui va au devant du sujet, peut être ici encore fait-il l'hypothèse que le sujet est là et d'abord, en s'adressant à lui. Il lui dit « tu », tu es là, le moment du « tu » est celui de la rencontre.

Martin Buber, sur son ton lyrique et prophétique, a donné sur le couple de mots « je-tu » une profonde analyse, pour nous entièrement pertinente[8]. Celui à qui je dis « tu », je le reconnais comme un autre sujet analogue à moi-même, je l'engage dans une relation. Cette relation est un moment d'apaisement et de possible. C'est sans doute cette perspective précisément que retrouve la notion récemment apparue aux États-Unis de *healing through meeting*, en référence explicite à Buber[9]. Le soignant ne renonce pas au rôle spécifique prescrit par son savoir et sa technique, mais dans ce moment, avant d'être infirmière ou kinésithérapeute, il est autrui, il est homme simplement. C'est parce qu'il est autrui qu'il peut servir de témoin, témoin de confiance, et apporter sa garantie au retour. C'est le soignant qui connaît et annonce au blessé ses possibilités. La conscience de la continuité du moi, des possibilités du moi, est donnée par le soignant avant d'être mise en place dans la psyché, mise en acte dans ses réponses par le patient. La confiance en soi-même, si difficile, si lentement retrouvée, le patient l'apprend d'abord en miroir dans la confiance qu'autrui, en face de lui, lui accorde et lui transmet.

Finalement, autrui est au cœur de la prise en charge non pas parce qu'il est armé d'une compétence technique particulière, mais en tant qu'il est lui-même un autre homme, parce que c'est en tant qu'il est tel en effet, qu'il est un opérateur direct du retour de la conscience.

UNE POSITION ÉTHIQUE

Nous décrivons là une sorte d'évidence qui se dégage du travail clinique auprès des patients en phase d'éveil difficile. Mais on peut aussi bien l'étendre à la prise en charge tout entière : parce que la personne, le sujet, l'identité vacillent, parce que l'homme lui-même est en question, autrui est appelé et requis parce que seul un autre homme est en mesure d'aller chercher, de retrouver, de faire advenir la personne, le sujet, l'identité.

Une telle formulation, cela va sans dire, ouvre le chapitre de l'éthique. Car enfin qu'est-ce qui me convoque, qu'est-ce qui m'oblige aux dimensions si particulières de cette prise en charge sinon une injonction de nature éthique ? L'éthique qui se profile ici n'est pas l'éthique discursive qui préside un débat, qui considère les différentes décisions et procédures à mettre en œuvre dans telle ou telle situation pathologique difficile, en confrontant les principes, les arguments, les choix. C'est plutôt une éthique intuitive qui, avant tout débat circonstanciel, marque fortement la nature relationnelle de la prise en charge.

La relation médecin-malade, soignant-malade, dans les évolutions que nous avons étudiées est entièrement déterminée par la dépendance du patient : c'est une relation foncièrement asymétrique. Cette asymétrie fonde immédiatement ma responsabilité, ma responsabilité de technicien sans doute, mais plus encore et d'abord ma responsabilité d'homme. Devant un patient dans le coma, dans la confusion, dans l'appauvrissement psychoaffectif, dans le quasi vide de l'état végétatif, je suis responsable de la rencontre, des formes et des contenus possibles de la rencontre.

Pour cette éthique, nous pouvons trouver un ancrage fort et une source de méditation dans l'œuvre d'Emmanuel Levinas [10]. Levinas centre son humanisme sur « l'autre homme », celui qui est devant moi. Je ne saurais le connaître comme un objet, il échappe infiniment à toute approche totalisante et réductrice de ma raison. Il se révèle à moi par son Visage. Ce visage dans le même temps me livre son dénuement, sa vulnérabilité et m'impose son mystère et sa grandeur, tant il est l'expression d'une transcendance, la face même de Dieu. L'épiphanie du visage est d'emblée éthique, son exposition, sa fragilité m'obligent, me mettent dans une situation de responsabilité. Je dois répondre à ce visage alors qu'il ne demande rien, le rencontrer, m'ouvrir à lui et lui donner le pas sur moi. Dans cette reconnaissance du visage d'autrui, Levinas situe comme l'apparition de l'humain dans l'homme : c'est dans mon mouvement vers l'autre homme que mon humanité à moi est affirmée. Là est le fondement de toute éthique.

Chacun de nous sait cela qui, au fil des soins, s'est arrêté sur le visage d'un patient dans le coma, a contemplé un moment le regard sans regard d'un patient végétatif, et encore, interrogé le visage coupable, buté, perplexe d'un patient en échec devant un test neuropsychologique. L'épiphanie du visage que Levinas pose comme le moment fondateur de toute relation éthique, nous en avons pourrait-on dire une expérience clinique. Le visage de ces patients ne dit pas ce qu'il faut faire mais que c'est à nous de le faire, que nous sommes responsables, que la prise en charge nous appartient avant tout débat.

On peut résister à l'émotion que suscite Levinas, on peut éprouver quelque difficulté à suivre son chemin de crête entre métaphysique et éthique. Beaucoup sont gênés par la radicalité, le caractère « hyperbolique », comme dit Ricœur, de cette pensée qui sans appel et sans nuances met l'autre homme avant moi-même, au centre de ma vie. Beaucoup, de surcroît, dans des temps peu enclins à la transcendance, refusent de principe une position éthique générale qui semble impliquer une expérience quasi mystique d'autrui. Pour en rester au plan médical, à l'évidence, nous sommes devant un modèle fortement paternaliste de la relation de soin : la bienfaisance est administrée par moi seul et autrui, ici le patient, en est le bénéficiaire passif. Un tel modèle n'est guère à la mode, notre société semble préférer un modèle de relation médicale où l'autonomie du patient est mise en avant, la liberté de ses choix protégée dans un contrat explicite avec le médecin.

Dans l'histoire des comas pourtant, une éthique paternaliste est sans doute imposée, au moins dans une large mesure, par la dépendance même du patient. Ce paternalisme de fait doit être soigneusement tempéré. L'autonomie du patient doit rester au centre de la visée éthique comme elle est d'ailleurs au centre du projet clinique. Dans le temps du coma, l'autonomie du patient est manifestée dans la présence et l'intervention de sa famille, la famille est partie prenante des décisions et nous devons respecter sa responsabilité sans l'en accabler pour autant. Plus tard, dans l'évolution, nous tentons de faire fond sur les possibilités d'autonomie du patient, de parier toujours sur son autonomie, de la rendre possible.

LES LIMITES D'UNE PRATIQUE

On peut considérer que la prise en charge ainsi présentée relève finalement d'un humanisme médical traditionnel, pour ne pas dire convenu, peut être ici radicalisé sous l'invocation de Levinas. Soit. On se gardera cependant d'un contresens possible : nous ne disons pas que la relation humaine est souhaitable pour adoucir de quelque chaleur une prise en charge technique inévitable, et sèche par nature. Bien plutôt nous affirmons, on l'a compris, que la relation humaine est la condition centrale de l'efficacité de la prise en charge, pour cette raison décisive que l'enjeu c'est la conscience, et qu'il n'y a pas de conscience sans communication des consciences, sans rencontre.

Dans la prise en charge du comateux il y a toujours nécessairement, et dans le même mouvement, la mise en œuvre de gestes techniques et l'obligation de la rencontre. Au plus noir du coma, sous l'appareil mécanique de la réanimation, la rencontre existe dès lors que la personne est recherchée et affirmée, et cette perspective oriente les choix. Dans l'éveil et dans le non-éveil, la technique médicale la plus attentive reste toujours présente, mais progressivement la rencontre, quelle que soit sa forme possible, devient la clé de l'évolution. Il faut tout au long de la traversée préserver un équilibre entre technique et rencontre. Cet équilibre se modifie avec le temps, de la suppléance objective de la réanimation à la relation d'aide fortement subjective de la fin du parcours. On peut aussi souhaiter que chaque soignant, et chacune des équipes successives, maintiennent cet équilibre dans le quotidien de son travail, ne manquent pas les rencontres possibles dans les gestes techniques et gardent une certaine maîtrise technique de leurs rencontres.

On pourrait aussi décrire bien des limites à nos prises en charge, limites absolues posées par le déterminisme des lésions qui peuvent contenir la mort et qui en tout cas marquent les bornes de la récupération. Limites, quelquefois tout aussi absolues, de nos moyens institutionnels et matériels d'assistance. Il s'agit de contraintes qui s'exercent de l'extérieur sur les possibilités et les résultats de la prise en charge. Mais il y a surtout à la prise en charge une limite intérieure, qui doit rester fortement présente à notre attention et toujours à portée de notre contrôle, c'est l'autonomie du patient. Quand cette autonomie se fait jour, quels que soient son degré et sa forme, elle doit mettre un terme à la suppléance, suspendre l'assistance. À mesure et à proportion de l'autonomie la prise en charge doit s'alléger, s'effacer.

Le moment, les modalités d'une fin de prise en charge ne sont pas faciles à organiser et à fixer : l'autonomie recouvrée est celle du sujet et nous savons que le sujet est longtemps évasif, velléitaire, manifesté souvent par paroxysmes, vite replié, facilement découragé. Le danger, ici, est moins le paternalisme, comme on dit, qui impose ses choix, que le maternalisme, comme on pourrait dire, qui parfois maintient les non-choix, induit et aménage les solutions de moindre risque, les abandons.

La limite, la fin ne sont pas non plus faciles à accepter pour l'équipe : cette limite est celle de notre emprise, de notre pouvoir appelé et légitimé par la dépendance. La relation dans la prise en charge serait un leurre et manquerait l'homme si elle était, si peu que ce soit, alibi d'un pouvoir. Comme dernier mot de cette réflexion sur la prise en charge nous proposons cette conclusion en forme d'aphorisme de Levinas encore : « L'humain ne s'offre qu'à une relation qui n'est pas un pouvoir [11]. »

Conclusion

Le coma est une forme moderne du tragique. Tous les ingrédients du tragique sont rassemblés, la fatalité, la violence, l'absence de solution, la souffrance – et quelques éléments distinctifs du moderne : tant de comas sont le prix à payer pour le moderne justement ; chaque week-end sur la route, un nombre à peu près fixe de morts, un nombre à peu près fixe de nouveaux comas.

Le coma est une tragédie avec exposant, un tragique à la deuxième puissance, pour reprendre une expression de Jankélévitch. Le héros tragique est enfermé dans quelque situation insoluble et douloureuse ; il peut être privé de liberté, agi par les dieux, blessé, terrassé, mais il est homme enfin et il le crie. Dans le coma, cet homme qui crie est absent, plus tard il restera parfois absent plus qu'à moitié, abaissé jusqu'au minimal, jusqu'au douteux. L'absence, l'abaissement portent le tragique à la deuxième puissance. De toutes nos forces, nous le voulons à nouveau parmi nous, nous voudrions le ramener au tragique simple, au chemin balisé de la vieille souffrance humaine.

Pourquoi le ramener ? Est-ce pour lui ? Est-ce pour nous ? Car, enfin, cette tragédie-là n'est pas seulement pour le patient – ce qu'elle est pour le patient nous reste d'ailleurs complètement mystérieux. Elle est tragédie, pour la famille jour après jour, et aussi à un autre niveau pour les soignants et pour la société plus largement.

Il n'est pas si facile de regarder le visage du coma ; pour beaucoup, il est simplement impossible de regarder le visage de l'état végétatif et, d'ailleurs, tant de solutions sont là pour faire disparaître ce visage. Ces patients nous imposent une image de l'homme où l'homme même est trop abîmé, trop problématique. Nous ne savons pas accepter, ni seulement penser, un homme à mi-chemin, dans une sorte d'entre-deux métaphysique. S'il est notre fils, notre frère, il n'y a pas de ressources dans notre sensibilité pour le prendre tel qu'il est. En fait, toutes nos attitudes, avec véhémence, les tire d'un côté ou de l'autre. On peut les tirer vers la mort et il y a bien des formes ouvertes ou honteuses d'euthanasie, on peut les tirer vers l'exclusion, la disparition, il y a pour cela des institutions aussi sûres que des tombeaux.

On peut aussi les tirer vers nous, faire tout le chemin ou presque dans la relation asymétrique, choisir, affirmer fortement leur humanité comme entière, inaliénable, non en question. Mais ce choix, quelle que soit sa nature, affectif chez les familles, éthique chez les soignants, est toujours difficile à tenir dans le quotidien, dans la durée.

La tragédie du coma, il faut y prendre garde, est « emblématique » comme on dit aujourd'hui. L'être du coma, l'être de l'état végétatif nous est donné comme une limite, une forme extrême de mise en cause, de mise en doute de l'humain dans l'homme. Mais ce qu'elle nous donne à voir, et que nous ne voulons pas voir, existe bel et bien en dehors du coma : situations de dévaluation, d'amoindrisse-ment, de négativité – déréliction où chacun peut un jour se trouver jeté, dans notre monde toujours meilleur.

C'est bien dans ce monde-là qu'attendent les créatures innommables de Beckett ; dans ce monde-là que viennent à nous les formes de Giacometti, poreuses au néant, déjà traversées par la mort et pourtant, elles aussi, encore sur une route.

La tragédie du coma nous impose de regarder des figures de l'être profondément dérangeantes, elle nous impose de leur répondre.

Notes et références bibliographiques

INTRODUCTION

1. RAMNOUX C. (1959), *La Nuit et les enfants de la nuit*, Paris, Flammarion.

2. VALABREGA J.P. (1991), « Représentation de la mort », *Topique*, 48, p. 165-205.

3. VERNANT J.P. (1989), *L'Individu, la mort, l'amour*, Paris, Gallimard.

4. Susanne Fouché, fondatrice en 1929 de L'ADAPT (Ligue pour l'adaptation des diminués physiques au travail) pouvait comprendre ces problèmes nouveaux, elle qui avait créé tant de structures médico-sociales ouvertes à la récupération et à la réinsertion de toutes les formes de déficience et de handicap. Elle acceptait avec l'ouverture d'esprit et la générosité de L'ADAPT d'ouvrir et de confier à notre équipe le centre de Cénac destiné aux traumatisés crâniens graves.

PREMIÈRE PARTIE
La traversée de la nuit

CHAPITRE 1
Le voile noir

1. HOMÈRE, *Iliade* XIV 352, Paris, Gallimard, coll. « Bibliothèque de la Pléiade ».

2. HOMÈRE, *Odyssée* XVIII 187, Paris, Gallimard, coll. « Bibliothèque de la Pléiade ».

3. BROXTON Onians R. (1999), *Les Origines de la pensée européenne sur le corps, l'esprit, l'âme, le monde, le temps et le destin*, Paris, Éditions du Seuil.

Les poumons, ou peut être le diaphragme, sont le siège de quelque chose de vaporeux, à la fois le souffle vital et la matière de la conscience : le *thumos*. Les dieux insufflent l'ardeur, la force d'âme, la colère dans les poumons pour grandir la conscience, l'esprit et l'homme même. Le coma de l'ivresse est un alourdissement, un asservissement des poumons par le vin. Et finalement expirer c'est perdre le *thumos*. La conscience est ainsi une question de souffle. Il en reste quelque chose dans la culture implicite : que l'on songe aux doubles significations des mots inspirer et expirer, inspiration et expiration dans notre langue. Au reste si l'intubation est la première manœuvre de sauvetage d'un coma, faut-il penser qu'il reste quelque trace du savoir des Grecs dans l'inspiration du réanimateur qui glisse un tube jusqu'aux poumons du malade ?

4. MCHENRY L.C. (1969), *Garrison's History of Neurology*, Springfield, Charles C. Thomas.

5. ARIÈS Ph. (1977), *L'Homme devant la mort*, Paris, Éditions du Seuil, p. 391.

6. TEASDALE G. et JENNETT B. (1974), « Assessment of coma and impaired consciousness. A practical scale », *Lancet*, 2, p. 81-84.

7. JOUVET M. (1996), « Les mécanismes de l'éveil : du système

réticulé mésencéphalique aux réseaux multiples », *Arch. Physiology Biochemistry*, 104, p. 762-769.

8. VALATX J.L. (1995), « Régulation du cycle veille/sommeil », *in Le Sommeil humain normal et pathologique*, Benoit O. et Forest J. éd., Paris, Masson, p. 25-37.

9. On peut apporter quelques précisions sur les principaux ensembles de neurones impliqués dans l'éveil.

La *formation réticulée mésencéphalique* représente la partie rostrale du système réticulaire activateur ascendant initialement décrit par Magoun et Moruzzi (Moruzzi G. et Magoun H.W., 1949, « Brainstem reticular formation and activation of the EEG », *Electroencéph. Clin. Neurophysiol.*, 1, p. 455-473). Les neurotransmetteurs de ces neurones sont les acides aminés excitateurs, aspartate et glutamate. Les projections rostrales se font vers le thalamus et le cortex. La destruction par coagulation de cette région entraîne un coma profond durable. Une atteinte plus ménagée des corps cellulaires par des substances neurotoxiques spécifiques ne provoque cependant que des troubles modérés et transitoires.

Le *système thalamique* diffus semble prolonger vers l'avant la réticulée mésencéphalique. Les neurones occupent les noyaux intralaminaires et le noyau réticulaire du thalamus, ils projettent vers le cortex. Les neurotransmetteurs en cause sont encore les acides aminés excitateurs.

Le *système réticulaire hypothalamique* : ce système siège dans l'hypothalamus postérieur au niveau du noyau tubéro-mamillaire. Il est constitué de neurones dont le neurotransmetteur est l'histamine. Les projections se font vers le cortex mais aussi vers les structures activatrices situées en arrière dans le tronc cérébral. La destruction de cette zone entraîne encore un coma profond. Sa stimulation provoque un éveil intense accompagné de comportements agressifs.

Le *système télencéphalique médio-basal* regroupe plusieurs structures nucléaires situées au-dessus et en avant de l'hypothalamus, noyau de Meynert en particulier, avec comme neurotransmetteur l'acétylcholine. Les projections se font vers le cortex et le thalamus, la stimulation de ces structures entraîne un éveil diffus.

Le *locus coeruleus* : ce petit noyau de couleur bleuâtre sur les coupes anatomiques de la protubérance contient des neurones utilisant la noradrénaline. L'activité de ces neurones augmente pendent l'éveil et s'atténue dans le sommeil. Les altérations du locus coeruleus par des poisons sélectifs, comme la 6-hydroxy-dopamine, entraînent des désordres temporaires de l'éveil.

D'*autres systèmes* sont diversement impliqués que nous nous contenterons de citer : les neurones méso-pontins cholinergiques, les neurones à sérotonine du raphé antérieur, les neurones à acétylcholine du noyau réticulaire bulbaire magno-cellulaire...

10. Par quel mécanisme l'activité des neurones du cortex est-elle modulée par les afférences venues des systèmes réticulaires ? Très généralement ces afférences règlent le niveau de polarisation des neurones thalamo-corticaux. À l'état d'éveil ces neurones sont maintenus dans un état de faible dépolarisation par des afférences excitatrices. Ils sont ainsi hautement excitables, leur taux de décharge spontanée est élevé et leur degré de synchronisation avec les neurones voisins est faible. Les ondes bêta de l'électroencéphalogramme d'éveil traduisent cette situation. En même temps le taux de transfert de ces neurones est voisin de 1 : chaque message sensoriel qui leur parvient est transmis au niveau des synapses et il n'y a pas de perte d'information entre le récepteur périphérique et le cortex. Le cortex est en situation de traiter intégralement l'information qui lui parvient, ce qui est sans doute une des conditions de base de l'activité consciente. À l'inverse au moment de l'endormissement et dans le sommeil lent les mêmes populations de neurones thalamo-corticaux sont hyperpolarisés par les afférences inhibitrices d'origine thalamique, leur excitabilité baisse, leur taux de décharge spontanée diminue, leur synchronisation avec les neurones voisins augmente : les ondes delta de l'EEG témoignent de cet état. Le taux de transfert des messages tombe autour de 0,3 et l'information correspondante ne parvient plus au cortex, aucun contenu exploitable ne soutient l'activité consciente, la conscience s'éteint.

11. Les modèles expérimentaux qui ont permis l'analyse des systèmes activateurs sont ici pertinents. Une lésion par coagulation de la réticulée mésencéphalique ou de l'hypothalamus postérieur provoque chez l'animal un coma plus ou moins durable. Certaines pathologies produisent chez l'homme des lésions localisées comparables aux lésions expérimentales, elles entraînent des comas de mécanisme identique.

12. On distinguait :

— le coma vigile, de stade 1, au cours duquel le malade peut réagir et s'éveiller transitoirement aux bruits forts, à l'appel de son nom ;

— le coma proprement dit, de stade 2, où seule persiste une réaction mal orientée à la douleur ;

— le coma carus, de stade 3, où toute réactivité est disparue et où un encombrement respiratoire s'installe, lié à la perte des réflexes pharyngés de la déglutition.

CHAPITRE 2

Pourquoi et comment la nuit ?

1. Cohadon F., Castel J.P., Richer E. et al. (1998), *Les Traumatisés crâniens de l'accident à la réinsertion*, Arnette Blackwell, Paris.

2. Les traumatismes graves par leur dimension épidémiologique posent un problème de santé publique de grande ampleur, comme les autorités sanitaires et sociales de notre pays l'ont récemment reconnu (Lebeau H.J., 1995, Rapport d'enquête sur les traumatismes crâniens, Inspection générale des affaires sociales, Rapport n° 95075). On estime à cent cinquante-cinq mille le nombre de traumatisés crâniens par an, cinq mille meurent rapidement, cent cinquante mille sont admis à l'hôpital et parmi ceux-ci quinze mille sont en état de coma à l'admission. Ces blessés sont pour la plupart (60 à 70 %) victimes d'accidents de la circulation, dans la très grande majorité des cas leur âge se situe entre quinze et trente ans. Ce sont des hommes deux à trois fois plus souvent que des femmes. Les chutes dans des circonstances variées représentent la deuxième cause des traumatismes crâniens graves (30 %) avec une fréquence particulière chez l'enfant et chez le sujet âgé.

3. Commotion cérébrale : l'interprétation de ce phénomène n'est pas simple. L'interruption de l'influx nerveux au niveau d'un axone a pour conséquence un arrêt des messages que cet axone convoyait vers ses neurones cibles. Ceux-ci, privés d'afférences, sont inactivés : la perte de conscience observée traduit ce silence soudain de vastes populations de neurones « déafférentés ». Ce type de coma n'est donc pas sans analogie de mécanisme avec le sommeil lent : le sommeil lent traduit bien, nous

l'avons vu, une déafférentation fonctionnelle transitoire des mêmes populations neuronales.

L'atteinte mécanique des axones a des effets très gradés. Au minimum l'axone est simplement dépolarisé, le passage de l'influx nerveux est interrompu. C'est un phénomène fonctionnel transitoire, la repolarisation est rétablie rapidement. Les neurones cibles ont été déafférentés pour un temps très court, la conscience revient dès que la propagation de l'influx est restaurée.

À un degré de plus, l'axone est étiré quelque peu et les arrangements moléculaires délicats de la membrane sont désorganisés. Cette micro-lésion pourra se réparer en quelque temps, elle pourra aussi parfois s'aggraver secondairement et donner lieu à une désagrégation structurale aboutissant à la rupture. La déafférentation des neurones cibles sera selon les cas transitoire ou durable, les axones rompus ne retrouveront quant à eux jamais leur continuité. Si l'étirement de l'axone est suffisant, l'axone est rompu d'emblée et là encore ne se réparera pas. La déafférentation correspondante des neurones cibles sera durable.

Au cours des traumatismes crâniens, la dissipation de l'énergie au sein de la substance blanche aboutit à des altérations axonales qualitativement et quantitativement très variables en fonction de la magnitude des forces en jeu. Un très grand nombre d'études expérimentales sophistiquées chez l'animal, et de nombreuses observations anatomiques chez l'homme ont établi qu'il existe une loi de proportionnalité entre la grandeur des accélérations – décélérations subies, les altérations fonctionnelles et structurales provoquées au niveau des axones de la substance blanche, les troubles de la conscience qui en résultent et les séquelles finales du traumatisme. Quelques observations illustrent cette loi de proportionnalité.

— Au cours d'un match de rugby un joueur reçoit un coup qui immobilise brutalement sa tête. Les forces en jeu sont limitées ; un grand nombre d'axones sont simplement dépolarisés, le joueur perd conscience et on le retrouve couché sur le sol, immobile sur une sortie de mêlée. Très rapidement les axones se repolarisent, la conscience revient en quelque instant et le joueur reprend son poste sous les acclamations des supporters.

— Un cycliste dérape et tombe sur la tête en heurtant un trottoir. Les forces en jeu sont déjà plus importantes : quelques centaines de millier d'axones peut-être sont étirées, quelques-uns sont rompus, quelques millions sont simplement dépolarisés. La perte de conscience va durer quelques heures, il s'agit déjà d'un coma traumatique véritable, cependant une réparation rapide intervient, même si quelques axones sont définitivement perdus, il n'y aura pas de séquelles notables.

— Un conducteur perd le contrôle de son véhicule à 140 km/h. Sa voiture s'immobilise contre un arbre. La tête du conducteur est décélérée de 140 km/h à 0 en 200 millièmes de seconde. Les forces en jeu sont considérables : des dizaines de millions d'axones sont rompus, autant ou plus sont étirés. Des milliards de neurones cibles sont déafférentés, l'encéphale tout entier est en état de choc. Le coma est immédiat et sera très durable. Quelques mois après, le blessé présente de lourdes séquelles, un scanner montre une atrophie cérébrale diffuse majeure correspondant à une véritable perte de substance blanche.

Dans ces trois observations la biomécanique des altérations cérébrales est la même, seule diffère la magnitude des forces en jeu. La déafférentation globale, dont le coma est l'expression clinique immédiate, est toujours en rapport avec des atteintes axonales diffuses, mais la répartition, la sévérité, et donc le pronostic, de ces atteintes est variable. Cependant à la phase initiale de l'évolution du coma, rien ne permet de faire la part des phénomènes qui seront rapidement réversibles, des désordres plus durables et des lésions définitives. Pour cette raison essentielle il n'est jamais possible de prédire l'avenir du blessé : seul l'évolution, souvent après plusieurs mois, permettra le bilan véritable de l'accident.

4. L'hématome extradural, ici décrit, n'est pas la plus fréquente des lésions compressives observées dans les traumatismes crâniens, mais son évolution stéréotypée illustre bien le mécanisme des compressions cérébrales : une fracture qui atteint l'écaille de l'os temporal peut déchirer une volumineuse artère, qui pénètre le crâne à cet endroit pour vasculariser la dure-mère. Cette artère saigne entre l'os en dehors et la dure-mère en dedans. L'hématome augmente rapidement de volume et prend sa place en refoulant les structures cérébrales adjacentes, jusqu'à repousser et comprimer sévèrement le tronc cérébral. La progression inexorable de l'hématome donne lieu à un tableau clinique toujours le même : au moment de l'impact initial une brève perte de conscience a pu survenir,

puis le blessé a retrouvé une conscience normale. Après quelque temps sans symptômes particuliers – on parle d'intervalle libre –, une certaine obnubilation s'installe et le malade évolue progressivement vers un coma de plus en plus profond. L'hématome extradural ainsi décrit constitue une urgence absolue. L'ouverture du crâne, l'aspiration des caillots sanguins et l'hémostase de l'artère blessée constituent une intervention neurochirurgicale simple qui ne doit souffrir aucun délai. L'évolution entre l'accident et la survenue des lésions irréversibles du tronc cérébral peut se faire en quelques quarts d'heure ou en quelques heures en fonction de nombreux facteurs. Si l'hématome extradural est opéré à un stade précoce, le coma est immédiatement réversible et le blessé guérit sans séquelles. Lorsque la compression du tronc a été sévère et prolongée, des lésions secondaires se constituent au niveau même des structures d'éveil : au mieux le coma sera durable et suivi de séquelles souvent lourdes s'en suivront.

5. BOUMA G.J., MUIZELAAR J.P., CHOI S.C. et al. (1991), « Cerebral circulation and metabolism after severe traumatic brain injury : the elusive role of ischemia », *J. Neurosurg.*, 75, p. 685-693.

6. Observations J.-P. Chevènement : voir la suite des informations publiées par *Le Monde* de septembre 1998 à janvier 1999, et particulièrement les mises au point médicales de qualité signées de Jean-Yves Nau.

7. L'état de choc est une situation d'effondrement de la circulation sanguine en général brutal ou rapidement installé. Les circonstances de survenue sont multiples, choc par insuffisance cardiaque aiguë, par hémorragie massive évidente ou cachée, par réaction anaphylactique majeure... Dans chaque cas les mécanismes qui aboutissent à l'insuffisance circulatoire grave sont assez différents. L'arrêt du cœur ou le collapsus hémorragique sont aisés à comprendre. D'autres situations sont plus complexes : dans le choc anaphylactique la réaction allergique libère brutalement des médiateurs chimiques contenus dans certaines cellules sanguines, ces médiateurs, peut-être surtout l'histamine, entraînent une dilatation considérable des artérioles et des troubles de la perméabilité capillaire. La tension artérielle s'effondre immédiatement et la pompe cardiaque désamorcée s'arrête. Dans le choc septique, accident gravissime de certaines affections bactériennes, ce sont les toxines produites par

les microbes eux-mêmes qui sont responsables de phénomènes du même type.

8. L'oxyde de carbone n'a pas d'effets directs sur les cellules cérébrales, sa toxicité s'exerce sur l'hémoglobine du sang qui devient incapable d'assurer le transport de l'oxygène. Normalement au niveau des alvéoles pulmonaires l'hémoglobine du sang prend en charge les molécules d'oxygène de l'air, pour les transporter au niveau des tissus où elles sont utilisées par la respiration cellulaire. L'oxyde de carbone a pour l'hémoglobine une affinité 230 fois supérieure à celle de l'oxygène : présent dans l'air inspiré, ce gaz prend sur les molécules d'hémoglobine la place de l'oxygène qui n'est donc plus transporté, ce qui entraîne une anoxie au niveau des tissus. La gravité de l'intoxication est étroitement dépendante de la quantité d'hémoglobine transformée, elle-même liée à la concentration de l'oxyde de carbone dans l'air respiré. Pour 20 à 40 % d'hémoglobine transformée on observe surtout de violentes céphalées et des troubles discrets de la vigilance. Le coma survient pour une saturation de 60 à 80 % de l'hémoglobine disponible. Au-delà de 80 % la mort est très rapide.

L'intoxication par l'oxyde de carbone est encore fréquemment observée. Dans les années 1980 une enquête épidémiologique dans le département des Hauts-de-Seine concluait à une incidence de 17,5 pour 100 000. La grande majorité de ces intoxications sont accidentelles, les intoxications suicidaires sont plus communes aux États-Unis. Les accidents sont observés dans le cadre domestique, le fonctionnement défectueux d'un appareil de chauffage, surtout d'un chauffe-eau dans un local insuffisamment ventilé est le plus souvent responsable.

La gravité de l'intoxication est variable. De nombreuses victimes décèdent avant d'être découvertes. Lorsque le malade est trouvé dans le coma, dans le cas le plus favorable la respiration d'air pur ou l'administration par les sauveteurs d'oxygène pur au masque permet un réveil rapide. Lorsque malgré ces manœuvres le coma persiste, le recours à l'oxygénothérapie hyperbare est souvent considéré comme utile sans qu'il existe à ce sujet un véritable consensus parmi les réanimateurs. Dans les cas de coma durable les séquelles neurologiques graves restent fréquentes (Raphael J.C., Jars-Guincestre M.C. et Gajdos P., 1992, « Intoxication aiguë par le monoxyde de carbone », *Réan. Urg.*, 1, p. 723-735).

9. Comme l'anoxie dans ses diverses modalités, l'hypoglycémie conduit au coma par panne d'énergie globale. Le coma hypoglycémique est presque toujours observé dans le contexte du diabète, maladie métabolique très fréquente – elle toucherait 2 à 4 % de la population française.

Plusieurs désordres biochimiques complexes, et différentes pathologies associées, peuvent être responsables d'un coma chez le diabétique. Le coma hypoglycémique quant à lui s'observe chez les malades traités par l'insuline, hormone hypoglycémiante nécessaire pour réduire l'hyperglycémie caractéristique de la maladie. Le coma résulte d'une inadaptation soudaine des doses d'insuline au niveau de la glycémie. Il survient par exemple parce que le malade a accompli un effort physique prolongé inhabituel ou encore a manqué une prise alimentaire nécessaire.

Le coma est souvent précédé de troubles prémonitoires, pâleur, transpiration, tachycardie, il peut aussi survenir brusquement. Le traitement, d'une grande urgence, comporte l'injection d'une hormone hyperglycémiante, le glucagon, et l'administration de solutions sucrées concentrées. Ce traitement doit être entrepris à domicile par l'entourage du malade prévenu et entraîné en vue du risque toujours possible de ce type d'accident. Si le coma n'est pas réversible en quelques minutes ou que d'autres désordres neurologiques surviennent, une hospitalisation s'impose. Si le traitement intervient trop tard des séquelles neurologiques majeures sont très probables.

On ne saurait clore cette note sans évoquer les comas hypoglycémiques thérapeutiques naguère utilisés couramment par les psychiatres dans la prise en charge de certains états psychotiques. Ce traitement proposé par le psychiatre autrichien Manfred Sakel en 1932 est resté très populaire jusqu'à l'apparition des neuroleptiques dans les années 1970. Il nourrit encore chez quelques « paléo-psychiatres » certaines nostalgies. Les patients étaient soumis de façon répétée et fréquente à des doses d'insuline suffisantes pour induire un coma clinique. Ils étaient ensuite « re-sucrés » par injection ou ingestion de solutions concentrées appropriées. Ce traitement de choc, entouré d'un nursing attentif, comportait des risques limités, considérés comme acceptables. Le réveil du coma était un moment privilégié de contact avec ces patients. On a parlé de thérapeutique « anaclitique », on a considéré que cette manipulation du corps au bord de la mort comportait des avantages psychothérapiques inaccessibles autrement.

10. MANTZ J. (1995), « L'anesthésie », *Pour la science*, 211, p. 36-44.

11. L'anesthésie est un acte complexe associant en général, de façon « balancée », trois types de drogues : les drogues hypnotiques responsables du coma proprement dit, les drogues antalgiques de la famille de la morphine réalisant une analgésie et les curares permettant un relâchement musculaire indispensable pour de nombreuses interventions chirurgicales. Seul les hypnotiques nous intéressent ici. Ces drogues appartiennent à plusieurs familles distinctes, les anesthésistes les choisissent et les associent en tenant compte des effets cliniques spécifiques recherchés (rapidité de l'induction obtenue, durée d'action, durée d'élimination, qualité du réveil) ou au contraire indésirables (effet dépresseur sur la tension artérielle par exemple). Les mécanismes d'action qui conduisent à la perte de conscience et au coma sont certainement complexes. On admet aujourd'hui qu'il s'agit très généralement d'un blocage de la transmission synaptique dans des zones très étendues de l'encéphale et aussi de la moelle et pas seulement au niveau des systèmes réticulaires.

L'anesthésiste après une dose initiale d'induction maintient un niveau d'hypnose qui est probablement variable mais qui, au moins en principe, ne permet aucune conscience et aucune mémoire. Malgré une abondante littérature, les faits de conscience au cours d'une anesthésie générale commune restent exceptionnels et anecdotiques. L'intervention terminée, l'élimination des dernières doses administrées conduit à un réveil sans problème et sans souvenir autre que celui d'un trou noir.

12. BAUD F. éd. (1995), *Réanimation des intoxications aiguës*, coll. « Anesthésiologie et réanimation, n° 44, Paris, Masson.

13. BISMUTH C. et GUETTA S. (1992), « Devenir immédiat des intoxications suicidaires hospitalisées en réanimation », *Réan. Soins inten., Méd. Urg.*, 9, p. 55-58.

14. BISMUTH C., BAUD F.J., LEPORC P. et al. (1987), *Toxicologie clinique*, Paris, Flammarion. ROUJAS F. et SORKINE M. (1990), *Intoxications aiguës*, Paris, Masson.

HINDMARCH I., BEAUMONT G., BRANDON S. et LEONARD B.L. éd. (1990), *Benzodiazepines. Current Concepts*, John Wiley & Sons, New York, Chichester.

PRISCHL F., DONNER A., GRIMM G. et al. (1988), « Value of flumazenil in benzodiazepine self-poisoning », *Med. Toxicol.*, 3, p. 334-339.

15. POMMEREAU X. (1995), « Prise en charge des suicidants en réanimation : du somatique au psychologique », *Réan. Urg.*, 4, p. 327-328.

16. SÉVIGNÉ (madame de) (1985), *Correspondance*, Paris, Gallimard, coll. « Bibl. de la Pléiade ».

17. BOGOUSSLAVSKY J. (1993), « Sémiologie des accidents vasculaires cérébraux ischémiques. Syndromes artériels ischémiques cérébraux », *in Accidents vasculaires cérébraux*, BOGOUSSLAVSKY J., BOUSSER M.G. et MAS J.L. éd., Paris, Doin, p. 110-137.

AMARENCO P., CAPLAN L.R. et PESSIN M.S. (1998), « Vertebro-basilar occlusive disease », *in Stroke*, BARNETT H.J.M., MOHR J.P., STEIN M.B. et YATSU F.M, éd., New York, Churchill Livingstone, p. 513-598.

18. L'occlusion est généralement provoquée par une plaque d'athérome, complétée d'un processus local évolutif de thrombose. Les occlusions par embolie d'origine basse sont plus rares. Les conséquences ischémiques de l'occlusion sont variables en fonction de la nature et de la topographie du processus, en fonction de facteurs hémodynamiques généraux et de la présence d'anastomoses locales permettant ou non une certaine suppléance. Voici deux exemples.

— L'occlusion de l'artère principale qui vascularise le tronc cérébral aboutit à priver d'apport sanguin des zones plus ou moins étendues de la formation réticulaire. Un coma profond immédiat survient dans 20 à 30 % des cas et s'aggrave souvent secondairement pour s'avérer irréversible. Lorsque l'ischémie intéresse principalement la partie antérieure de la protubérance, la partie moyenne du tronc cérébral, l'évolution peut se faire vers cette forme très particulière d'éveil retardé décrit comme syndrome de verrouillage ou loked-in syndrom, que nous retrouverons.

— L'occlusion d'un côté de l'artère carotide ou de sa plus volumineuse branche, entraîne une ischémie d'un territoire étendu de l'hémisphère correspondant. En cas d'infarctus massif, souvent rapidement compliqué d'œdème, la lésion augmente de volume et comprime la partie haute du tronc cérébral. Le coma s'installe et s'aggrave inéluctablement dans les trois premiers jours.

19. KASE K.S., MOHR J.P. et CAPLAN L.R. (1998), « Intracerebral

hemorrhage », *in Stroke*, BARNETT H.J.M., MOHR J.P., STEIN M.B. et YATSU F.M., éd., New York, Churchill Livingstone, p. 649-700.

20. Les hémorragies cérébrales de l'hypertension artérielle représentent une pathologie fréquente. Leur incidence, liée clairement à un facteur racial, atteint sept à onze pour cent mille chez les Blancs, quatre fois plus chez les noirs, six fois plus chez les Japonais. La rupture vasculaire inaugurale se produit au niveau de vaisseaux dont la paroi est altérée, au moment d'un à-coup d'hypertension. Le saignement est probablement bref, limité notamment par la pression intracrânienne, il s'arrêterait en moins d'une heure.

21. ECONOMO C. von (1926), « Die pathologie des schlafes », *in Handbuch des normalen und pathologishen Physiologie*, VON BETHE A., VON BERGMANN G., EMBDEN G. et ELLINGER A. éd., Berlin, Springer Verlag, vol. 17, p. 591-610.

22. MARTIN DU GARD R. (1955), *Œuvres complètes*, t. I, *Les Thibault*, Paris, Gallimard, coll. « Bibliothèque de la Pléiade », p. 1300 et suiv.

23. FRASER C.L. et ARIEFF A.I. (1988), « Nervous system complications in uremia », *Annals of Internal Medicine*, 109, p. 143-153.

24. BERNUAU J., RUEFF B. et BENHAMOU J.P. (1986), « Fulminant and subfulminant liver failure : definitions and causes », *Semin. Liver Dis.*, 6, p. 97-106.

25. BISMUTH H., SAMUEL D., CASTAING D. et al. (1995), « Orthotopic liver transplantation in fulminant and subfulminant hepatitis », *Ann. Surg.*, 222, p. 109-119.

CHAPITRE 3
Derrière la porte close

Références générales :

I. PLUM F. et POSNER J.B. (1973), *Diagnostic de la stupeur et des comas – Critique de la sémiologie neurologique des désordres de la conscience*, Paris, Masson.

II. BATES D. (1993), « The management of medical coma », *J. Neurol, Neurosurg. Psychiatry*, 56, p. 589-598.

BATES D. (1995), « Diagnostic et pronostic du coma », *in Réanimation et Neurologie*, Gajdos P. et Loh L. éd., Paris, Arnette-Blackwell.

III. FISHER C.M. (1969), « The neurological examination of the comatose patient », *Acta Neurol. Scand.*, 45, p. 1-56.

IV. NOUAILHAT F. (1986), « Étude critique des indices de souffrance cérébrale et de leurs systèmes d'évaluation », *in Les Comas*, Paris, Expansion scientifique française, p. 213-239.

1. Tous les témoignages rapportés ici viennent, sauf indication contraire, de la monographie publiée par l'Union nationale des Associations des familles de traumatisés crâniens (Des traumatisés crâniens et leurs familles témoignent, 1995, UNAFTC, 236 *bis*, rue de Tolbiac, 75013 Paris).

2. TEASDALE G. et JENNETT B. (1974), « Assessment of coma and impaired consciousness. A practical scale », *Lancet*, 2, p. 81-84.

Les systèmes d'évaluation de la profondeur du coma ont toujours été proposés dans le cadre des études du coma traumatique parce que dans ce cadre la surveillance du patient a une importance directement vitale et aussi parce que l'on peut observer là des aggravations progressives de la souffrance cérébrale permettant de décrire une série de grades repérables.

Dans les années 1960 nos collègues lyonnais développaient autour de Michel Jouvet une grille d'analyse des troubles de la conscience post-traumatique d'inspiration physiopathologique, remarquablement raisonnée et qui connut en France une certaine diffusion. Depuis un très grand nombre de grilles, systèmes, scores ou échelles ont été proposés, cependant c'est indiscutablement l'échelle de coma de Glasgow qui s'est universellement imposée.

L'échelle de Glasgow enregistre trois types de réponse :

— le malade ouvre-t-il les yeux ? Spontanément (4), à l'appel ou au bruit (3), à la douleur (2), il ne les ouvre jamais (1) ;

— le malade réagit-il au langage ? Il répond clairement et normalement (5), il répond de façon confuse (4), incohérente (3), incompréhensible (2), il ne répond pas du tout (1) ;

— le malade exécute-t-il des mouvements ? De façon volontaire sur notre commande (6), de façon adaptée en écartant la main de l'examinateur qui le stimule (5), de façon automatique en retirant son bras (4), en effectuant des mouvements involontaires stéréotypés nettement pathologiques (3, 2), en ne produisant aucune réponse motrice quelle que soit la stimulation (1).

Les notes obtenues lors de ces trois épreuves sont totalisées. Leur somme constitue un score. Le malade qui a les yeux ouverts, répond clairement quand on lui parle et exécute des ordres simples a un score de 15, il est normal et conscient. Le malade qui a les yeux clos et n'extériorise aucune réponse, quelle que soit la stimulation, a un score de 3, il est dans un coma profond. L'échelle de Glasgow couvre ainsi toute l'étendue des réactions possibles : de 15 à 8 elle définit différents paliers d'altération de la conscience. On peut fixer l'entrée dans le coma proprement dit à un score égal ou inférieur à 8. Au-dessous, s'étagent différents niveaux de coma de plus en plus profond de 7 à 3.

L'échelle de Glasgow n'a aucune visée théorique, bien qu'elle décalque en fait, en l'organisant sur un mode pragmatique, les distinctions proposées par Michel Jouvet. Pratiquement elle permet une approche simple et standardisée de la conscience au sens commun que le clinicien donne à ce mot en examinant un patient.

On a formulé beaucoup de critiques à l'encontre de cette échelle, mais celle ci a résisté à l'épreuve du temps et est universellement utilisée pour trois raisons :

— c'est un instrument de surveillance clinique assez fiable, utilisable avec une bonne concordance entre deux observateurs successifs par des médecins et des soignants relativement peu spécialisés ;

— les résultats de l'échelle de Glasgow sont en bonne corrélation au moins statistique avec différents indices de la souffrance cérébrale globale, par exemple les signes éléctrophysiologiques ;

— enfin ces résultats sont aussi en bonne corrélation avec le pronostic global du traumatisme.

D'autres systèmes d'examen ont été décrits qui sont dans leur principe plus satisfaisants sur le plan théorique parce qu'ils sont basés sur des modèles physiopathologiques explicites de la souffrance cérébrale. Ces systèmes peuvent être utilisés seuls ou associés à l'échelle de Glasgow selon la remarquable tentative de notre ami Jacques Born de Liège. Ces systèmes ne se sont pas imposés parce qu'ils nécessitent un niveau d'approche neurologique peut être trop spécialisé (BORN J.D., HANS P.,

DEXTERS G. et al., 1982, « Évaluation pratique du dysfonctionnement encéphalique chez le traumatisé crânien », *Neurochirurgie*, 28, p. 1-7.)

3. RITTER A.M., MUIZELAAR J.P., BARNES T et al. (1999), « Brain stem blood flow, pupillary response, and outcome in patients with severe head injury », *Neurosurgery*, 44, p. 941-948.

4. ESPAGNO C., TRÉMOULET M., GIGAUD M. et al. (1978), « Les niveaux de souffrance axiale du traumatisme crânien grave. Étude critique », *Neurochirurgie*, 24, p. 257-260.

5. BARGE M., OHANESSIAN J., BAUM L. et al. (1977), « Valeur diagnostique et pronostique des réflexes du tronc cérébral dans les comas post-traumatiques graves », *Neurochirurgie*, 23, p. 227-238.

6. FREREBEAU P., PRIVAT J.M., BENEZECH J. et al. (1979), « Étude des réflexes du tronc dans une série de cent cas de traumatismes crâniens graves », *Neurochirurgie*, 25, p. 209-212.

7. GAHJAR J. (1995), « Intracranial pressure monitoring techniques », *Horizons*, 3, p. 395-399.

8. Certains paramètres physiologiques ne sont pas recueillis en permanence mais seulement à intervalles réguliers ou à des moments particuliers de l'évolution. On étudie chaque jour le bilan des constantes sanguines, telles que le taux de glucose, des électrolytes, les indices du fonctionnement rénal ou hépatique et les substances impliquées dans la coagulation.

L'électroencéphalogramme qui offre un reflet direct de l'activité des neurones est rarement enregistré de façon continue, mais il a une place précise dans la surveillance de certains traitements et nous le verrons dans le diagnostic des comas dépassés. D'autres activités électrophysiologiques peuvent être étudiées, ainsi les « potentiels évoqués » par différentes stimulations permettent une analyse du fonctionnement de certaines voies ou régions particulières du cerveau. L'évaluation de paramètres circulatoires importants des artères intracrâniennes est possible par une approche non invasive utilisant les ultrasons. On parle de « Doppler trans-crânien ». Cette technique d'application difficile n'est fiable qu'entre les mains de quelques spécialistes.

9. MARINO P.L. (1996), *Le Livre des soins intensifs*, Pradel.

10. PICKARD J.D. et CZOSNYKA M. (1993), « Management of raised intracranial pressure », *J. Neurol. Neurosurg. Psychiatry*, 56, p. 845-858.

11. RÉGNIER B., CLERGUE Fr., DUMAY M.F. et al. (1993), « Sédation en réanimation. Concept et pratique. XIᵉ Conférence de consensus en réanimation et médecine d'urgence », *Réan. Urg.*, 2, p. 437-451.

12. Recommandations pour la pratique clinique (1998), « Quelle est l'indication et quelles sont les modalités de la sédation et de la curarisation en dehors du traitement spécifique d'une hypertension intracrânienne ? », *Réan. Urg.*, 7, p. 758-763.

13. Il n'est pas évident que l'évolution des comas traumatiques sous neurosédation soit plus favorable. Comme toutes les thérapeutiques qui dépriment le niveau de réactivité du système nerveux, celle-ci n'est pas sans effets secondaires. D'un autre côté la neurosédation aboutit à doubler le coma pathologique d'un sur-coma thérapeutique qui rend la situation illisible. Malgré des périodes d'interruption du traitement, dites « fenêtres thérapeutiques », il devient difficile d'évaluer la profondeur du coma ou même d'effectuer un examen neurologique quelconque. Notre contrôle de l'évolution, privé de tout examen clinique, est réduit aux paramètres instrumentaux et à la répétition, souvent exagérée, des examens par le scanner. Enfin, on a pu reprocher à la neurosédation de prolonger la durée de réanimation lourde et d'entraîner de ce seul fait des complications iatrogènes plus nombreuses.

14. GROSCLAUDE M. (1996), « Réanimation, coma : à la recherche du sujet inconscient », *in* GROSCLAUDE M., éd., *En réanimation, ombres et clartés*, Paris, Éditions Hospitalières.

15. PATUREAU É. (1984), *Étude des problèmes relationnels famille/ blessés/équipe de soins au cours de l'évolution des comas traumatiques graves : 144 cas*, Thèse, Université de Bordeaux-II, nº 34.

16. KÜBLER-ROSS É. (1975), *Les Derniers Instants de la vie*, Genève, Labor et Fidès.

17. ANGLÈS F. (1989), « Et si ça vous arrivait ?... », *Résurgences*, 1, p. 12.

CHAPITRE 4
Peut-on faire, doit-on faire un pronostic ?

Références générales :

I. LÉVIN H.S., HAMILTON W.J. et GROSSMAN R.G. (1990), « Outcome after head injury », *in Handbook of clinical Neurology : Head Injury*, Braakman éd., vol. 13.

II. SHEWMON D.A. et DEGIOGIO C.M. (1989), « Early prognosis in anoxic coma : reliability and rationale », *Neurol. Clin.*, 7, p. 823-843.

III. ARMAGANIDIS A., BEAUFILS F., BONFILL X. et al. (1994), « Facteurs pronostiques chez les malades de réanimation. 2ᵉ Conférence de consensus européenne en réanimation », Paris, 1993, *Réanimation Urgences*, 3, p. 141-152.

1. FOULKES M.A., EISENBERG H.M., JANE J.A. et al. (1991), « The traumatic coma data bank : design, methods, and baseline characteristics », *J. Neurosurg.*, 75, p. S8-S13.

2. Depuis quelques années, d'innombrables travaux ont été consacrés au pronostic des comas. Ces travaux poursuivent toujours le même but avec la même méthode. Le but est de décrire le devenir final d'une catégorie de malades en fonction des données de la période initiale. Les méthodes sont complexes : le recueil des données est conduit de façon prospective sur une population de malades qui doit être homogène et bien définie dans toutes ses caractéristiques. On enregistre un certain nombre d'informations variées décrivant la situation. La « cohorte » des patients est ensuite suivie jusqu'à une date particulière, le sixième mois ou la première ou la cinquième année. À cette échéance les patients sont classés, en fonction de leur devenir (*outcome*), dans un certain nombre de catégories définies à l'avance, décrivant la situation finale.

La définition des catégories de devenir est un temps préalable essentiel à la démarche. Ces catégories constituent en quelque sorte les outils d'évaluation du pronostic. Deux types d'outils sont couramment utilisés, l'indice de mortalité d'une part, d'autre part des classes arrangées en scores qui donnent une appréciation globale sur la survie.

Il est facile de caractériser le pronostic d'une façon binaire : le malade est soit vivant soit mort, à une date choisie, à la fin de la période de réanimation par exemple. La mort est reconnue sans ambiguïté, elle fournit un repère fiable, aisément répertoriable. La mortalité est ainsi généralement utilisée pour caractériser le devenir de population de comas hétérogènes : on sait par exemple que la mortalité du coma traumatique se situe globalement entre 30 et 40 %, quelles que soient les séries examinées, les circonstances, les pays...

Caractériser le devenir du malade de façon plus générale en incluant la mort, mais en évaluant surtout les différentes modalités possibles de la survie, est autrement difficile. Les classes retenues sont variables avec toujours une visée globalisante. On essaye de plus en plus de définir des classes en tenant compte à la fois du handicap résiduel et de la qualité de vie finalement possible. Cependant la définition objective d'une qualité de la vie, malgré de nombreuses approches intéressantes, reste problématique et d'un autre côté la qualité de la vie retrouvée dépend à l'évidence de multiples facteurs personnels et sociaux sans rapport avec la pathologie étudiée.

3. JENNETT B. et BOND M.R. (1975), « Assessment of outcome after severe brain damage. A practical scale », *Lancet*, 1, p. 480-484.

4. MAAS A.I.R., BRAAKMAN R., SCHOUTEN H.J.A. et al. (1983), « Agreement between physicians on assessment of outcome following severe head injury », *J. Neurosurg.*, 58, p. 321-325.

5. LÉVY D.E., BATES D., CARONNA J.J. et al. (1981), « Prognosis in nontraumatic coma », *Annals of Internal Medicine*, 94, p. 293-301.

6. BATES D. (1991), « Defining prognosis in medical coma », *J. Neurol. Neurosurg. Psychiatry*, 54, p. 569-571.

7. Le tableau ci-joint donne deux exemples d'application de la GOS à deux groupes de traumatisés crâniens graves dans les années 1980.

Ces résultats sont assez concordants : les répartitions en pourcentage des blessés entre les catégories de devenir sont comparables, alors que ces deux études ont été conduites dans des contextes dissemblables, l'une aux États-Unis, l'autre en Europe.

MARSHALL L.F., GAUTILLE T., KLAUBER M.R. et al. (1991), « The outcome of severe closed head injury », *in* Report on the traumatic coma data bank, *J. Neurosurg.*, 75, p. S28-S36.

Nombres de cas	1030	305
Âge moyen	31	32
Bonne récupération	20 %	27 %
Handicap modéré	13 %	16 %
Handicap sévère	12 %	7 %
Vie végétative	4 %	2 %
Mort	52 %	48 %
Référence	Marshall et al.	Braakman et al.

BRAAKMAN R., GELPKE G.J., HABBEMA J.D.F. et al. (1980), « Systematic selection of prognostic features in patients with severe head injury », *Neurosurgery*, 6, p. 362-370.

8. VOLLMER D.G., TORNER J.C., JANE J.A. et al. (1991), « Age and outcome following traumatic coma : why do older patients fare worse ? », *J. Neurosurg.*, 75, p. S37-S49.

9. Ces faits ont été établis expérimentalement dès 1936 par Margaret Keenard en comparant chez le singe les effets d'ablation du cortex moteur et pré-moteur chez le jeune et chez l'adulte. Ce « principe de Keenard » a été vérifié par de nombreux travaux portant sur différentes régions cérébrales. Chez l'enfant, des lésions cérébrales massives survenues très tôt dans la vie peuvent être compatibles avec un développement absolument normal, mais à l'inverse certaines lésions traumatiques survenues vers l'âge de deux à trois ans peuvent avoir des conséquences dévastatrices, comme si aucune réparation, ou compensation, n'était possible.

10. TEUBER H.L. (1975), « Recovery of function after brain injury in man », *in Outcome of Severe Damage to the Central Nervous System*, Ciba Foundation Symposium 34, Amsterdam, Elsevier, p. 159-186.

11. TEASDALE G.M., NICOLL J.A.R., MURRAY G. et FIDDES M. (1997), « Association of apolipoprotein E polymorphism with outcome after head injury », *Lancet*, 350, p. 1069-1071.

12. EDGREN E., HEDSTRAND U., KELSEY S. et al. (1994), « Assessment

of neurological prognosis in comatose survivors of cardiac arrest »,
Lancet, 343, p. 1055-1059.

13. CHEN R., BOLTON C.F. et YOUNG G.B. (1996), « Prediction of
outcome in patients with anoxic coma : a clinical and electrophysiologic
study », *Crit. Care Med.*, 24, p. 672-678.

14. MARMAROU A., ANDERSON R.L., WARD J.D. et al. (1991), « Impact
of ICP instability and hypotension on outcome in patients with severe
head trauma », *in Report on the Traumatic Coma Data Bank, J. Neurosurg.*,
75, p. S59-S66.

15. Cette même méthode permet l'évaluation d'une prise en charge
en termes de résultats. Elle autorise donc la comparaison entre deux
prises en charge d'une même maladie, différentes par la technique, ou par
les moyens mis en œuvre, ou par la structure hospitalière où elles sont
appliquées. Elle a été depuis quelques années un des outils essentiels des
essais thérapeutiques, elle permet de comparer les effets d'une molécule
nouvelle à ceux d'un médicament de référence ou d'un placebo, en comparant statistiquement les résultats de l'un et de l'autre en termes de répartition dans les catégories de devenir définies.

De plus en plus les autorités en matière de santé publique et sans
doute les associations de consommateurs utiliseront ces méthodes pour
l'évaluation et le contrôle des structures de soin. Dans telle ou telle
clinique, la mortalité, le pourcentage de « bon résultat » (par exemple,
GOS 1 + 2) par rapport au « mauvais résultat » (par exemple,
GOS 3 + 4 + 5) dans tel service, dans telle pathologie, est-il conforme ou
bien est-il statistiquement différent de ce qui est indiqué dans la banque
de données de référence ? Nous avons déjà vu annoncer dans la grande
presse un classement des hôpitaux en fonction du devenir de quelques
affections courantes. L'évaluation d'une prise en charge à quelque niveau
que ce soit, par la considération de ses résultats relève d'une philosophie
pragmatique à laquelle notre société semble de plus en plus adhérer. Bien
sûr, il faudra que les méthodes utilisées pour recueillir les données soient
indiscutables et que les comparaisons entre les structures de soin s'entourent de quelques précautions.

16. MURRAY L.S., TEASDALE G.M., MURRAY G.D. et al. (1993), « Does
prediction of outcome alter patient management ? », *Lancet*, 341,
p. 1487-1491.

17. BARLOW P. et TEASDALE G. (1986), « Prediction of outcome and the management of severe head injuries : the attitudes of neurosurgeons », *Neurosurgery*, 19, p. 989-991.

CHAPITRE 5
Absolues ténèbres ?

1. HALL J.W., HARGADINE-MACKEY J., ELLEN S.S. (1985), « Monitoring neurologic status of comatose patients in the intensive care unit », *in The Auditory Brain-Stem Response*, Jacobson J.T. éd., San Diego, College Hill Press, p. 271-272.

2. McGRAW C.P. et CINDALL G.T. (1974), « Cardio-respiratory alterations in head injury : Patients' response to stimulation », *Neurol. Surg.*, 2, p. 263-266.

3. GROSCLAUDE M. (1996), *À la recherche du sujet inconscient*, Vincennes, Éditions Hospitalières.

4. GROSCLAUDE M. (1993), « L'éveil (n')est-il (qu')un rêve ? », *Agressologie*, 34, p. 111-116.

5. LEIRIS M. (1966), *Fibrilles*, Paris, Gallimard.

6. CAVADA J.M. (1996), *La Marche du siècle*, FR3, 17 avril 1996.

7. BAYON (1998), *La Route des Gardes*, Paris, Grasset et Fasquelle, p. 56-58.

8. STEVENSON I. et GREYSON B. (1979), « Near-death experiences – Relevance to the question of survival after death », *JAMA*, 242, p. 265-267.

9. OWENS J.E., COOK E.W. et STEVENSON I. (1990), « Features of "near-death experience" », *in* Relation to whether or not patients were near death, *Lancet*, 336, p. 1175-1177.

10. RODIN E.A. (1980), « The reality of death experiences – a personal perspective », *J. Nerv. Ment. Disease*, 168, p. 259-263.

11. ESCOFFIER-LAMBIOTTE (1984), « Promenade dans l'au-delà », *in Le Monde*, 11 mars.

12. MARI J.P. (1990), « Enquête aux frontières de la mort », *in Le Nouvel Observateur*, 12 juillet, p. 6-13.

13. DELARUE J.L. (1999), *Ça se discute*, France 2, 22 octobre.

14. GROF S. et GROF C. (1991), *Au-delà de la mort – Les Portes de la conscience*, Paris, Éditions du Seuil.

15. BOSCH Jérôme, *Ascension dans l'empyrée*, Venise, Palais des Doges.

16. LABRO Ph. (1996), *La Traversée*, Paris, Gallimard.

17. CHAUVELOT D. (1990), *L'Inconscient dans tous ses états*, Paris, Éditions du Seuil, coll. « Point Hors Ligne ».

18. CHAUVELOT D. (1995), *47 jours hors la vie hors la mort*, Paris, Albin Michel.

19. DURAS M. (1987), *La Vie matérielle*, Paris, Gallimard.

20. DURAS M. (1990), « J'ai vécu le réel comme un mythe », propos recueillis par Armel A, *in Magazine littéraire*, 278, p. 16-24.

21. OPPENHEIM-GLUCKMAN H., FERMANIAN J. et DEROUESNÉ C. (1993), « Coma et vie psychique inconsciente », *Rev. Int. Psychopath.*, 11, p. 425-450.

OPPENHEIM-GLUCKMAN H., VAN EECKHOUT Ph., DAGRÉOU F. et al. (1990), « Vie psychique et réveils de coma en réanimation neurochirurgicale », *Agressologie*, 31, p. 611-616.

22. VIARD H. (1999), *La Réparation*, Film (1 h 51), Bordeaux, Zangra Productions.

23. LA PUMA J., SCHIEDERMAYER D.L., GULYAS A.E. et SIEGLER M. (1988), « Talking to comatose patients », *Arch. Neurol.*, 45, p. 20-22.

24. STOECKEL J., UEBER M.L., SCHURDER Ch. et al. (1993), « Parler à un "inconscient" ? », *Agressologie*, 34, p. 156-158.

CHAPITRE 6
Jusqu'où ne pas aller trop loin ?

1. HIPPOCRATE, *Prorrhétiques*, II C 3, cité *in* Hippocrate, Jouanna J., Paris, Flammarion, 1992.

2. La fin de Houari Boumediene a donné lieu à un déchaînement de moyens médicaux particulièrement contestable. Le président présentait un coma grave en rapport avec une double hémorragie cérébrale dans le contexte d'une maladie maligne du sang. Il fut hospitalisé dans la toute nouvelle et prestigieuse installation de réanimation de l'hôpital d'Alger et

maintenu là en vie pendant trente-sept jours. On a compté à son chevet jusqu'à soixante-deux spécialistes plus éminents les uns que les autres, venus de douze pays différents. Le scanner était alors à ses débuts : deux appareillages complets furent convoyés à Alger venant d'Allemagne et des États-Unis. La France pour sa part envoyait de Grenoble l'installation électrique sophistiquée nécessaire à l'alimentation stable de ces instruments.

Le climat politique était lourd. Le conseil de la révolution faisait savoir avec insistance que le coma était jugé réversible et ajoutait : « Ceux qui s'imaginent que la maladie du président expose les institutions de l'État aux intrigues des ennemis de la révolution se trompent lourde-ment » (voir les informations et commentaires publiés dans *Le Monde* entre le 20 novembre et le 27 décembre 1978).

3. Mantz J.M. (1995), « Abandon et acharnement thérapeutique en réanimation », *Réan. Urg.*, 4, p. 1-2.

4. Campan L. (1986), « L'inséparable couple acharnement-eutha-nasie », *Agressologie*, 27, p. 401.

5. Bollaert P.E. et Ducrocq X. (1999), « Quels malades admettre en réanimation ? Quels malades ventiler ? Quels malades ne pas ventiler ? », *Réan. Urg.*, 8, p. 264-268.

6. Maurette P. et Valentin M.L. (1990), « Entre l'acharnement thérapeutique et l'euthanasie passive : les facteurs objectifs de la réanima-tion du sujet âgé », *Agressologie*, 31, p. 743-745.

7. Verspieren P. (1984), *Face à celui qui meurt. Euthanasie, acharne-ment thérapeutique, accompagnement*, Paris, Desclée de Brouwer.

8. Engelhardt Tristram H. (1986), *The Foundations of bioethics*, Oxford, Oxford University Press.

9. Pochard F., Zittoun R., Hervé C. et Dhainaut J.F. (1999), « Controverses éthiques concernant l'abstension et l'arrêt des thérapeu-tiques en réanimation », *Réan. Urg.*, 8, p. 79-84.

10. Verspieren P. (1987), *Biologie, médecine et éthique : les textes du magistère catholique*, Paris, Le Centurion.

11. Wildes K.W. (1996), « Ordinary and extraordinary means and the quality of life », *Theological Studies*, 57, p. 500-512.

12. Conseil permanent de la conférence des évêques de France

(1991), « Respecter l'homme proche de la mort », *Documentation catholique*, 88 (2036), p. 904-908.

13. GROSBUIS S., NICOLAS F., RAMEIX S. et al. (2000), « Bases de réflexion pour la limitation et arrêt des traitements en réanimation chez l'adulte », *Réanim. Urgences*, 9, p. 11-25.

Le groupe de travail du Comité d'éthique de la Société de réanimation de langue française sur la limitation et l'arrêt des traitements (1996-1998) a fait connaître ses réflexions dans ce rapport remarquablement détaillé et nuancé. Voici les conclusions de cet important travail : « Si les décisions de limitation ou d'arrêt des traitements de réanimation sont toujours difficiles et complexes, elles n'en sont pas moins légitimes dès lors que leur seul objectif est d'éviter l'obstination déraisonnable. Elles doivent résulter d'une réflexion méthodique, prudente, honnête, respectant la position de chacun des participants, surtout celle du patient lorsque sa volonté peut être connue, et d'une procédure rigoureuse qui garantit leur légitimité : vérification de la réalité de l'échec thérapeutique ; information du patient ou des proches sur la situation ; délibération collective et, si nécessaire, discussion argumentative ; information du patient ou des proches sur la décision ; éventuellement accompagnement des proches vers l'acceptation de la décision ; documentation écrite de la décision et de ses justifications ; enfin, mise en œuvre par le médecin responsable ou en sa présence. La délibération et l'éventuelle discussion argumentative doivent satisfaire aux normes de l'éthique de la discussion. Le respect ordonné de ces impératifs fonde la validité morale de la décision.

Cependant, admettre une éthique procédurale – c'est-à-dire convenir que l'équité d'une procédure garantit la valeur morale du résultat –, c'est nécessairement admettre aussi qu'un doute sur la procédure ou une incertitude sur les données (pronostic, volonté réelle du patient, qualité de vie ultérieure, etc.) ou, enfin, l'impossibilité d'un consensus, doivent conduire à suspendre, provisoirement, la décision. En effet, la plus grande prudence s'impose ici, d'autant plus que la confrontation à la mort active considérablement en chaque être humain les mobiles et les motifs d'action et de réaction, qu'ils soient conscients ou inconscients, qu'ils soient individuels ou collectifs, qu'ils soient psychologiques, sociaux ou culturels. Le temps, ou plus exactement la temporalité partagée par toutes les personnes concernées, peut donc être un élément essentiel de la prise de décision ; cette dernière ne doit pas traduire l'impatience des soignants ou des proches. Inversement, il serait immoral d'entreprendre ou de poursuivre un traitement dès lors qu'il serait très clairement avéré qu'il relève de l'obstination déraisonnable. »

CHAPITRE 7
L'électroencéphalogramme plat

1. MOLLARET P. et GOULON M. (1959), « Le coma dépassé », *Rev. Neurol.*, 101, p. 3-15.

2. WERTHEIMER P., JOUVET M. et DESCOTES J. (1959), « À propos du diagnostic de la mort du système nerveux », *La Presse Médicale*, 67, p. 86-88.

3. BICHAT X. (1800), *Recherches physiologiques sur la vie et la mort*, Paris.

4. BLACK P. McL. (1978), « Brain death (I) », *N. Engl. J. Med*, 299, p. 338-344.

BLACK P. McL. (1978), « Brain death (II) », *N. Engl. J. Med.*, 299, p. 393-401.

5. « Les critères de la mort cérébrale reposent sur les éléments suivants :

— quatre résultats d'examen clinique :

- absence totale de la conscience et d'activité spontanée ;

- disparition totale de la respiration spontanée même en hypercapnie ;

- mydriase bilatérale fixe aréflexique et immobilité des globes oculaires ;

- abolition de tous les réflexes dépendants du tronc cérébral.

— Examen précis des conditions de survenue de l'état constaté... de même que sur l'appréciation d'une destruction du cerveau primitive ou secondaire.

— Un examen bioclinique : électroencéphalogramme nul aréactif constaté par deux enregistrements répétés au cours d'une période d'observation avec un intervalle suffisant (en général de l'ordre de six heures) après s'être assuré que des dosages sanguins et urinaires ne décèlent aucun médicament dépresseur du système nerveux et que le sujet n'est pas en hypothermie ou que celle-ci a été corrigée.

La présence sans défaut de tous ces éléments, à condition d'être constante, suffit à affirmer la mort cérébrale. »

GAJDOS Ph. et RICHARD C. (1995), « La mort cérébrale », *in Réanimation et neurologie*, GAJDOS Ph. et LOH L. éd., Paris, Arnette Blackwell, p. 19-37.

6. Textes et circulaires applicables en matière de prélèvement d'organes (1994), Annexe *in Neuroanesthésie et neuroréanimation clinique*, Ravussin P. et Boulard G. éd., Paris, Masson.

7. FROGE Ch. (1988), « Les vingt ans de la mort rose », *Le Monde*, 10 août.

8. PENNAC D. (1989), *La Petite Marchande de prose*, Paris, Gallimard. Dans l'un des contes les plus réussis de la tribu Malaussène, le héros éponyme Benjamin Malaussène en personne, écope d'une balle de 22 long rifle à forte pénétration en plein front. Description burlesque et horrifique du coma dépassé/prolongé, qui s'en suit. Malaussène, ayant subi prélèvements d'organes et transplantations de remplacement, connaîtra tout soudain une véritable résurrection. Bien des notations pertinentes de ce texte sont à mettre sans doute, pour leur contenu, au crédit des conseillers médicaux compétents de l'auteur, avant d'être transfigurées par le pur style de Pennac : « La respiration de Malaussène était à ce point artificielle qu'il ne semblait pas tout à fait réel non plus... »

9. Dans l'introduction de ce film récemment couronné à Cannes, Almodovar met en place, dans une écriture cinématographique directe et efficace, la situation malheureusement commune, du coma dépassé d'un adolescent victime d'un accident de la circulation. En quatre images tout est dit : l'électroencéphalogramme plat est déroulé, la rencontre dure des réanimateurs avec la mère, l'hésitation muette et l'acceptation du prélèvement d'organes sont montrés (*Tout sur ma mère*, 1999).

10. Les techniques de transplantation d'organes se sont développées à partir des années 1960. Les premières tentatives de transplantation rénale, réalisées en France par l'équipe dirigée par Jean Hamburger à l'hôpital Necker, utilisaient l'un des reins d'un donneur vivant étroitement apparenté au patient receveur. La valeur thérapeutique de la

transplantation rénale devait être rapidement reconnue et bientôt sa pratique se généralisait à la faveur de l'utilisation de transplants prélevés sur des sujets en état de mort cérébrale confirmée. Dans les années suivantes apparaissaient successivement la transplantation cardiaque, la transplantation hépatique, puis la transplantation pulmonaire, la transplantation du bloc cœurs-poumons, la transplantation pancréatique.

Dans notre pays la pratique des transplantations ou greffes a été conduite par des institutions spécifiques et rigoureusement encadrée par une succession de textes réglementaires et de lois. De 1966, la circulaire Jeanneney autorisait les prélèvements chez les sujets en état de mort cérébrale. En 1969, la création de l'association France-Transplant, permettait la mise en place d'une organisation modèle coordonnant la gestion des prélèvements, les transports et la répartition des organes prélevés. En 1976, la loi Caillavet précisait, selon la ligne originale du « consentement présumé », les conditions de prélèvement. En 1994, à la suite des rapports décisifs de Noëlle Lenoir et de Jean-François Mattéï, et de nombreux avis circonstanciés du comité consultatif national d'éthique, étaient promulguées les « lois de bioéthique » reprenant et précisant, sur ce sujet, les dispositions des textes précédents. Peu après la création de l'Établissement français des greffes, établissement publique national de l'État, donnait à ce domaine de santé publique un cadre officiel de haute valeur.

Très généralement le prélèvement d'un organe quel qu'il soit, en vue d'une transplantation, obéit à un protocole rigoureux.

— Le diagnostic de mort cérébrale doit d'abord être formellement établi conformément à la réglementation.

— Certaines contre-indications générales doivent être observées rigoureusement : le donneur doit être indemne de tout état pathologique transmissible au receveur, états infectieux ou néoplasiques, sérologie positive au virus du sida, maladies neurologiques de causes mal connues... D'autres contre-indications particulières sont de règle pour certains organes.

— Les transplants doivent être maintenus dans des conditions physiologiques optimales, ce qui impose la poursuite d'une « réanimation » appropriée jusqu'au moment du prélèvement chirurgical proprement dit.

— Certaines données biologiques importantes doivent être

recueillies chez le donneur. L'étude des facteurs permettant de caractériser et d'ajuster au mieux la compatibilité tissulaire avec un éventuel receveur est évidemment essentielle.

La transplantation thérapeutique est aujourd'hui largement répandue. Trois mille transplantations d'organes sont pratiquées en France chaque année et on estime à cinq mille le nombre de malades en attente d'une transplantation. Pour les différents organes considérés, les indications sont bien codifiées et les résultats connus. Ces résultats sont largement encourageants. Dans une conférence présentée lors du XXVe congrès de la société de réanimation de langue française, le professeur Didier Houssin, directeur de l'Établissement français des greffes, faisait état des résultats cumulés de l'activité de transplantation pour la France entre 1984 et 1995. Le taux de survie actuarielle global à douze ans atteint 80 % pour les 17 000 cas de transplantation rénale, 60 % pour les 5 300 cas de transplantation hépatique, 40 % pour les 5 100 cas de transplantation cardiaque (*in* Houssin D., voir note 16).

11. Nau J.Y. (1999), « Près de 40 000 Français refusent de donner leurs organes après leur mort », *Le Monde*, 28 septembre.

12. Arnoux I. (1994), *Les Droits de l'être humain sur son corps*, Bordeaux, Presses universitaires.

13. Andrews L. et Nelkin D. (1998), « Whose body is it anyway ? Disputes over body tissue in a biotechnology age », *Lancet*, 351, p. 53-57.

14. Métras D. (1997), « La médecine aux limites de la vie. Prélèvements et greffes », *in Philosophie éthique et droit de la médecine*, Folscheid D., Feuillet-Le Mintier B. et Mattei J.F. éd., Paris, PUF, p. 472-483.

15. Stahl B. (1997), « Les prélèvements d'organes », *in Philosophie éthique et droit de la médecine*, Folscheid D., Feuillet-Le Mintier B. et Mattei J.F. éd., Paris, PUF, p. 291-294.

16. Houssin D. (1996), « Le deuxième souffle de la greffe », *Réan. Urg.*, 5, p. 735-739.

DEUXIÈME PARTIE
La vie retrouvée

Quelques ouvrages traitant de façon globale de différents aspects de l'évolution et des séquelles à la sortie du coma :

I. BERGERO C. et AZOUVI Ph. (1995), *Neuropsychologie des traumatismes crâniens graves de l'adulte*, Paris, Éditions Frison-Roche.

II. BROOKS N. éd. (1984), *Closed Head Injury. Psychological, Social, and Family Consequences*, Oxford, Oxford University Press.

III. COHADON F., CASTEL J.P., RICHER E. et al. (1998), *Les Traumatisés crâniens : de l'accident à la réinsertion*, Paris, Arnette.

IV. LÉVIN H., BENTON A. et GROSSMAN R. (1982), *Neurobehavioral Consequences of Closed Head Injury*, Oxford, Oxford University Press.

V. PÉLISSIER J., BARAT M. et MAZAUX J.M. (1991), *Traumatisme crânien grave et médecine de rééducation*, Paris, Masson.

CHAPITRE 9
L'éveil

1. FREREBEAU Ph., SEGNARBIEUX F., COUBES Ph. et al. (1992), « Étude des modalités et des délais de restructuration de la conscience après traumatisme crânien », *Neurochirurgie*, 38, p. 35-41.

2. « U.S.A. : retour à la vie après 16 ans de coma », *Sud-Ouest*, 6 janvier 2000.

« Patti ressuscitée du grand sommeil », Enquête de Y. Gamblin et F. Joyes, *Paris Match*, n° 2643, 20 janvier 2000.

3. LEIRIS M. (1966), *Fibrilles*, Paris, Gallimard.

4. OPPENHEIM-GLUCKMAN H. (1996), *Mémoire de l'absence*, Paris, Masson.

5. EY H. (1954), *Étude* n° 24 : Confusion et délire confuso-onirique, p. 326-429, *Étude* n° 27 : Structure et restructuration de la conscience p. 653-755, *in Études psychiatriques*, t. III, Paris, Desclée de Brouwer.

6. Denise Osson a pu étudier dans le service de neurochirurgie une

série de traumatisés crâniens au sortir de comas plus ou moins sévères. Les données cliniques recueillies lors d'entretiens répétés pendant la période de confusion, sont accompagnées des résultats d'épreuves psychologiques, figure de Rey, dessins du bonhomme, test de Rorschach. (OSSON D. 1974, *Psychopathologie structurale de la confusion traumatique*, Paris, Éditions Universitaires.)

7. LÉVIN H.S., AMPARO E., EISENBERG H.M. et al. (1987), « Magnetic resonance imaging and computerised tomography in relation to the neurobehavioral sequelae of mild and moderate head injuries », *J. Neurosurgery*, 66, p. 606-613.

8. COHADON F. (1975), « Possibilités et limites de la réadaptation des traumatisés crâniens dans la prévention du syndrome subjectif post-traumatiques », *Annales de médecine physique*, t. XVIII, 3, p. 369-410.

9. VIGOUROUX R., NAQUET R., BAURÂND C. et al. (1964), « Évolution électro-clinique des comas graves prolongés post-traumatiques », *Revue Neurologique*, 1, p. 72-81.

10. RICHER E. (1995), « Récupération après traumatisme crânien grave : les différentes phases cliniques et leur problématique spécifique », *J. Réadapt. Méd.*, 15, p. 170-178.

11. CAVADA J.M., *La Marche du siècle*, FR3, 17 avril 1996.

12. COLOMBEL J.C., BOUFFARD-VERCELLI M., FILIPETTI P. et al. (1989), « Syndromes dépressifs précoces des traumatisés crâniens », *Ann. Réadapt. Méd. Phys.*, 32, p. 669-693.

13. Une riche variété de désordres psychopathologiques a pu être mise en évidence par les quelques psychiatres qui ont su franchir, non sans quelques difficultés méthodologiques, le double obstacle des désordres neuropsychologiques et des possibilités de communication précaires de ces patients. Les travaux ci-après apportent une large moisson d'observations cliniques.

GROSCLAUDE M. (1996), *Réanimation, coma : à la recherche du sujet inconscient*, Vincennes, Éditions Hospitalières.

OPPENHEIM-GLUCKMAN H. (1995), « Clinique psychopathologique des traumatismes crâniens sévères », *Neuro-psy*, 10, p. 348-358.

DUMOND J.J., FAYOL P., LÉGER J.M. et al. (1991), « Les Problèmes psychopathologiques du traumatisé crânien et leur prise en charge au quotidien », *in Traumatisme crânien grave et médecine de rééducation*, J. Pélissier, M. Barat, J.M. Mazaux éd., Paris, Masson.

COLOMBEL J.C., BOUFFARD-VERCELLI M., BECQUET G. et al. (1993), « L'éveil post-traumatique et l'enfant de la nuit », *Agressologie*, 34, p. 123-128.

COLOMBEL J.C. (1990), « Approche intersubjective des comas traumatiques dans un centre de rééducation fonctionnelle », *Agressologie*, 31, p. 597-600.

CURALLUCCI H. et ALESSANDRI H. (1990), « Unité d'éveil des comas traumatiques », *Agressologie*, 31, p. 709-710. CURALLUCCI H., ALESSANDRI H. et RAMPON C. (1993), « L'éveil de coma traumatique et son devenir. Trois phases de reconstruction dynamique », *Agressologie*, 34, p. 106-110.

14. Le « territorial », l'ancien maçon Gödicke, personnage attachant du beau roman d'Hermann Broch, *Les Somnambules*, a subi un traumatisme crânien dans l'effondrement d'une tranchée. (BROCH H. 1956, *Les Somnambules*, Paris, Gallimard.)

15. WILL B.E. et ROSENZWEIG M.R. (1976), « Effets de l'environnement sur la récupération fonctionnelle après lésions cérébrales chez les rats adultes », *Biological Behaviour*, 1, p. 5-16. RADER M.A., ALSTON J.B., ELLIS D.W. (1989), « Sensory stimulation of severely brain injured patients », *Brain Injury*, 3, p. 141-147.

PIERCE J.P., LYLE D.M., QUINE S. et al. (1990), « The effectiveness of coma arousal intervention », *Brain Injury*, 4, p. 191-197.

MITCHELL S., BRADLEY V.A., WELCH J.L. et BRITTON P.G. (1990), « Coma arousal procedure : a therapeutic intervention in the treatment of head injury », *Brain Injury*, 4, p. 273-279.

HALL M.E., McDONALD S. et YOUNG G.C. (1992), « The effectiveness of directed stimulation in comatose CHI patients : pilot study for a single subject design », *Brain Injury*, 4, p. 273-279.

16. SUTTER J. (1988), « Les choses de la vie », *Psychologie médicale*, 20, p. 559-561.

17. PHELINE Ch. (1992), « Coma, émotion, communication », *Résurgences*, 5, p. 6-9.

PHELINE Ch. (1993), « Réveil et émotions », *Agressologie*, 34, p. 104-105.

PHELINE Ch. et COLOMBEL J.C. (1993), « L'homme, l'environnement, la conscience », *Agressologie*, 34, p. 144-146.

18. Prendre l'échange des signes, la recherche du sens, comme un axe de la prise en charge n'est pas une démarche clinique habituelle, mais le résultat d'un travail théorique et d'une expérience pratique élaboré dans le cadre de la sémiotique. Nous nous référons ici à la sémiotique américaine, mise en forme à la fin du siècle dernier par le génie protéiforme de Charles S. Pierce, connu en France par les travaux et les traductions de Gérard Deledalle. La sémiotique, comme science des signes et de leurs effets, nourrit depuis dix ans la réflexion de différents groupes de travail autour de l'éveil du coma ou encore de l'autisme infantile. Au centre de Château-Rauzé cette voie de recherche à été inspirée, est toujours conduite par Michel Balat, psychanalyste et professeur de sémiotique à l'université de Perpignan. Michel Balat a développé dans la ligne de Pierce une approche originale qui se révèle chaque jour féconde dans notre champ clinique. La sémiotique qu'il propose et qu'il élabore sous nos yeux fournit à l'équipe à la fois une référence théorique indispensable et une grille de lecture de sa pratique quotidienne. Il ne nous appartient pas d'entrer ici dans le détail de cette démarche au demeurant fort technique. Qu'il suffise de dire qu'elle permet d'aborder et de décrire avec rigueur la communication en général et très particulièrement les situations de communication minimale que nous rencontrons. La sémiotique repère par exemple la progression du patient dans la nature des signes qu'il donne à interpréter, de l'affectif brut aux généralisations symboliques. Ou encore elle permet de reconnaître la progression des compétences du sujet entre un flottement vague en deçà des signes et l'interprétation proprement dite des sémioses conventionnelles.

PEIRCE Ch. S. (1978), *Écrits sur le signe rassemblés et commentés par G. Deledalle*, Paris, Éditions du Seuil.

DELEDALLE G. (1990), *Lire Peirce aujourd'hui*, Bruxelles, De Boeck Université.

BALAT M. (1998), *Autisme et éveil du coma : signes et institutions*, 1 vol., St. Maximin, Théétète Édition.

19. CAZALS M.C. (1995), « Les difficultés et besoins des traumatisés crâniens et de leur familles », *Résurgences*, 12, p. 14-16.

20. Un travail en cours de rédaction développe dans le détail l'expérience clinique de l'équipe d'éveil du centre de Château-Rauzé.

21. JOHNSTON M.V., FINDLEY T.W., DeLUCA J. et KATZ R.T. (1991), « Research in physical medicine and rehabilitation. XII. Measurement tools with application to brain injury », *Am. J. Phys. Med. Rehabil.*, 70, p. 40-56.

FREEMAN E.A. (1996), « New methodology. The coma exit chart : assessing the patient in prolonged coma and the vegetative state », *Brain Injury*, 10, p. 615-624.

RAPPAPORT M., HALL K.M., HOPKINS K. et al. (1982), « Disability rating scale for severe head trauma : coma to community », *Arch. Phys. Med. Rehabil.*, 63, p. 118-123.

22. FREEMAN E.A. (1993), « The clinical assessment of coma », *Neuropsychological Rehabilitation*, 3, p. 139-147.

CHAPITRE 10
Tout réapprendre, et accepter

Référence générale couvrant l'ensemble des problèmes rencontrés : BARAT M. et MAZAUX J.M. (1986), *Rééducation et réadaptation des traumatisés crâniens*, Paris, Masson.

1. JOSEPH P.A., AUBIN G. et LE GALL D. (1995), « Prise de conscience et déni des déficits : évaluation et prise en charge », *in Neuropsychologie des traumatismes crâniens graves de l'adulte*, Bergero C. et Azouvi Ph., éd., Paris, Éditions Frison-Roche, p. 249-259.

2. PRIGATANO G.P. et SCHACTER D.C. (1991), *Awareness of Deficit After Brain Injury. Clinical and Theoretical Issues*, Oxford, Oxford University Press.

3. SCHACTER D.C. (1990), « Toward a cognitive neuropsychology of awareness : implicit knowledge and anosognosia », *J. Clinical and Experimental Neuropsychology*, 12, p. 155-178.

4. CICERONE K.D. (1998), « Psychotherapy throughout the course of recovery from traumatic brain injury », *Brain Injury Source*, 2, p. 12.

PEPPING M. (1998), « The value of group psychotherapy after brain injury : a clinical perspective », *Brain Injury Source*, 2, p. 14.

PRIGATANO G.P. (1986), « Psychotherapy after brain injury », *in Neuropsychological Rehabilitation after Brain Injury*, Prigatano et al. éd., Baltimore, Johns Hopkins University Press, p. 67-95.

PRIGATANO G.P. (1991), « Disordered mind, wounded soul : the emerging role of psychotherapy in rehabilitation after brain injury », *J. Head Trauma Rehabil.*, 6 (4), p. 1-10.

5. Ces antécédents, pour nous, sont à rechercher tout particulièrement dans l'œuvre de Kurt Goldstein. Né et formé en Allemagne, notamment à l'école de Wernicke, Goldstein fut confronté pendant et après la guerre de 14-18 aux traumatisés crâniens graves, blessés au combat. Refusant la fatalité des déficits neuropsychologiques qui les vouaient jusque-là à l'asile psychiatrique, il fonda à Francfort une institution destinée spécifiquement à leur prise en charge. Là, jusqu'à la montée du nazisme, il devait développer ses observations neuropsychologiques et psychopathologiques et mûrir une œuvre d'épistémologie biologique pénétrante et féconde, présentée en 1934 dans *La Structure de l'organisme*. La pensée de Goldstein a inspiré et nourri la réflexion de M. Merleau-Ponty et de G. Canguilhem, le travail clinique et théorique de nombreux neuropsychologues. Dans la préface qu'il donnait à la réédition de *La Structure de l'organisme* en 1983, Pierre Fédida dégage bien l'actualité de cette pensée totalisante, « dans un temps où le néomatérialisme moléculaire balaye la biologie ». Mais qui lit encore Goldstein ?

GOLDSTEIN K. (1951), *La Structure de l'organisme*, Paris, Gallimard.

6. MARGOLIS E.T. (1998), « More than cure : existential method in psychotherapeutically promoted healing after brain injury », *Brain Injury Source*, 2, p. 24.

7. CANGUILHEM G. (1966), *Le Normal et le Pathologique*, Paris, PUF.

8. PONSFORD J., SLOAN S. et SNOW P. (1996), *Traumatic brain injury. Rehabilitation for Everyday Adaptative Living*, Hove, UK, Psychology Press.

9. GOODALL P., DECRICK D. et ZASLER N.D. (1993), « Survey of casemanager training needs in traumatic brain injury », *Brain Injury*, 7, p. 455-461.

10. WADE D.T., KING N.S., WENDEN F.J. et al. (1998), « Routine

follow-up after head injury : a second randomised, controlled trial », *J. Neurol. Neurosurg. Psychiatry*, 65, p. 177-183.

11. SEMLYEN J.K., SUMMERS S.A. et BARNES M.P. (1998), « Traumatic brain injury : efficacy of multidisciplinary rehabilitation », *Arch. Phys. Med. Rehabil.*, 79, p. 678-683.

CHAPITRE 11
Le temps de la réinsertion

1. COHADON F., CASTEL J.P., RICHER É. (1998), *Les Traumatisés crâniens : de l'accident à la réinsertion*, Paris, Arnette.

2. DE JOUVENCEL M., COMBE-KUZDZAL D., TUZET P. et GRONDARD É. (1995), « Troubles neuropsychologiques et bilans des traumatisés crâniens sévères en phase post-traumatique », *Neuro-psy*, 10, p. 340-347.

3. VANIER M., DUTIL E., PROVOST J. et al. (1993), Les séquelles psychologiques des traumatismes crâniens graves et leur répercussion sur l'autonomie sociale et professionnelle des victimes, *Médecine/Sciences* 9, p. 624-629.

4. VAN ZOMEREN A.H. (1995), « Attentional disorders after severe closed head injury », *in Neuropsychologie des traumatismes crâniens graves de l'adulte*, Bergego C. et Azouvi Ph. éd., Paris, Éditions Frison-Roche, p. 133-146.

AZOUVI Ph., COUILLET J. et AGAR N. (1998), « Troubles de l'attention après traumatisme crânien sévère : aspects théoriques et rééducation », *Rev. Neuropsychologie*, 8, p. 125-154.

5. MAZAUX J.M., GIROIRE J.M., VANIER M. et al. (1991), « Les troubles de mémoire des traumatisés crâniens graves », *in Traumatisme crânien grave et médecine de rééducation*, J. Pélissier, M. Barat, J.M. Mazaux éd., Paris, Masson.

6. BARAT M., MAZAUX J.M., GIROIRE J.M. et al. (1991), « Troubles du langage et de la communication des traumatisés crâniens », *in Traumatisme crânien grave et médecine de rééducation*, J. Pélissier, M. Barat, J.M. Mazaux éd., Paris, Masson.

7. BROOKS N. (1984), *Closed Head Injury. Psychological, Social and Family Consequences*, Brooks N. éd., Oxford, Oxford University Press.

8. L'histoire de Phineas Gage est un exemple typique mais extrême d'un déficit de l'organisation mentale et de la gestion des émotions. Une analyse détaillée de ce cas célèbre peut être trouvée dans J.D. Vincent, *Biologie des passions* (Paris, Odile Jacob, 1986) et encore dans A.R. Damasio, *L'Erreur de Descartes* (Paris, Odile Jacob, 1995).

En 1848 Phineas Gage, un ouvrier des chemins de fer du Vermont, a été victime d'un traumatisme crânien très particulier : une barre de fer de fort diamètre propulsée par l'explosion inopinée d'une mine, a pénétré sa joue gauche et traversé de bas en haut son cerveau frontal. À la suite de cet accident Phineas Gage s'est rapidement rétabli sur le plan physique mais sa personnalité a été complètement transformée : son médecin a laissé de cette évolution une description très précise : « Gage n'était plus Gage. Cet homme fin et habile, énergique et persévérant, était devenu d'humeur changeante, irrévérencieux, manifestant peu de respect pour ses amis, supportant difficilement les contraintes ou les conseils, capricieux et inconstant, se comportant comme un enfant. Il employait un langage tellement grossier qu'on avertissait les dames de ne pas rester longtemps en sa présence. » De chute sociale en chute sociale, Phineas Gage finit sa vie exhibé par le cirque Barnum en compagnie de la barre de fer qui l'avait blessé.

L'histoire de Phineas Gage a intéressé des générations de neurologues qui en tiraient arguments dans les discussions jamais éteintes sur la localisation des fonctions cérébrales.

9. Étude longitudinale d'une cohorte de traumatisés crâniens graves (Scheffield, 1995), présentée par G. Teasdale, Congrès de l'Association européenne des sociétés de neurochirurgie (EANS), Copenhague, 1999.

Score de devenir de Glasgow	à 6 mois	à 16 ans
état végétatif	2	
handicap lourd	47 } 60 %	75 } 80 %
handicap modéré	70	83
bonne récupération	79	40

10. Mondain-Monval J. (1992), « Rôles et besoins des familles de traumatisés crâniens », *Réadaptation*, 389, p. 4-7.

11. BROOKS N., CAMPSIE L., SYMINGTON C. et al. (1986), « The five year outcome of severe blunt head injury : a relative's view », *J. Neurol. Neurosurg. Psychiatry*, 49, p. 764-770.

12. HALL K.M., KARZMARK P., STEVENS M. et al. (1994), « Family stressors in traumatic brain injury : a two year follow-up », *Arch. Phys. Med. Rehabil.*, 75, p. 876-884.

LEZAK M.D. (1986), « Psychological implications of traumatic brain damage for the patient's family », *Rehabil. Psychol.*, 3, p. 241-250.

13. MAYEUX O. (1998), *La Vie suspendue*, Paris, Éditions Jean-Michel Place.

14. En 1985, à l'instigation de notre équipe, M. et Mme Jacques Mondain-Monval fondaient à Bordeaux la première association de familles de traumatisés crâniens. Cette association connut un succès immédiat et en quelques années une trentaine d'associations semblables se développaient en France. L'Union nationale des associations des familles des traumatisés crâniens, UNAFTC, pouvait en 1995 célébrer son dixième anniversaire par deux journées d'étude rassemblant plus de mille participants. L'UNAFTC, présidée successivement par Jacques Mondain-Monval, Philippe Madinier et aujourd'hui par l'amiral Jean Picart, tient un remarquable équilibre entre ses actions de solidarité auprès des familles et son rôle d'information et de pression auprès des pouvoirs publics. L'UNAFTC édite la revue *Résurgences*, riche d'études ponctuelles pertinentes et de multiples témoignages (UNAFTC, 236 *bis*, rue de Tolbiac, 75013 Paris).

15. MAZAUX J.M. et DESTAILLATS J.M. (1995), « Des troubles cognitifs aux troubles comportementaux : problèmes d'évaluation », *in Neuropsychologie des traumatismes crâniens graves de l'adulte*, Bergero C. et Azouvi Ph. éd., Paris, Éditions Frison-Roche, p. 223-238.

16. RICHER E., COHADON F. et GARCIN J.N. (1988), « Les grands syndromes séquellaires et les structures d'accueil souhaitables », *Rev. franç. Dommage Corporel*, 14 (2), p. 205-215.

MORRIS J. (1988), « Évaluation des ressources sociales, professionnelles et collectives pour les traumatisés crâniens », *Réadaptation*, 355, p. 30-34.

17. GLÉMIN X. (1995), « Témoignage des parents de Philippe », *in Des traumatisés crâniens et leur familles témoignent*, Paris, UNAFTC.

18. La COTOREP (Commission technique d'orientation et de reclassement professionnel), organisme paritaire établi en 1975, est une pièce clé du dispositif médico-social prenant en charge les handicapés adultes. La COTOREP examine, avec des délais souvent inacceptables, les dossiers instruits par une équipe technique. Elle notifie des « orientations » qui conditionnent en pratique tout l'avenir : reconnaissance du statut de travailleur handicapé, maintien en milieu de travail ordinaire, admission à un centre d'aide par le travail, allocation de formation ou de reclassement professionnel... Les orientations de la COTOREP sont plus ou moins définitives et peuvent difficilement être réinstruites en cas d'évolution même sensible du blessé.

19. Le fait de ne pas reprendre son travail, même lorsqu'il est largement justifié par une situation d'invalidité, aboutit, en particulier chez les jeunes, à une exclusion ou à une marginalisation sociale. Pour les traumatisés crâniens, encore plus que pour d'autres handicapés, on peut contester que le travail soit un horizon et un critère incontournable de réinsertion. On peut souhaiter une évolution de nos attitudes dans ce domaine à la lumière des réflexions actuelles sur la valeur et le sens du travail.

20. DIKMEN S.S., TEMKIN N.R., MACHAMER J.E. et al. (1994), « Employment following traumatic head injury », *Arch. Neurol.*, 51, p. 177-186.

CHAPITRE 12
Les mots pour le dire

1. BROCH H. (1956), *Les Somnambules*, Paris, Gallimard.

2. GALLEGO M. (1984), *Sa seconde naissance*, Paris, Robert Lafont.

3. PHELINE Ch. (1991), « Présence au comateux, la métaphore théâtrale », *Neuropsy*, 6, p. 409-414.

4. GROSCLAUDE M. (1993), « Éveil de coma et sevrage, respiratoire et originaire », *Agressologie*, 34 (3), p. 163-170.

5. FREUD S. (1914), « Pour introduire le narcissisme », *in La Vie sexuelle*, Paris, PUF (1969).

6. RANK O. (1928), *Le Traumatisme de la naissance*, Paris, Payot.

7. COHADON F., RICHER E., REGLADE Ch. et DARTIGUES J.F. (1988), « Recovery of motor function after severe traumatic coma », *Scand. J. Rehab. Med., suppl.*, 17, p. 75-85.

8. ESON M.E., YEN J.K. et BOURKE R.S. (1978), « Assessment of recovery from serious head injury », *J. Neurol. Neurosurg. Psychiatry*, 41, p. 1036-1042.

9. OSSON D. (1988), « La reconstruction de l'identité au décours du coma traumatique », *Psychologie Médicale*, 20 (4), p. 553-556.

10. WALLON H. (1931), « Comment se développe chez l'enfant la notion du corps propre », *Journal de psychologie*, 28, p. 705-748.

11. LACAN J. (1966), « Le stade du miroir comme formateur de la fonction du "Je" telle qu'elle nous est révélée dans l'expérience psychanalytique », *in* LACAN, *Écrits*, Paris, Éditions du Seuil, p. 93-101.

12. ZAZZO R. (1975), « La genèse de la conscience en soi (La reconnaissance de soi dans l'image du mirroir) », *in Psychologie de la conscience de soi*, Angelergues R., Anzieu D., Boesch E.E. et al. éd., Paris, PUF, p. 145-188.

13. VIARD H. (1999), *La Réparation*, Film (1 h 51), Bordeaux, Zangra Productions.

14. On pourrait poursuivre loin l'évocation du retour d'Ulysse en écho au retour de notre patient... Quelque centre, où il a un temps abordé, ressemblait au pays des Lestrygons plus qu'à l'île de Nausicaa. Peut-être quelques thérapeutes ont eu pour lui les magies captatrices de Circé. Quelques institutions, comme la terre des Cyclopes aurait pu être si fertile, mais des géants frustes et borgnes y régnaient sans lois. Peut-être aussi beaucoup de ces monstres ont surgi devant lui parce qu'il les transportait dans son âme mal assise, comme dans le beau poème de Constantin Cavafis « Ithaque » :
... Les Lestrygons et les Cyclopes
Tu ne les rencontreras pas, ni l'irascible Poséidon
Si tu ne les transportes pas dans ton âme
Si ton âme ne les fait surgir devant toi...

15. RICŒUR P. (1990), *Soi-même comme un autre*, Paris, Éditions du Seuil.

16. CANGUILHEM G. (1966), *Le Normal et le Pathologique*, Paris, PUF.

17. CANGUILHEM G. (1978), « Une pédagogie de la guérison est-elle possible ? », *Nouvelle revue de psychanalyse*, 17, p. 13-26.

18. En février 1997 se tenait à Canet-en-Roussillon, sous la direction de Michel Balat, maître de conférences de sémiotique à l'université de Perpignan, un colloque sur le thème « Autisme et éveil du coma ». (*Acte du colloque Autisme et éveil du coma. Signes et institution*, M. Balat éd., Théétète Édition, 1998.)

19. PONGE F. (1971), *La Fabrique du pré*, Paris, Skira, coll. « Les sentiers de la création ».

20. SUTTER J. (1988), « Les choses de la vie », *Psychologie médicale*, 20 (4), p. 559-561.

21. BOUCAND M.H. (1998), *in* note 18.

CHAPITRE 13
Comment une réparation est-elle possible ?

Les problèmes généraux et les références classiques concernant ce chapitre sont présentés dans la monographie de :

I. JEANNEROD M. et HECAEN H. (1979), *Adaptation et restauration des fonctions nerveuses*, Villeurbanne, SIMEP.

1. Sir Charles S. Sherrington (1857-1952) : neurophysiologiste anglais, professeur à Oxford, prix Nobel en 1932, d'une grande fécondité et d'une immense influence, explorateur minutieux des systèmes réflexes de la moelle épinière, précurseur inspiré dans la compréhension des fonctions d'intégration du système nerveux central et de la neurobiologie des comportements. Santiago Ramón y Cajal (1852-1934) : neurobiologiste espagnol qui établi en concurrence et vive rivalité avec l'italien Camillo Golgi (1843-1926) des méthodes de lecture microscopique de l'architecture du réseau nerveux. Les deux chercheurs devaient se partager le prix Nobel en 1906.

2. KOLB B. et WHISHAW I.Q. (1998), « Brain plasticity and behavior », *Annu. Rev. Psychol.*, 49, p. 43-64.

3. BUONOMANO D.V. et MERZENICH M.M. (1998), « Cortical plasticity : from synapses to maps », *Annu. Rev. Neurosci.*, 21, p. 149-186.

L'équipe de Mike Merzenich (Université de Californie, San Francisco) travaille sur la sensibilité tactile des primates : on peut entraîner un singe à reconnaître la fréquence d'une stimulation tactile portée sur un doigt de sa main, cet apprentissage s'accompagne d'un élargissement important de la carte corticale correspondant au doigt entraîné. Des phénomènes tout à fait semblables ont été mises en évidence par d'autres méthodes chez les aveugles qui apprennent à lire en braille.

4. SPEAR P.D. (1996), « Neural plasticity after brain damage », *Progress in Brain Research*, 108, p. 391-408.

5. L'équipe de Fred Gage au Salk Institut – la Jolla, Californie – a démontré récemment, à l'encontre d'un dogme qui paraissait particulièrement solide, que des neurones pouvaient naître chez l'homme dans l'âge adulte. Chez des patients morts d'affections cancéreuses, en examinant au microscope certaines régions cérébrales ces chercheurs ont identifié des neurones marqués par une molécule, la bromodéoxyuridine qui avait été administrée aux patients dans un but diagnostic, peu de temps auparavant. Or cette molécule particulière captée par les cellules est incorporée à leur DNA à un stade très précis de la division cellulaire. Si on la retrouve dans un neurone, c'est que celui-ci résulte d'une division qui a été obligatoirement contemporaine de l'administration du produit. (ERIKSSON P.S., PERFILIEVA E., BJÖRK-ERIKSSON T. et al., 1998, « Neurogenesis in the adult human hippocampus », *Nature Medicine*, 4, p. 1313-1317.)

6. Au début du siècle, Ramón y Cajal avait déjà supposé que cette différence de comportement entre système nerveux central et périphérique n'était pas due à une différence intrinsèque des possibilités de l'axone lui-même, mais plutôt à des facteurs d'environnement, différents dans les deux situations. Ces vues ont été entièrement confirmées par une somme considérable de travaux cherchant à caractériser ces facteurs qui semblent interdire la réponse des axones dans le cerveau et la moelle (FAWCETT J.W., 1991, « Factors influencing the regeneration of axons in central nervous system », *Paraplegia*, 29, p. 287-293). Certains de ces facteurs sont liés à la cicatrice organisée par les cellules gliales : d'un côté cette cicatrice oppose à la réponse axonale un obstacle mécanique, d'un autre côté de nombreuses molécules liées à la réaction tissulaire locale, et libérées dans le milieu, semblent avoir un effet limitant. D'autres facteurs appartiennent aux cellules qui entourent l'axone et sont responsables de la

continuité de sa gaine de myéline. Au niveau du système nerveux central ces cellules, les oligodendrocytes, produisent différentes protéines de surface identifiées, qui apparaissent comme des inhibiteurs directs de la repousse des axones. Au niveau du système périphérique, les cellules de Schwan qui jouent un rôle comparable à celui des oligodendrocytes, ne produisent aucun facteur inhibiteur de ce type et, bien au contraire, fournissent aux axones des molécules d'adhésion et des facteurs trophiques qui favorisent fortement la repousse.

7. MONAKOW (VON) C. (1969), « Diaschisis », *in Brain and Behaviour*, vol. I, Pribram K.H. éd. Baltimore, Penguin,.

8. FEENEY D.M. et BARON J.C. (1986), « Diaschisis », *Stroke*, 17, p. 817-830.

9. BARON J.C., LEVASSEUR M., MAZOYER B. et al. (1992), « Thalamo-cortical diaschisis : positron emission tomography in humans », *J. Neurol. Neurosurg Psychiatry*, 55, p. 935-942.

BARON J.C. (1996), « Une stupéfiante capacité de récupération », *Recherche*, n° 289, p. 104-107.

10. La section haute de la moelle cervicale entraîne un effet de sidération des fonctions, décrit depuis longtemps comme « choc spinal », et expliqué par une brusque et complète déafférentation des structures médullaires au-dessous de la section. De la même façon une lésion importante cortico-sous-corticale et/ou des lésions simultanées multiples de nombreux axones dans la substance blanche hémisphérique entraînent par le même mécanisme une déafférentation étendue, un effet de « choc supra-réticulaire » selon l'expression de Plum et Posner. Cet état de choc par déafférentation est sans doute responsable au moins pour une part des troubles de la conscience, des comas traumatiques de quelque durée, et de l'ensemble des phénomènes déficitaires initiaux.

11. RAISMAN G. (1969), « Neuronal plasticity in the septal nuclei of adult rats », *Brain Research*, 14, p. 25-48.

12. HAMDY S. et ROTHWELL J.C. (1998), « Gut feelings about recovery after stroke : the organisation and reorganisation of human swallowing motor cortex », *Trends Neurosci.*, 21, p. 278-282.

13. WEILLER C., CHOLLET F., FRISTON K.J. et WISE R.J.S. (1992), « Functional reorganisation of the brain in recovery from striatocapsular infarction in man », *Ann. Neurol.*, 31, p. 463-472.

14. LURIA A.R. (1968), *Higher Nervous Functions in Man*, New York, Basic Books.

15. WILL B.E., ROSENZWEIG M.R., BENNETT E. et al. (1977), « Relatively brief environmental enrichment aids recovery of learning capacity and alters brain measures after post-weaning brain lesions in rats », *Journal of comparative and physiological Psychology*, 91, p. 33-50.

16. ZIHL J. et VON CRAMON D. (1985), « Visual field recovery from scotoma in patients with post geniculate damage : a review of 55 cases », *Brain*, 108, p. 335-365.

17. WHURR R., LORCH M.P. et NYE C. (1992), « A meta-analysis of studies carried out between 1946 and 1988 concerned with the efficacy of speech and language therapy treatment for aphasic patients », *Eur. J. Disord. Commun.*, 27, p. 1-17.

18. EDELMAN G. (1992), *Biologie de la conscience*, Paris, Odile Jacob.

19. SZENTAGOTHAI J. (1993), « Self-organization : the basic principle of neural functions », *Theoretical Medicine*, 14, p. 101-116.

20. CHANGEUX J.-P. et RICŒUR P. (1998), *La Nature et la Règle*, Paris, Odile Jacob.

21. Une remarque est nécessaire : des protocoles ou une combinaison de protocoles utilisables en thérapeutique s'adresseront probablement d'abord à des lésions définies par une topographie particulière ou par une biochimie spécifique. Il paraît probablement difficile d'envisager même à long terme une réparation globale des lésions des traumatisés crâniens graves dans la mesure où ces lésions sont presque toujours multiples et dispersées.

22. Dans une chaîne ou un réseau de neurones, les neurones cibles produisent des facteurs particuliers capables d'influencer de façon rétrograde leur neurone afférent, non pas de moduler directement sa fonction mais capable de régler sa trophicité et même sa survie. Le premier facteur de ce type était découvert dans les années 1950 par la biologiste italienne Rita Levi Montalcini, prix Nobel 1986, et décrit comme « facteur de croissance nerveuse (*nerve growth factor*) ». Depuis, de nombreuses molécules semblables ont été caractérisées, on les groupe sous le nom général de neurotrophines. Les neurotrophines sont des protéines solubles qui paraissent jouer un rôle général dans l'organisation et le maintien des liens structuraux à l'intérieur du système nerveux. Leur rôle est essentiel

dans la formation du système nerveux et aussi dans tous les phénomènes de plasticité au cours de la vie. L'intervention des neurotrophines dans la protection et la réparation du système nerveux dans des circonstances pathologiques a fait l'objet d'un grand nombre de recherches récentes et comporte de réelles perspectives thérapeutiques.

23. Lipton S.A. (1989), « Growth factor for neuronal survival and process regeneration. Implications in mammalian central nervous system », *Arch. Neurol.*, 46, p. 1241-1248.

24. « Growth factors as drugs for neurological and sensory disorders », John Wiley and Sons, Chichester, *Ciba Foundation Symposium*, 196, 1996.

25. Tator C.H. (1998), « Biology of neurological recovery and functional restoration after spinal cord injury », *Neurosurgery*, 42, p. 696-708.

26. Cuello A.C. (1994), « Trophic factor therapy in the adult CNS : remodelling of injured basalo-cortical neurons », *Progress Brain Res.*, 100, p. 213-221.

27. Hottinger A.F. et Aebischer P. (1999), « Treatment of diseases of the central nervous system using encapsulated cells », *in Advances and Technical Standard in Neurosurgerr*, vol. 25, Cohadon F. et al. éd., Vienne, Springer-Verlag.

28. Les premières tentatives de transplantation du tissu nerveux datent de la fin du siècle dernier et dès 1917, Elisabeth Dunn aux États-Unis avait démontré qu'un fragment de cerveau fœtal pouvait survivre et établir des connexions au sein d'un cerveau adulte. Dans les années 1980 les « greffes cérébrales » connurent une vogue subite et rapidement excessive dans le contexte du traitement de la maladie de Parkinson. L'enthousiasme est aujourd'hui bien retombé. Au total ces greffes pourraient prendre une place limitée dans les indications thérapeutiques chez certains parkinsonniens ; des essais contrôlés se poursuivent dans ce domaine et s'étendent à d'autres affections dégénératives du système nerveux central. Cependant la somme considérable de travaux expérimentaux et d'expériences cliniques même désordonnées, déjà réalisées, permet de dessiner une méthodologie générale des greffes et d'envisager quelques perspectives.

Cesaro P. (1997), « Greffes neuronales : quel avenir ? », *Rev. Neurol.*, 153, p. 17-20.

29. Dossier « Les xénogreffes ont-elles un avenir ? », *La Recherche*, 320, 1999.

30. ISACSON O. et BREAKEFIELD X.O. (1997), « Benefits and risks of hosting animal cells in the human brain », *Nature Medicine*, 3, p. 964-969.

ISACSON O. et DEACON T. (1997), « Neural transplantation studies reveal the brain's capacity for continuous reconstruction », *Trends Neurosci.*, 20, p. 477-482.

ISACSON O., DEACON T.W., PAKZABAN P. et al. (1995), « Transplanted xenogeneic neural cells in neurodegenerative disease models exhibit remarkable axonal target specificity and distinct growth patterns of glial and axonal fibres », *Nature Medicine*, 1, p. 1189-1194.

31. FAWCETT J.W. et GELLER H.M. (1998), « Regeneration in the CNS : optimism mounts », *Trends Neurosci.*, 21, p. 179-180.

32. OLSON L. (1997), « Regeneration in the adult central nervous system : experimental repair strategies », *Nature Medicine*, 3, p. 1329-1335.

RAISMAN G. (1998), « Des cellules olfactives pour réparer la moelle », *La Recherche*, 313, p. 30-32.

SINSON G., VODDI M. et MCINTOSH T.K. (1996), « Combined foetal neural transplantation and nerve growth factor infusion : effects on neurological outcome following fluid-percussion brain injury in the rat », *J. Neurosurg.*, 84, p. 655-662.

33. COHADON F. et RICHER E. (1993), « Stimulation cérébrale profonde chez les patients en état végétatif post-traumatique : 25 observations », *Neurochirurgie*, 39, p. 281-292.

34. EUDES Y. (1999), « Des surhommes au banc d'essai », *Le Monde*, 5-6 décembre.

TROISIÈME PARTIE
L'impossible retour

CHAPITRE 14
Le corps est là, l'esprit est absent

1. Jennett B. et Plum F. (1972), « Persistent vegetative state after brain damage. A syndrome in search of a name », *Lancet*, 1, p. 734-737.

2. Bricolo A. (1976), « Prolonged posttraumatic coma », *in Handbook of Clinical Neurology*, Vinken P.J. et Bruyn G.W. éd., Amsterdam, North-Holland Pub. Co., vol. 24, p. 699-757.

3. Gerstenbrandt F. (1967), *Das traumatische Appallische Syndrome*, Vienne, Springer.

4. Vigouroux R. (1966), « Les états frontières entre la vie et la mort », *Marseille Chir.*, 18.

5. Vigouroux R., Baurand C., Choux M. et Guillermain P. (1972), « État actuel des aspects séquellaires graves dans les traumatismes crâniens de l'adulte », *Neurochirurgie* 18, suppl. 2.

Il est surprenant que Jennett et Plum n'aient pas eu connaissance, ni à l'époque de leur publication initiale, ni semble-t-il plus tard, des travaux du groupe de Vigouroux. Dès 1965 était organisé à Marseille un colloque pluridisciplinaire sur « Les états frontières entre la vie et la mort ». Le concept de vie végétative était dans ce cadre parfaitement isolé, décrit et discuté par Vigouroux (11). En 1972, lors du XXIIe congrès de la Société de neurochirurgie de langue française, Vigouroux et ses collaborateurs présentaient à Bordeaux un rapport : « État actuel des aspects séquellaires graves dans les traumatismes crâniens de l'adulte ». Dans le contexte étiologique particulier des traumatismes, l'état végétatif était à nouveau décrit sous la dénomination de « vie végétative » comme le degré extrême des séquelles lourdes que l'on peut observer après un traumatisme crânien. Trois observations illustraient parfaitement la situation de ces blessés décrits comme « grabataires arelationnels » stabilisés. La description de Vigouroux est celle d'une limite : la vie végétative apparaît dès 1965 comme un degré extrême, au bas des degrés nombreux de l'appauvrissement possible des fonctions cérébrales. Aucun tableau n'est isolé et spécifié, il n'y a pas de diagnostic particulier à formuler, au contraire une continuité de gravité est suggérée entre tous les aspects séquellaires graves que les possibilités nouvelles de la réanimation nous donnent à connaître.

6. Jennett et Plum, on peut le remarquer, ont suivi une démarche tout à fait classique en science et plus encore en médecine : au contraire de ce que croit le sens commun, le concept le plus souvent organise et précède la réalité. Le concept d'état végétatif étant défini, l'état végétatif devient un fait clinique isolable, réel. On évoque ici une notation de Jean Clavreul : « Les scientifiques n'interprètent pas le réel comme constitué de signifiants organisés en discours... c'est au contraire le discours des scientifiques qui est l'organisateur de ce qui se constitue, par lui, comme réalité. »

CLAVREUL J. (1978), *L'Ordre médical*, Paris, Éditions du Seuil.

7. TASSEAU F. (1993), « L'état végétatif... du côté du praticien », *in Une éthique en rééducation ?*, Boucand M.H. éd., Rennes, Éditions ENSP, p. 89-96.

8. TASSEAU F., BOUCAND M.H., LE GALL J.R. et VERSPIEREN P. éd. (1991), *États végétatifs chroniques. Répercussions humaines, aspects médicaux, juridiques et éthiques*, Rennes, Éditions ENSP.

9. KENNARD Ch. et ILLINGWORTH R. (1995), « Persistent vegetative state », *J. Neurol. Neurosurg. Psychiatry*, 59, p. 347-348.

10. BRICOLO A., TURAZZI S. et FERIOTTI G. (1980), « Prolonged post-traumatic unconsciousness. Therapeutic assets and liabilities », *J. Neurosurg.*, 52, p. 625-634.

11. DANZÉ F., JUD R.M., ROSA A. et al. (1986), « Étude clinique, électrophysiologique et tomodensitométrique de dix cas d'état végétatif chronique », *Agressologie*, 27, p. 933-944.

12. TASSEAU F., BÉRARD E., SERMET G. et al. (1991), « Les enjeux du diagnostic d'état végétatif chronique pour le clinicien », *in Traumatisme crânien grave et médecine de rééducation*, Pélissier J., Barat M. et Mazaux J.M. éd., Paris, Masson, p. 95-99.

13. L'examen neurologique met en évidence des réflexes du tronc cérébral normaux au moins jusqu'au niveau de la protubérance.

L'électroencéphalogramme montre des activités lentes peu ou pas réactives, irrégulières dans le temps. Les potentiels évoqués corticaux sont altérés ou abolis alors que les potentiels évoqués du tronc cérébral sont normaux. Dans les cas les plus anciens, le scanner découvre une atrophie plus ou moins sévère des hémisphères avec dilatation ventriculaire. Des études utilisant la caméra à émission de positrons révèlent une activité métabolique cérébrale très ralentie d'un niveau comparable à celui d'une anesthésie profonde.

Les études anatomiques dont nous disposons montrent que la disparition fonctionnelle du néocortex peut résulter de géographies lésionnelles différentes. Dans les états végétatifs post-traumatiques les lésions intéressent le plus souvent de façon bilatérale et étendue la substance blanche des hémisphères, elles résultent d'altérations axonales diffuses que nous avons déjà étudiées comme un des mécanismes des comas traumatiques les plus graves ; d'autres lésions multifocales sont le plus souvent associées. Dans la plupart des états végétatifs après accident anoxo-ischémique, les lésions touchent typiquement les structures de l'encéphale les plus vulnérables à la privation d'oxygène : certaines couches cellulaires du cortex, nécrosées de façon diffuse, l'hippocampe toujours détruit. Dans certaines observations il existe une atteinte sélective et bilatérale du thalamus. Quelle que soit la cause de l'accident initial on note toujours une préservation, ou seulement des atteintes très limitées, du tronc cérébral et des régions hypothalamiques.

KINNEY H.C. et SAMUELS M.A. (1994), « Neuropathology of the persistent vegetative state. A review », *J. Neuropath. Exp. Neurol.*, 53, p. 548-558.

KAMPFL A., FRANZ G., AICHNER F. et al. (1998), « The persistent vegetative state after closed head injury : clinical and magnetic resonance imaging findings in 42 patients », *J. Neurosurg.*, 88, p. 809-816.

KINNEY H.C., KOREIN J., PANIGRAHY A. et al. (1994), « Neuropathological findings in the brain of Karen Ann Quinlan. The role of the thalamus in the persistent vegetative state », *N. Engl. J. Med.*, 330, p. 1469-1475.

14. Le « syndrome de verrouillage », peut-être plus connu sous sa dénomination anglaise de *locked in syndrome* (LIS), réalise un tableau clinique très spécifique. Ces malades présentent une paralysie totale de tous les mouvements du corps. Dans la forme complète, la plus habituelle, ils ne peuvent mobiliser si peu que ce soit leurs membres, leur face, leur

bouche, l'ensemble du pharynx et du larynx. Les mouvements horizontaux des yeux sont également impossibles ; les mouvements des paupières et les mouvements verticaux des yeux sont, quant à eux, conservés. Le LIS est en rapport avec des lésions localisées à l'étage moyen du tronc cérébral, interrompant la totalité des voies nerveuses qui conduisent les influx moteurs vers la moelle et les noyaux des nerfs qui commandent le langage, la déglutition, la mimique... Les LIS d'origine vasculaire, le plus souvent rencontrés, font suite au coma initial d'un accident ischémique du tronc cérébral, même si on peut observer plus rarement des tableaux très voisins après un coma traumatique. Il faut un examen neurologique précis pour déceler dans un tableau d'aréactivité totale, la préservation des mouvements d'ouverture et de fermeture des yeux.

La situation des malades atteints de LIS, malgré les apparences immédiates, n'est en aucune façon comparable à celle du coma ou de l'état végétatif : les malades atteints de LIS ont une conscience et des fonctions cérébrales supérieures normales, ou peu altérées, et il est possible de leur proposer un code de réponse utilisant leurs mouvements oculaires restants. Un tel code peut permettre un large registre d'échanges.

Les LIS sont des situations rares, on en compterait aujourd'hui environ soixante-dix en France. Pourtant, l'existence de ces tableaux est mieux connue, la spécificité de la souffrance des patients est mieux comprise, que celle de bien des pathologies moins exceptionnelles, parce qu'une histoire exemplaire récente a touché un très large public.

En 1995, Jean-Dominique Bauby, jeune rédacteur en chef de la revue *Elle*, en pleine activité, a présenté brutalement un coma profond de nature vasculaire dont il est sorti au bout de vingt jours, totalement paralysé avec comme seule possibilité d'expression un clignement de l'œil gauche. Dans cet état, le patient était pris en charge à l'institut de rééducation de Berck où bientôt un code était mis au point : clignez une fois pour dire « oui », deux fois pour dire « non ». Avec pour base unique ce code binaire, Jean-Dominique Bauby a mené à bien l'écriture d'un récit *Le Scaphandre et le Papillon*, publié deux ans après, qui connut un large succès, tandis que l'auteur s'en allait dans la mort « chercher autre part » comme il l'avait annoncé.

Jean-Dominique Bauby apporte sur le vécu des LIS, sur les possibilités et les limites de l'homme prisonnier à l'intérieur de lui-même, un témoignage unique, sans complaisance et sans illusions, entre ironie et nostalgie. Le corps est devenu un scaphandre oppressant, l'esprit peut « vagabonder comme un papillon », mais aussi vivre pleinement la souffrance physique, la détresse de l'absolue dépendance, l'horreur de l'enfermement et, plus que tout, l'angoisse inimaginable de la communication impossible.

L'évolution de ces tableaux est assez variable. Des améliorations partielles de la motricité peuvent se faire jour, cependant la communication reste assujettie à des aides instrumentales sophistiquées prolongeant les possibilités d'expression préservées. Les patients atteints de LIS sont identifiés et recensés par une association d'entraide efficace fondée par Dominique Bauby avant sa disparition.

PATTERSON J.R. et GRABOIS M. (1986), « Locked-in syndrome : a review of 139 cases », *Stroke*, 17, p. 758-764.

CHIA L.G. (1991), « Locked-in syndrome with bilateral ventral mid-brain infarts », *Neurol.*, 41, p. 445-446.

BAUBY J.D. (1997), *Le Scaphandre et le Papillon*, Paris, Robert Laffont.

Association française ALIS (225, bd. Jean-Jaurès, 92100 Boulogne-Billancourt). Cette association s'efforce de recenser les patients atteints de LIS, de mettre à leur disposition un réseau d'entraide, de faire passer un message d'espoir.

15. Le « mutisme akinétique » constitue un tableau très différent, à la fois moins stéréotypé et moins caractérisé sur le plan séméiologique que celui du LIS. Comme la dénomination du syndrome l'indique, ces patients ne parlent pas et ne présentent aucun mouvement spontané, ou en réaction à une stimulation quelconque. Ils sont éveillés, les yeux ouverts le plus souvent, avec parfois de lents déplacements du regard qui semble accroché par un objet dans le champ de vision ou par un appel. Ils réagissent vivement, de façon plus ou moins stéréotypée, à la douleur. L'expression du visage, et du regard surtout, semble indiquer que ces malades sont très proches, qu'ils vont nous parler. Mais ils ne parlent pas et ne livrent jamais aucun indice de présence consciente.

Ce tableau peut être observé dans des lésions de nature diverse, siégeant dans une zone assez étendue incluant la partie interne et inférieure des lobes frontaux et les régions médianes voisines. Les neurochirurgiens observent assez souvent des tableaux de ce type dans les suites de la rupture de certaines malformations vasculaires, dans l'évolution de certaines tumeurs intracrâniennes, ou encore après des traumatismes graves. L'état de mutisme akinétique est rarement stable sur de longues périodes. Il représente plutôt un moment de séméiologie particulière dans l'évolution d'un coma. L'interprétation physiopathologique n'est pas simple. Sur le plan moteur ces malades ne sont pas paralysés, plutôt ils ont totalement perdu la fonction de motivation et d'initiation nécessaire au démarrage des programmes séquentiels des mouvements. En ce sens, ce tableau représente une forme massive d'atteinte de l'organisation motrice opérée par les régions frontales du cerveau.

Nous ne savons rien de la conscience de ces patients, toutes les descriptions restent imprécises. L'impression globale est qu'ils sont moins privés de contact et de conscience que certains malades en état végétatif. Les limites cependant sont difficiles à définir et on a pu considérer que le mutisme akinétique n'était qu'une variante de l'état végétatif.

CAIRNS H. (1952), « Disturbances of consciousness with lesions of the brain-stem and diencephalon », *Brain*, 75, p. 109-146.

NEMETH G., HEGEDUS K. et MOLNAR L. (1986), « Akinetic mutism and locked-in syndrome : the functional and anatomical basis for their differentiation », *Functional Neurol.*, 1, p. 128-139.

SAPER C.B. et PLUM F. (1985), « Disorders of consciousness », *in Handbook of Clinical Neurology 1 (45) : Clinical Neuropsychology*, J.A.M. Fredericks éd., Amsterdam, Elsevier Science Publishers, p. 107-128.

16. EDGREN E., HEDSTRAND U., KELSEY S. et al. (1994), « Assessment of neurological prognosis in comatose survivors of cardiac arrest », *Lancet*, 343, p. 1055-1059.

Cette large étude internationale récente a par exemple montré que chez les victimes d'un arrêt cardiaque rattrapé, la constatation au troisième jour d'un score de Glasgow égal ou inférieur à 5, ou seulement la constatation d'une absence de réaction des pupilles à la lumière, permet de prédire dans 100 % des cas une issue fatale ou l'évolution vers un état végétatif.

ZANDBERGEN E.G., DE HAAN R.J., STOUTENBEEK C.P. et al. (1998),

« Systematic review of early prediction of poor outcome in anoxic-ischaemic coma », *Lancet*, 352, p. 1808-1812.

Cette série confirme les résultats rapportés dans la référence précédente.

BIGGART M.J. et BOHN D.J. (1990), « Effect of hypothermia and cardiac arrest on outcome of near-drowning accidents in children », *J. Pediatr.*, 117, p. 179-183.

Cette équipe canadienne a montré que, dans les accidents de quasi-noyade qui représentent chez l'enfant une cause commune de coma ischémique, l'absence de battements cardiaques perceptibles à l'admission au milieu hospitalier permettait de prévoir à coup sûr une évolution catastrophique, à l'exception des cas où l'enfant submergé dans des eaux glacées présentait à l'arrivée une hypothermie, ici protectrice.

CHRISTENSEN D.W., JANSEN P. et PERKIN R.M. (1997), « Outcome and acute care hospital costs after warm water near drowning in children », *Pediatrics*, 99, p. 715-721.

Cette étude confirme, à quelque nuance près, les conclusions de l'étude précédente.

17. SAZBON L., ZAGREBA F., RONEN J. et al. (1993), « Course and outcome of patients in vegetative state of nontraumatic aetiology », *J. Neurol. Neurosug. Psychiatry*, 56, p. 407-409.

SAZBON L. et GROSWASSER Z. (1990), « Outcome in 134 patients with prolonged posttraumatic unawareness. Part 1. Parameters determining late recovery of consciousness », *J. Neurosurg.*, 72, p. 75-80.

GROSWASSER Z. et SAZBON L. (1990), « Outcome in 134 patients with prolonged posttraumatic unawareness. Part 2. Functional outcome of 72 patients recovering consciousness », *J. Neurosurg.*, 72, p. 81-84.

18. JENNETT B. et PLUM F. (1972), « Absence of any adaptive response to the external environment », *Lancet*, 1, p. 734-737.

HIGASHI K., SAKATA HATANO M. et al. (1977), « Defect of verbal and behavioural communication, lost of espression of intention, absence or at least reduction of emotional expression », *J. Neurol. Neurosurg. Psychiatry*, 40, p. 876-885.

WALSHE T.M. et LEONARD C. (1985), « Without any identifiable human awareness or interaction », *Arch. Neurol.*, 42, p. 1045-1047.

DANZÉ F., JUD R.M., ROSA A. et al. (1986), « Perte de l'activité mentale supérieure », *Agressologie*, 27, p. 933-944.

IVAN L.P. (1990), « Devoid of conscious content and cognition or affective function », *Transplant. Proceed.*, 22, p. 993-994.

19. LEVY D.E., SIDTIS J.J. et ROTTENBERG D.A. (1987), « Differences in cerebral blood flow and glucose utilization in vegetative versus locked-in syndrome », *Ann. Neurol.*, 22, p. 673-682.

20. TOMASSINO G., GRANA L., LUCIGNANI G. et al. (1995), « Regional metabolism of comatose and vegetative state patients », *J. Neurosurg. Anesth.*, 7, p. 109-116.

21. PLUM F., SCHIFF N., RIBARY U. et LLINAS R. (1998), « Coordinated expression in chronically unconscious persons », *Phil. Trans. R. Soc. Lond.*, 353, p. 1929-1933.

Dans cette contribution récente, les auteurs étudient trois patients en état végétatif confirmé qui présentent des activités expressives manifestes : l'un prononce distinctement des mots, l'autre exécute des mouvements coordonnés de la tête et des extrémités, le troisième est sujet à des épisodes d'agitation, dents serrées, vocalisation aiguë, rigidité des membres, orage végétatif. Toutes ces activités sont décrites comme sans but et sans signification. Ces patients ont été soumis à un protocole d'examens sophistiqués, EEG en continu, imagerie par résonance magnétique, PET scan, magnéto-encéphalographie. Ces examens mettent en évidence, corrélés aux manifestations cliniques, des foyers d'activité métabolique/fonctionnelle cérébrale, alors que, en dehors de ces foyers, le reste de l'encéphale est sévèrement déprimé. Les auteurs concluent que ces « modules d'activité » cérébrales n'ont pas le sens de phénomène de conscience parce que la conscience-conscience de soi (*selfware consciousness*) est un processus d'intégration neurophysiologique qui ne peut se réduire à l'activité de modules cérébraux.

22. IVAN L.P. (1990), « The persistent vegetative state », *Transplant. Proceed.*, 22, p. 993-994.

23. American Medical Association (1990), « Persistent vegetative state and the decision to Withdraw or Withhold life support », *JAMA*, 263, p. 426-430.

24. BROWN J. (1990), « The persistent vegetative state : time for caution ? », *Postgrad. Med. J.*, 66, p. 697-698.

SPUDIS E.V. (1991), « The persistent vegetative state-1990 », *J. Neurol. Sci.*, 102, p. 128-136.

GIACINO J.T. et ZASLER N.D. (1995), « Outcome after severe traumatic brain injury : coma, the vegetative state and the minimally responsive state », *J. Head Trauma Rehabil.*, 10, p. 40-56.

25. COHADON F. et RICHER E. (1993), « États végétatifs post-traumatiques », *Neurochirurgie*, 39, p. 269-280.

26. CHILDS N.L., MERCER W.N. et CHILDS H.W. (1993), « Accuracy of diagnosis of persistent vegetative state », *Neurology*, 43, p. 1465-1467.

27. ANDREWS K., MURPHY L., MUNDAY R. et LITTLEWOOD C. (1996), « Misdiagnosis of the vegetative state : retrospective study in a rehabilitation unit », *BMJ*, 313, p. 13-16.

28. Multi-Society Task Force on PVS (1994), « Medical aspects of the persistent vegetative state (I Part) », *N. Engl. J. Med.*, 330, p. 1499-1508.

Multi-Society Task Force on PVS (1994), « Medical aspects of the persistent vegetative state (II Part) », *N. Engl. J. Med.*, 330, p. 1572-1579.

29. Quality Standards Subcommittee of American Academy of Neurology (1995), « Practice parameters : assessment and management of patients in the persistent vegetative state », *Neurology*, 45, p. 1015-1018.

ASHWAL S., CRANFORD R.E. et ROSENBERG J.H. (1995), « Commentary on the practice parameters for the persistent vegetative state », *Neurology*, 45, p. 859-860.

Ce « standard » établit que le diagnostic d'état végétatif est possible, que cet état peut être défini comme *persistant* à un mois, comme *permanent* après douze mois dans les cas de traumatisme, après trois mois dans les cas non traumatiques.

Les critères retenus du diagnostic clinique reprennent les descriptions classiques spécifiant en premier lieu les signes négatifs essentiels :

— Pas d'évidence de conscience de soi et de l'environnement, incapacité à communiquer avec autrui.

— Pas d'évidence de réponses comportementales soutenues, reproductibles, intentionnelles ou volontaires aux stimulations.

— Pas d'évidence de compréhension ou d'exécution du langage.

Ces critères sont énumérés sans commentaires sur les conditions pratiques et les éventuelles difficultés de leur appréciation.

30. ANDREWS K. (1996), « International working party on the management of the vegetative state : summary report », *Brain Injury*, 10, p. 797-806.

31. GIACINO J.T., ZASLER N.D., KATZ D.I. et al. (1997), « Development of practice guidelines for assessment and management of the vegetative and minimally conscious states », *J. Head Trauma Rehabil.*, 12, p. 79-80.

GIACINO J.T. (1997), « Disorders of consciousness : differential diagnosis and neuropathologic features », *Seminars in Neurology*, 17, p. 105-111.

RAPPAPORT M., DOUGHERTY A.M. et KELTING D.L. (1992), « Evaluation of coma and vegetative states », *Arch. Phys. Med. Rehabil.*, 73, p. 628-634.

CHAPITRE 15
Un statut différent ?

1. BRIERLEY J.B., ADAMS J.H., GRAHAM D.I. et SIMPSOM J.A. (1971), « Neocortical death after cardiac arrest », *Lancet*, 11, p. 560-565.

2. BERESFORD H.R. (1978), « Cognitive death : differential problems and legal overtones », *Ann. NY Acad. Sci.*, 315, p. 339-348.

3. FREER J.P. (1984), « Chronic vegetative state : intrinsic value of biological process », *Med. Philo.*, 9, p. 395-407.

4. WIKLER D. (1988), « Not dead, not dying ? Ethical categories and persistent vegetative state », *Hastings Center Report*, p. 41-47.

5. DOWNIE J. (1990), « The biology of the persistent vegetative state : legal, ethical and philosophical implications for transplantation », *Transplant. Proceed.*, 22, p. 995-996.

6. HOFFENBERG R., LOCK M., TILNEY N. et al. (1997), « Should organs from patients in permanent vegetative state be used for transplantation ? », *Lancet*, 350, p. 1320-1321.

7. OTT B.B. (1995), « Defining and redefining death », *Am. J. Crit. Care*, 4, p. 476-480.

8. LADANYI M. (1984), « Residual sentience and cognitive death : ethical issues in brain death and the persistent vegetative state », *Can. Med. Assoc. J.*, 131, p. 632-636.

9. Cara M. (1986), « Penser ou ne pas penser, voilà la question », *Agressologie*, 27, p. 917-919.

10. Cité *in* Jennett B. (1977), « The Archbishop and the neurosurgeon », *Brit. Med. J.*, p. 45.

11. Milhaud A. (1986), « États végétatifs chroniques et expérimentation humaine », *Agressologie*, 27, p. 961-963.

12. Comité consultatif national d'éthique (1987), « Avis sur les expérimentations sur les malades en état végétatif chronique », *in Éthique et recherche biomédicale*, Rapport 1986, Paris, La Documentation française.

13. Plusieurs publications de Verspieren ont discuté tous les aspects pertinents de cette question.

Vespieren P. (1991), « Éthique et expérimentation », *in États végétatifs chroniques*, Tasseau F., Boucand M.H., Le Gall J.R. et Vespieren P. éd., Rennes, Éditions ENSP, p. 157-164.

Vespieren P. (1991), « Un terme à la recherche d'une signification. Que dire des patients en état végétatif ? », *in États végétatifs chroniques*, Tasseau F., Boucand M.H., Le Gall J.R. et Vespieren P. éd., Rennes, Éditions ENSP, p. 31-42.

Vespieren P. (1991), « Quelles décisions prendre ? », *in États végétatifs chroniques*, Tasseau F., Boucand M.H., Le Gall J.R. et Vespieren P. éd., Rennes, Éditions ENSP, p. 141-156.

14. Engelhardt H.T. (1986), *The Foundations of Bioethics*, Oxford, Oxford University Press.

15. *In* Vigouroux R. (1966), « Les états frontières entre la vie et la mort », *Marseille chir.*, 18.

16. Brody B.A. (1988), « Ethical questions raised by the persistent vegetative patient », *Hastings Center Report*, 33-40.

17. Comité consultatif national d'éthique (1988), « Recherche biomédicale et respect de la personne humaine », Rapport 1987, Paris, La Documentation française.

18. Mme Lamau, professeur de théologie, réfléchissant sur ce texte s'interroge : « Que se passe-t-il... lorsque la personne de fait est si affaiblie, si diminuée qu'on vient à douter qu'elle soit encore là ? Parler... de personne de droit là où peut-être je ne suis pas ou plus une personne de fait, c'est reconnaître implicitement que le statut qui sera mien dépendra

de ce que le regard de l'autre (individu, communauté, société) voudra bien m'accorder ».

LAMAU M.L. (1991), « Un enjeu éthique majeur », *in États végétatifs chroniques*, Tasseau F., Boucand M.H., Le Gall J.R. et Vespieren P. éd., Rennes, Éditions ENSP, p. 127-139.

19. Références *in* SARRADE Catherine (1993), *Qualité de vie et traumatismes crâniens graves*, Thèse, Université de Bordeaux-II, n° 152.

20. La notion de « meilleur intérêt » d'un sujet en état végétatif est apparu en conclusion de l'affaire fameuse en Grande-Bretagne du malheureux Tony Bland. Tony Bland a subi un polytraumatisme grave dans le désastre du stade de football de Hillsborough. Il est resté hospitalisé plusieurs années en état végétatif confirmé. Finalement son médecin, après d'amples réflexions impliquant la famille du blessé et plusieurs praticiens hospitaliers, demandait au Coroner la permission d'interrompre les traitements antibiotiques et de retirer la sonde gastrique. Le Coroner refusait. Après diverses péripéties judiciaires, l'affaire vint devant la Chambre des lords. Les cinq Law lords décidaient à l'unanimité qu'il était juste de retirer la sonde gastrique, ce qui fut fait, entraînant la mort après une dizaine de jours. Cette affaire devait susciter en Grande-Bretagne une vive émotion et nourrir un débat public de grande ampleur. La décision des Lords était prise en considération des « meilleurs intérêts » du patient (*best interests*). Plus tard le comité d'éthique médicale de la Chambre des lords devait soutenir la proposition de la commission des lois statuant qu'il est légitime d'interrompre tout traitement lorsque ce geste va dans le sens des meilleurs intérêts du patient.

21. LORD WALTON OF DETCHANT (1995), « Dilemmas of life and death : part 1 », *J. R. Soc. Med.*, 88, p. 311-315. Lord Walton of Detchant (1995), « Dilemmas of life and death : part 2 », *J. R. Soc. Med.*, 88, p. 372-376.

22. MC CORMICK R.A. (1974), « To save or let die. The dilemma of modern medecine », *JAMA*, 229.

MC CORMICK R.A. (1978), « The quality of life, the sanctity of life », *Hastings Center Report*, 30-36.

23. FREER J.P. (1984), « Chronic vegetative states : intrinsic value of biological process », *Med. Philo.*, 9, p. 395-407.

CHAPITRE 16
Faut-il poursuivre les soins ?

1. BERESFORD H.R. (1977), « The Quinlan decision : problems and legislative alternatives », *Ann. Neurol.*, 2, p. 74-81.

BROWER V. (1996), « Karen Ann Quinlan's legacy of controversy », *Nat. Med.*, 2, p. 617-618.

2. SNYDER L. (1990), « Life, death and the American College of Physicians : the Cruzan case », *Ann. Intern. Med.*, 112, p. 802-804.

Nancy Cruzan, âgée de vingt-cinq ans, après un accident de la circulation en 1983, reste six ans en état végétatif. Au bout de ce temps, les parents demandent aux médecins l'arrêt de la nutrition. Les médecins refusent. La Cour suprême du Missouri statue que Nancy Cruzan n'a aucun droit, constitutionnel ou autre, à refuser d'être alimentée et que, par contre, l'État du Missouri a un « *unqualified interest* » à sa vie. La Cour suprême des États-Unis estime par cinq voix contre quatre qu'avant de prendre une décision il y a lieu de rechercher si pendant sa vie Nancy Cruzan avait pu donner des indications sur le niveau de traitement qu'elle souhaitait dans l'éventualité d'une survie végétative... Des témoins furent produits estimant que Nancy Cruzan n'aurait pas désiré le maintien de sa vie dans n'importe quelle condition.

Sur ces données, en 1990, la Cour de Missouri décidait finalement d'arrêter la nutrition et l'hydratation. Nancy Cruzan mourait douze jours plus tard, après huit ans d'état végétatif. Pendant les douze jours de sa survie des groupes anti-euthanasie particulièrement actifs et bruyants tentèrent de rétablir les perfusions.

3. BERESFORD H.R. (1987), « The Brophy case : whose life is it ? », *Neurology*, 37, p. 1357-1358.

Paul Brophy, infirmier du service des urgences, était opéré dans son hôpital en avril 1983 d'un anévrisme cérébral. Juste avant l'intervention, dans une sorte de prémonition, il indiquait explicitement qu'en cas d'accident opératoire il ne souhaitait pas être maintenu en état végétatif. L'intervention fut suivie d'un coma grave et d'un éveil en état végétatif. Après deux ans dans cette situation sa femme demandait, en application du souhait qu'il avait émis, que la nutrition artificielle soit interrompue. Les médecins refusaient. La sonde gastrique fut finalement retirée sur l'avis de la Cour suprême du Massachusetts et Paul Brophy mourait trois ans et demi après l'accident opératoire.

4. CRANFORD R.E. (1984), « Termination of treatment in the persistent vegetative state », *Semin. Neurol.*, 4, p. 36-44.

CRANFORD R.E. (1988), « The persistent vegetative state : the medical reality (getting the facts straight) », *Hastings Center Report*, p. 27-32.

STEINBROOK R. et LO B. (1988), « Artificial feeding-solid ground, not a slippery slope », *N. Engl. J. Med.*, 318, p. 286-290.

5. American Medical Association (1990), « Persistent vegetative state and the decision to Withdraw or Withhold life support », *JAMA*, 263, p. 426-430.

6. PAYNE K., TAYLOR R.M., STOCKING C. et SACHS G.A. (1996), « Physicians' attitudes about the care of patients in the persistent vegetative state : a national survey », *Ann. Intern. Med.*, 125, p. 104-110.

7. GRUBB A., WALSH P., LAMBE N. et al. (1996), « Survey of british clinicians' views on management of patients in persistent vegetative state », *Lancet*, 348, p. 35-40.

DIERICKX K., SCHOTSMANS P., GRUBB A. et al. (1998), « Belgian doctors' attitudes on the management of patients in persistent vegetative state : ethical and regulatory aspects », *Acta Neurochir.*, 140, p. 481-489.

8. RACHELS J. (1975), « Active and passive euthanasia », *N. Engl. J. Med.*, 292, p. 78-80.

9. MASON J.K. et MULLIGAN D. (1996), « Euthanasia by stages », *Lancet*, 347, p. 810-811.

10. ANDREWS K. (1996), « Euthanasia in chronic severe disablement », *Brit. Med. Bull.*, 52, p. 280-288.

11. BECKETT S. (1953), *L'Innommable*, Paris, Éditions de Minuit.

12. WALKER W.C., KREUTZER J.S. et WITOL A.D. (1996), « Level of care options for the low-functioning brain injury survivor », *Brain Injury*, 10, p. 65-75.

13. MONDAIN-MONVAL J. (1991), « Points de vue des familles », *in* *États végétatifs chroniques*, Tasseau F., Boucand M.H., Le Gall J.R. et Vespieren P. éd., Rennes, Éditions ENSP, p. 101-105.

14. MWARIA C.B. (1990), « The concept of self in the context of crisis :

a study of families of the severely brain-injured », *Soc. Sci. Med.*, 30, p. 889-893.

15. GOSTIN L. (1989), « Family privacy and persistent vegetative state », *Law, Med. & Health Care*, 17, p. 295-297.

16. STERN J.M., SAZBON L., BECKER E. et al. (1988), « Severe behavioural disturbances in families of patients with prolonged coma », *Brain Injury*, 21, p. 256-262.

17. TZIDKIAHU T., SAZBON L. et SOLZI P. (1994), « Characteristic reactions of relatives of post-coma unawareness patients in the process of adjusting to loss », *Brain Injury*, 8, p. 159-165.

18. On évoque ici *La Métamorphose* de Kafka : un jour Grégoire Samsa s'est réveillé transformé en une sorte d'être intermédiaire, repoussant, sans communication possible ; par bien des aspects le statut de Grégoire est proche de celui de nos patients. Après quelques mois sa sœur éclate : « Qu'il aille au diable, c'est la seule solution, papa. Tu n'as qu'à te débarrasser de l'idée que c'est Grégoire. Nous avons cru ça trop longtemps et c'est là tout notre malheur. Si c'était lui il serait parti de lui-même. Sans doute nous n'aurions plus de frère, mais la vie serait encore possible et nous honorerions son souvenir. »

19. BECKETT S. (1963), *Oh les beaux jours*, Paris, Éditions de Minuit.

20. LÉAU C. et HILDGEN-HÉMON D. (1991), « Une enquête sur les attitudes familiales », *in États végétatifs chroniques*, Tasseau F., Boucand M.H., Le Gall J.R. et Vespieren P. éd., Rennes, Éditions ENSP, p. 91-99.

21. BOUCAND M.H., TASSEAU F. et VESPIEREN P. (1991), « Les états végétatifs chroniques post-traumatiques. Vécu familial, structures d'accueil et débat éthique », *in Traumatisme crânien grave et médecine de rééducation*, Pelissier J., Barat M. et Mazaux J.M. éd., Paris, Masson, p. 336-344.

22. ANDREWS K. (1996), « International working party on the management of the vegetative state : summary report », *Brain Injury*, 10, p. 797-806.

23. SAILLY J.C. (1994), « Economic aspects of the care of patients in the vegetative state », *Acta Neurol. Belg.*, 94, p. 155-165.

24. PARIS J.J. (1981), « The six millions dollars woman », *Conn. Med.*, 45, p. 720-721.

25. LOCKWOOD M. (1987), « Qualité de la vie et affectation des ressources », *Rev. Métaphys. morale*, 92, p. 307-330.

26. JENNETT B. (1976), « Resource allocation for severely brain damaged », *Arch. Neurol.*, 33, p. 595-597.

CHAPITRE 17
L'état végétatif revisité

1. BORTHWICK C. (1995), « The proof of the vegetable : a commentary on medical futility », *J. med. ethics*, 21, p. 205-208.

2. TRESCH D.D., SIMS F.H., DUTHIE E.H. et al. (1991), « Clinical characteristics of patients in the persistent vegetative state », *Arch. Intern. Med.*, 151, p. 930-932.

3. KIERKEGAARD S., cité *in* STEINER G. (1997), *Errata, récit d'une pensée*, Paris, Gallimard, p. 79.

4. FOUCAULT M. (1961), *Histoire de la folie à l'âge classique*, Paris, Plon.

5. JENNETT B. (1976), « Resource allocation for severely brain damaged », *Arch. Neurol.*, 33, p. 595-597.

QUATRIÈME PARTIE
Une rencontre humaine

CHAPITRE 18
Quelle conscience au sortir du coma ?

1. FESSARD A. (1954), « Mechanisms of nervous integration and conscious experience », *in* J.F. Delafresnaye éd., *Brain mechanisms and consciousness*, Oxford, Blackwell, p. 200-236.

2. SEARLE J.R. (1985), *Du cerveau au savoir*, Paris, Hermann.

SEARLE J.R. (1995), *La Redécouverte de l'esprit*, Paris, Gallimard.

3. DAMASIO A.R. (1999), *Le Sentiment même de soi – Corps, émotions, conscience*, Paris, Odile Jacob.

4. Nagel T. (1974), « What is it like to be a bat ? », *Philosophical review*, 83, p. 435-450.

5. Delacour J. (1997), « Neurobiology of consciousness : an overview », *Behavioural Brain Research*, 85, p. 127-141.

6. Nagel T. (1993), « What is the mind-body problem », *in Ciba Foundation. Experimental and Theoretical Studies of Consciousness*, Symposium n° 174, Chichester, John Wiley & Sons éd..

Nagel T. (1986), *The View from Nowhere*, Oxford, Oxford University Press.

7. Vincent J.D. (1999), « La conscience, le cœur et le corps », *Question de –*, Paris, Albin Michel, coll. « Science et conscience ».

8. Edelman G.M. (1992), *Biologie de la conscience*, Paris, Odile Jacob.

9. Roustang F. (1990), *Influence*, Paris, Éditions de Minuit.

10. On peut prendre toute la mesure de l'originalité radicale de ces nouvelles consciences dans les descriptions cliniques de Luria, de Sachs, dans la réflexion de Rosenfield.

Luria A. (1994), *L'homme dont le monde volait en éclats*, Paris, Éditions du Seuil.

Sachs O. (1987-1993), *L'Éveil*, Paris, Éditions du Seuil.

Rosenfield I. (1990), *La Conscience, une biologie du moi*, Paris, Éditions Eshel.

Rosenfield I. (1996), *Une anatomie de la conscience – L'Étrange, le Familier, l'Oublié*, Paris, Flammarion.

11. Dennett D.C. (1996), *Kinds of minds. Towards an Understanding of Consciousness*, Londres, Wiedenfeld & Nicolson.

CHAPITRE 19
Le cœur de la prise en charge

1. Gadamer H.G. (1998), *Philosophie de la santé*, Paris, Grasset-Mollat.

2. Une longue réflexion philosophique, des Pères latins à Kant et de l'héritage kantien au personnalisme de Max Scheler et de Mounier, aboutit à notre conception actuelle de la personne. On prête à la personne

des caractéristiques générales qui tentent de cerner ce qu'elle a de spécifi-quement humain, ce qui fonde sa valeur : la personne comme catégorie empirique de l'être est unité, rationalité, continuité, responsabilité, elle est pôle et nœud de relation. Comme personne, l'être humain est *unité*, unité du corps et du sujet : la personne ne possède pas un corps, elle est un corps... Ce corps est déjà la personne même, prendre en charge ce corps, ce n'est pas s'occuper d'un objet, c'est assumer une personne. La personne est *rationalité*, « substance individuelle de nature rationnelle » disait Boece. Cette raison s'inscrit dans la durée, elle fonde l'*identité* de la personne. « Un être pensant est intelligent, dira Locke, capable de raison et de réflexion et qui peut se considérer comme étant le même, comme étant la même chose pensante, en différents temps et en différents lieux » (Locke, *Essai II*, 27).

La raison encore fonde la *responsabilité* de la personne et l'on recon-naît là une articulation essentielle de la pensée de Kant : la personne est cette raison autonome qui agit selon la loi morale.

Enfin la personne est structurellement un nœud de relations. Le personnalisme moderne depuis Max Scheler a fortement mis l'accent sur cette dimension relationnelle de la personne. À l'image des personnes divines dans la théologie de la Trinité, les personnes humaines ne sont pas séparables des autres personnes humaines reliées à elles.

3. ENGELHARDT H.T. (1986), *The Foundations of Bioethics*, Oxford, Oxford University Press.

4. DEGIOVANNI A. (1988), « Les comas désorganisateurs de l'iden-tité », *Psychologie médicale*, 20, p. 551-552.

5. ROSENFIELD I. (1996), *Une anatomie de la conscience – L'Étrange, le Familier, l'Oublié*, Paris, Flammarion.

6. MAINE DE BIRAN, cité d'après : HENRI M. (1965), *Philosophie et phénoménologie du corps*, Paris, PUF ; JEANNEROD M. (1983), *Le Cerveau-machine*, Paris, Fayard.

7. MERLEAU-PONTY M. (1945), *Phénoménologie de la perception*, Paris, Gallimard.

MERLEAU-PONTY M. (1964), *Le Visible et l'Invisible*, Paris, Gallimard.

8. BUBER M. (1969), *Je et Tu*, Paris, Aubier.

9. BUBER M. (1963), « Healing through meeting », *in* M. Friedman éd., *Pointing the Way*, New York, Harper and Row. Cité dans Margolis E.T.

(1998), « More than care : existential method in psychotherapeutically promoted healing after brain injury », *Brain injury source*, 2, p. 24.

10. LEVINAS E. (1971), *Totalité et infini*, Martinus Nijhoff, repris *in* Le Livre de poche, coll. « Biblio essais », 1992.

LEVINAS E. (1972), *Humanisme de l'autre homme*, Fata Morgana, repris *in* Le Livre de poche, coll. « Biblio essais », 1990.

11. LEVINAS E. (1951), « L'ontologie est-elle fondamentale ? », *Revue de métaphysique et de morale*, Paris, PUF, p. 88-98.

Remerciements

Jean Didier Vincent m'a suggéré ce livre et a su me mettre au travail. Peut-être m'a-t-il transmis cette tentation de l'écriture à laquelle il a, quant à lui, depuis longtemps cédé, pour notre bonheur. Avec pertinence et délicatesse il a ensuite discuté mes premières orientations et suivi tout au long la progression de l'ouvrage.

J'ai apprécié l'engagement de toute l'équipe d'Odile Jacob. Marie-Lorraine Colas, responsable éditoriale, a su alléger bien des pages de trop de développements techniques et de quelques académismes. J'ai accepté volontiers l'essentiel de ses suggestions.

Jean-Pierre Castel et Edwige Richer, collaborateurs de toujours, ont lu mon texte les premiers. Parce qu'ils sont tous les deux au cœur même de l'expérience ici décrite leur adhésion a été pour moi irremplaçable.

Elena, ma femme, a partagé chaque jour mon travail. Avec beaucoup de complicité et quelque distance, elle a maîtrisé l'art sans doute difficile de cohabiter avec un livre en gestation, et comme en se jouant, elle a établi le manuscrit, avec une perfection plus que professionnelle.

Table

Introduction 9

Première partie

LA TRAVERSÉE DE LA NUIT
Le temps du coma

Chapitre 1. – LE VOILE NOIR 17
Un constat simple 18
Le signe d'une atteinte cérébrale 20
Vigilance et conscience 21
Un sommeil dont on ne s'éveille pas 23
Des niveaux différents d'altération 24

Chapitre 2. – POURQUOI ET COMMENT CETTE NUIT ? 27
Les accidents de vie 28
Les tentatives de suicide 36
Les affections cérébrales 38
Les maladies générales 41

Chapitre 3. – DERRIÈRE LA PORTE CLOSE. Les services
de réanimation 43
Des équipes et des hommes 44
La prise en charge médicale 45
Le patient « objet de soins » 54
La famille seule, entre angoisse et déni 58
Une information difficile 60

CHAPITRE 4. – PEUT-ON FAIRE, DOIT-ON FAIRE UN PRONOSTIC ? .   63
Une échelle de devenir   64
Les facteurs déterminants de l'évolution   65
Que faire des données pronostiques ?   68
Les limites des estimations chiffrées   69

CHAPITRE 5. – ABSOLUES TÉNÈBRES ?   73
« Un trou de coma »   74
Quelques traversées difficiles   75
Aucune vie psychique dans le coma   80
Alors, parler au comateux ?   82

CHAPITRE 6. – JUSQU'OÙ NE PAS ALLER TROP LOIN ?   85
La question de l'acharnement thérapeutique   86
L'absence de certitude   89
La valeur d'une vie   91
Quelle décision ?   92

CHAPITRE 7. – L'ÉLECTROENCÉPHALOGRAMME PLAT   95
Le concept de coma dépassé   95
La mort du cerveau   97
Des critères indiscutables   98
Une mort moderne   100
Les prélèvements d'organes   102

Deuxième partie

LA VIE RETROUVÉE
Le retour du coma

CHAPITRE 8. – LA RÉCUPÉRATION ET SES RYTHMES   107
L'allure générale   107
Les grandes étapes   110

CHAPITRE 9. – L'ÉVEIL   111
L'ouverture des yeux   112
Souvent, une sortie rapide   113
Parfois, une difficile reconstruction   119

CHAPITRE 10. – TOUT RÉAPPRENDRE, ET ACCEPTER   137
Comment reconstruire ?   137
Du maternage à l'éducation   141

CHAPITRE 11. – LE TEMPS DE LA RÉINSERTION 147
Séquelles et handicaps 148
Le retour à la maison 152
La reprise d'un travail 156

CHAPITRE 12. – LES MOTS POUR LE DIRE. Qu'est-
ce que sortir du coma ? 159
Une nouvelle naissance 160
L'image du retour 165
L'émergence 168

CHAPITRE 13. – COMMENT UNE RÉPARATION EST-ELLE
POSSIBLE ? La plasticité du cerveau 171
Les désordres causés par une lésion cérébrale 173
Quelle structure pour la reprise d'une fonction perdue ? 174
Un modèle biologique pour une nouvelle naissance 180
Peut-on aider la réparation ? 184

Troisième partie

L'IMPOSSIBLE RETOUR
Les états végétatifs

CHAPITRE 14. – LE CORPS EST LÀ, L'ESPRIT EST ABSENT 193
Histoire d'un concept 194
Un état d'éveil sans conscience 196
Comas traumatiques et comas anoxiques 198
L'évidence de l'absence ? 200
Vers une approche plus prudente 202

CHAPITRE 15. – UN STATUT DIFFÉRENT ? Le poids des
interprétations 207
Sont-ils morts ou vivants ? 207
Sont-ils encore humains ? 210
Sont-ils des personnes ? 212
Quelle est la qualité de leur vie ? 213

CHAPITRE 16. – FAUT-IL POURSUIVRE LES SOINS ?
Conduites pratiques 217
L'abandon actif 218
La prise en charge ordinaire 220
Un équilibre familial impossible 224
Éthique et économie 230

CHAPITRE 17. – L'ÉTAT VÉGÉTATIF REVISITÉ 233
Un diagnostic ou un verdict ? 233
Le possible comme choix 236
L'état végétatif n'existe pas 239

Quatrième partie

UNE RENCONTRE HUMAINE
Pratique et éthique

CHAPITRE 18. – QUELLE CONSCIENCE AU SORTIR DU COMA ? 245
La conscience telle que nous l'attendons 246
Le retour à soi-même et au monde 250
La conscience, pourquoi ? 253

CHAPITRE 19. – LE CŒUR DE LA PRISE EN CHARGE 257
Les figures de la conscience 258
Autrui comme condition du retour 261
Une position éthique 264
Les limites d'une pratique 267

Conclusion 271
Notes et références bibliographiques 275
Remerciements 339

Imprimé par Lightning Source France
1 avenue Gutenberg
78310 Maurepas

N° d'édition : 7381-0877-Y